画像解剖に基づく

単純X線写真の 撮影法と読影のポイント

黒木　一典（杏林大学保健学部 診療放射線技術学科）
古川　博明（聖マリアンナ医科大学横浜市西部病院 画像診断部）

Community Based Rehabilitation

著者のことば

X 線単純写真の撮像法に関する成書はすでに多数あるが，本書は実際に撮像する診療放射線技師の立場に立った通常の撮像法の解説ばかりでなく，検査を依頼する医師に適切な撮影指示を出すために役立つ解説書となるよう配慮されている．むしろ後者に力点が置かれているといってもよい．

いささか恥ずかしい話であるが，私が内科の研修医の頃，X 線検査とりわけ単純写真の検査依頼を，指導医に言われるまま，何となく，惰性で明確な目的もなく行っていたことが少なからずあった．また，あまり普段依頼しない領域の場合，最適な撮像法がよくわからなくても取りあえず依頼してしまうこともあった．そのような時，しばしば診療放射線技師の方々から問い合わせがあり，「先生，なぜこの検査が必要なんですか？　何が知りたいんですか？　本当にこの撮像法でよいですか？」と究極の質問が飛んでくる．そのたびに顔面蒼白になったものであるが，いま思えば大いに勉強になり，助けられたと心より感謝している．

このように以前は研修医も時間をかけ，失敗や経験を重ねて成長でき，トレーニングを受ける立場の者に対する許容範囲もそれなりに広かったが，現在の医療を取り巻く環境はこのようなことを許してはくれない．経験の浅い医師でも要求されるハードルは非常に高い．画像検査でも必要最低限の検査で最大の情報を引き出すことが要求される．当然といえば当然であるが，現実にはなかなか厳しいものがある．

本書のねらいはまさにそこにある．本書は診療放射線技師，古川博明氏の豊富な専門知識と長年の経験に基づいた，渾身の一作である．必ずや，研修医をはじめとする経験の浅い医師が臨床の現場で実際に X 線単純写真を検査依頼する際に役に立つものと信じている．またベテラン医師でも普段馴染みのない領域の検査の場合大いに参考になるものと思う．もちろん診療放射線技師の撮像の手引書になることは言うまでもない．

2009 年 2 月

黒木　一典

現在，画像診断はX線，CT，MRI，超音波検査など様々なモダリティが発達し，その適応も広がりつつある．それらに譲るところも多くなったが，やはり画像診断の基本は単純X線写真であろう．

単純X線写真から読み取れる情報量は，症例にもよるが，撮影する側の技術や知識，経験に左右されるところが大きい．だが一方では，依頼医師がその症例や症状に合致した適切な撮影指示をしなくては，診療放射線技師は依頼医が求める画像を提供できない．

そのため本書は，一般的な撮影法をできるだけ数多く収載することに重点をおいた．撮影指示によりどのような単純X線画像が得られるか，また読み取れる代表的な情報，そしてどのような体位で撮影されるかを把握し，より直感的にX線画像解剖を理解していただけるように基本的撮影法も記したので，撮影依頼のときから活用していただきたい．

そして撮影する側，診療放射線技師には解剖や病態の知識を常に深め，患者さんにとってより価値のある情報を提供することが求められている．そのためまずはどのような症例でも，技師の誰もが，常に基本形で撮影したものと差異のない画像を提供できることが重要と考える．そしてさらに，医師が求めている画像情報を診療放射線技師が推し量り，画像について協議し，有用な追加撮影を医師にいつでも提案できるような環境が実現されれば，われわれは患者さんのニーズに一層近づけるだろう．

そして若手の医師や診療放射線技師諸兄の側に置かれた本書が日常診療のお役に立てるならば，それに勝る喜びはない．

出来上がってみると，諸先輩方のお叱りを受ける点も多々あると思われるが，それらについては今後厳しくご指摘いただき，さらに良い内容にしていくつもりである．

末筆ながら，本書の出版に際しご指導いただいた諸先輩方，また大変なご尽力をいただいた株式会社シービーアールの皆様に心より敬意を表すとともに，厚くお礼申し上げます．

2009年2月

古川　博明

Contents

I　頭部・顔面・頸部領域

II 上肢領域

III 胸郭領域

Ⅳ 胸部・腹部領域

Ⅴ 脊椎領域

Ⅵ 骨盤・下肢領域

著者略歴

黒木　一典（くろき　かずのり）

杏林大学保健学部診療放射線技術学科　教授

医学博士

1984年　聖マリアンナ医科大学卒業

1989年　聖マリアンナ医科大学大学院修了

同　　聖マリアンナ医科大学放射線科　助手

1992年　ノルウェー，オスロ大学留学

1999年　聖マリアンナ医科大学放射線科　講師

2010年　昭和大学藤が丘病院放射線科　准教授

2013年　杏林大学保健学部診療放射線技術学科　教授
（医学部放射線科兼担教授）

2016年　昭和大学藤が丘病院　客員教授

専門医等：日本医学放射線学会専門医（診断），日本IVR学会専門医，PET読影認定医

学会等：日本心血管画像動態学会評議員，日本スカンジナビア放射線医学協会幹事

古川　博明（ふるかわ　ひろあき）

聖マリアンナ医科大学横浜市西部病院　画像診断部

診療放射線技師

1991年　福岡県立修猷館高等学校　卒業

1994年　名古屋大学医療技術短期大学部　診療放射線技術学科　卒業
（現　名古屋大学医学部保健学科　診療放射線技術科学専攻）

同　　聖マリアンナ医科大学病院　画像診断センター

2006年　川崎市立多摩病院　画像診断部

I　頭部・顔面・頸部領域

他の領域同様にCTの発達により単純撮影の適応が変化してきている．施設のCTに対するavailabilityの程度にもよるが，特に外傷をはじめとする救急の場ではことさら単純撮影にこだわることは避けたい．

頭部外傷における単純写真の意義には否定的な意見が多く，軽度の頭部外傷において有用性はほとんどないという報告がなされているが，依然わが国では漫然とルチーン化して撮像されることが多い．受傷が明らかでかつ神経症状があれば一般的にはCTを優先すべきで，意味のない単純写真の撮影は極力回避するべきである．

顔面領域の場合，頭部に比べ単純写真の有用性は増す．特にWaters法と側面像は必須である．施設の事情に合わせて合理的，有益なモダリティの選択がされるべきである．

このように頭部・顔面領域においては相対的に単純写真の役割は減じてきている．しかし，簡便性，迅速性，経済性，低被ばくであるという利点があることも事実である．また，これら種々単純写真の撮影法やその画像解剖に精通することはCTやMRIがavailableでない環境ではもちろん，CTやMRI所見を理解するうえでも極めて有用であり，決して軽視されるべきではない．

頭部・顔面領域の撮影法は目的に応じて非常に多彩である．したがって重要なことは，最適な撮影法が選択，指示できることである．そして読影力を養うために X 線解剖に精通することであり，そのためには数多くの正常画像にふれることが肝要である．

1 頭部概観

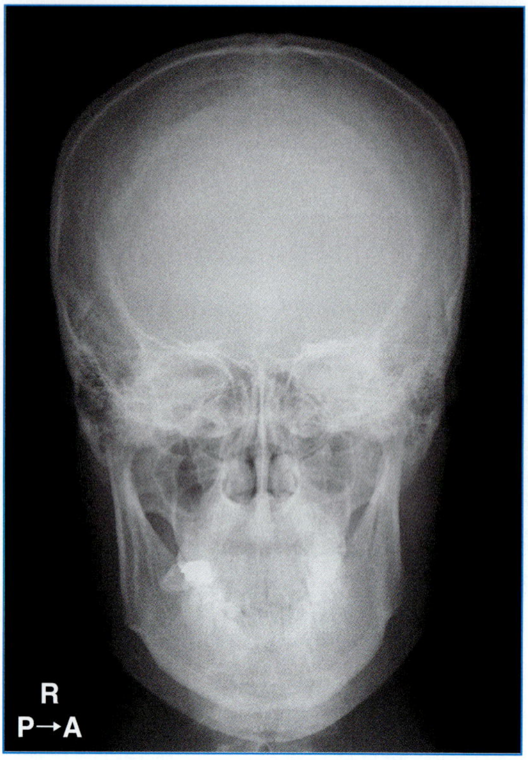

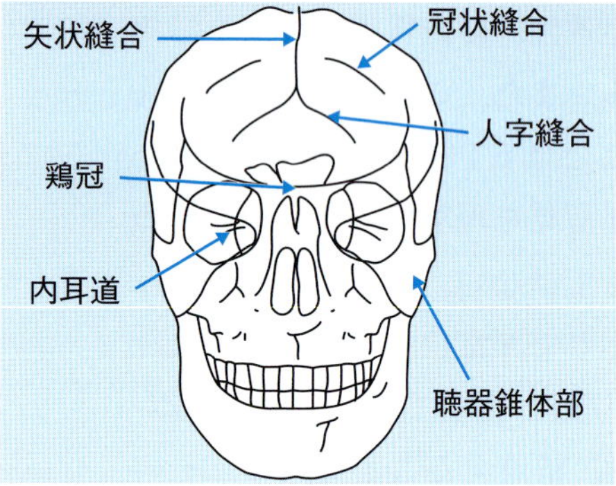

1 正面 P-A

目的 前頭骨，鶏冠，内耳道，前頭洞，篩骨洞，錐体骨稜および鞍背の観察

描出部位 同上

画像のチェックポイント

- □錐体骨稜が眼窩の上部に位置しており，鶏冠が正中に位置している．
- □眼窩外縁から頭蓋骨外縁までの距離が等しい．
- □篩骨洞の上に後床突起と前床突起が描出される．
- □頭蓋骨内の構造が描出されており，上顎洞近傍が過露光とならないコントラストである．

読影時のチェックポイントと Pitfall

- □頭部外傷では，まず頸椎損傷の有無や神経症状を確認してから撮影する．
- □骨折線などの直接所見の他にも，副鼻腔の液面形成や眼窩内のガス像などの間接所見も重要である．
- □正確な正面像でない場合，縫合線が左右対称に描出されずに骨折線と誤認しやすいので注意が必要である．
- □正確な体位であるか．
- □適切な撮影条件であるか．
- □頭蓋の大きさ・形状・厚さ
- □石灰化の有無（生理的か病的か）
- □指圧痕の増強の有無
- □骨折線の有無
- □頭蓋縫合線の走行・開大の有無
- □血管溝の走行・形・厚さ・径・局在
- □頭蓋底の形状
- □副鼻腔の形状・含気・液面形成や肥厚像
- □鼻腔の形状・含気・鼻中隔の偏位
- □内耳道の左右差・拡大の有無
- □眼窩の形状・骨折の有無
- □骨硬化・破壊像の有無

撮影体位

FFD＝100　座位または腹臥位にて顎を引かせ，カセッテに対し OM-Line・矢状面を垂直にする.

中心 X 線

矢状面を通り，後頭結節直下にカセッテに対し垂直に入射

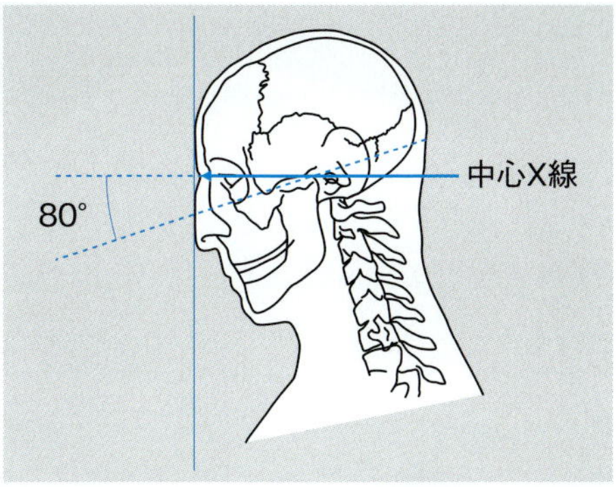

2　正面 A-P

目的・描出部位・画像のチェックポイントは，P-A projection と同様.

撮影体位

FFD＝100　座位または仰臥位にて顎を引かせ，カセッテに対し OM-Line・矢状面を垂直にする.

中心 X 線

矢状面を通り，眉間中央にカセッテに対し垂直に入射

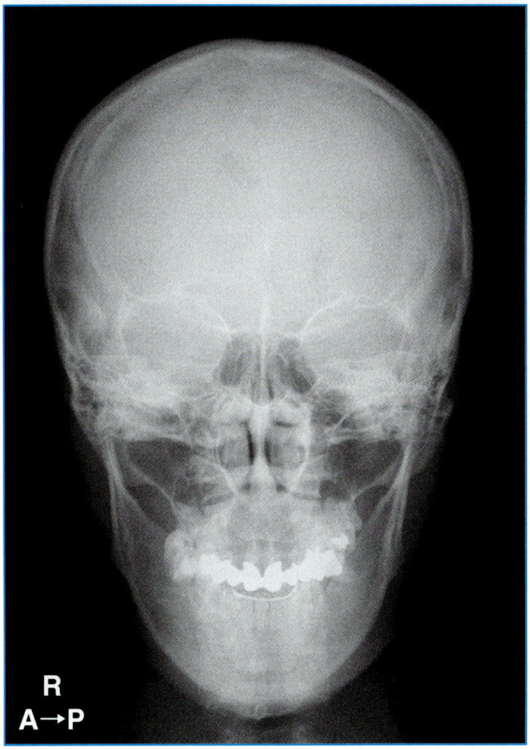

MEMO

松果体の石灰化は成人約 30％にみられる. 正中より 2 mm 以上の偏位は異常. 10 歳以下，粟粒大以上の大きさは病的とされる.

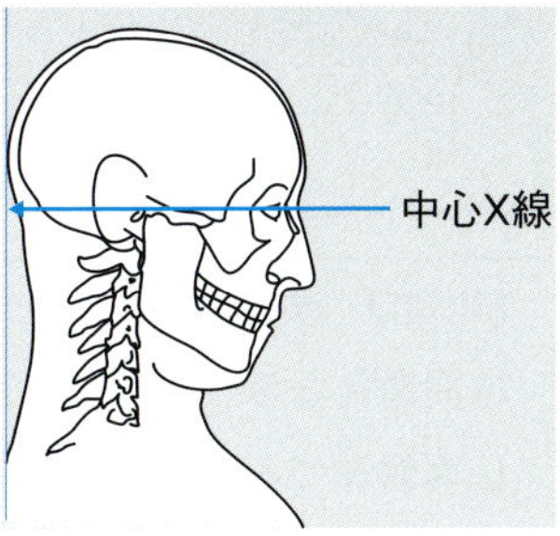

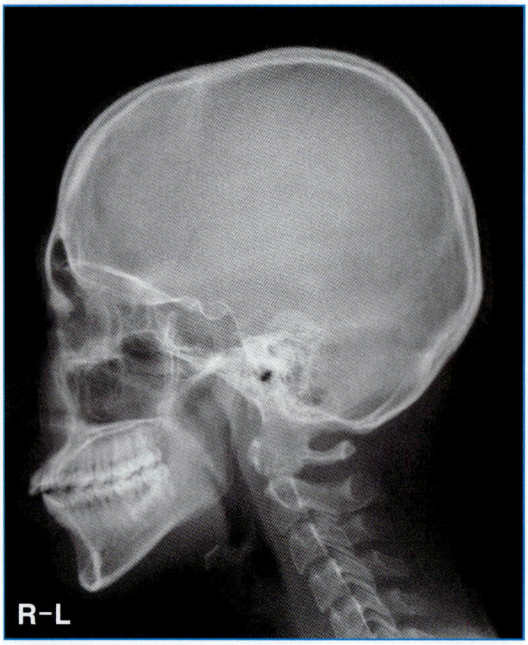

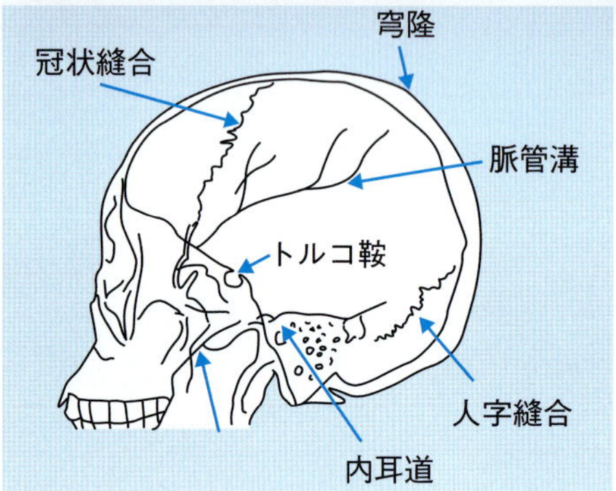

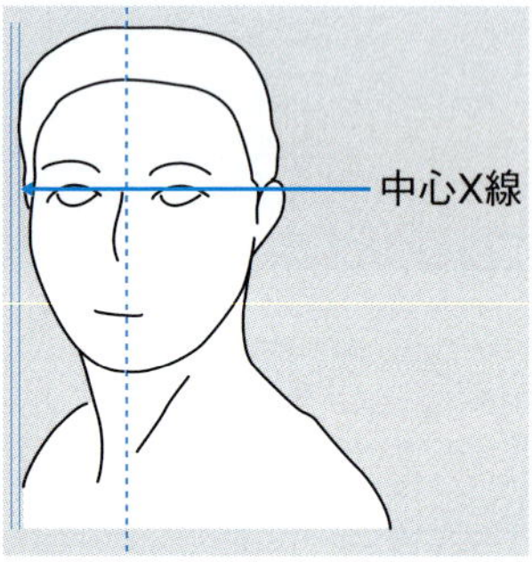

MEMO：線状骨折と血管溝との鑑別はしばしば問題となる．血管溝は部位が特徴的で通常は両側性である．血管溝周囲の骨にはしばしば骨硬化像がみられる．骨折線は先細りや分岐がなく，血管溝より透亮度が高く鮮明である．

3　側面

目的　カセッテに近い側の側頭部，トルコ鞍，前床突起，後床突起および蝶形骨洞の観察

描出部位　同上

画像のチェックポイント

- □左右下顎枝，眼窩蓋，前床突起，後床突起，冠状縫合，および外耳孔が重積し，トルコ鞍および斜台が完全な側面像として描出されている．
- □頭頂骨，前頭骨，後頭骨，側頭骨，および蝶形骨洞が明瞭に描出されるコントラストである．

読影時のチェックポイントと Pitfall

- □上部頸椎も同時に観察する目的ならば，背臥位側面像が有効である．
- □頭蓋の大きさ・形状・厚さ
- □トルコ鞍の大きさ・形状
- □石灰化の有無（生理的か病的か）
- □指圧痕の増強の有無
- □骨折線の有無
- □頭蓋縫合線の走行・開大の有無
- □血管溝の走行・形・厚さ・径・局在
- □頭蓋底の形状
- □副鼻腔の形状・含気・液面形成や肥厚像
- □鼻腔の形状・含気・鼻中隔の偏位
- □眼窩の形状・骨折の有無
- □鼻腔・上咽頭など軟部陰影の異常
- □上部頸椎の配列・歯突起の異常
- □骨硬化・破壊像の有無

撮影体位

FFD＝100　座位または腹臥位．検側がカセッテに着くように頭を横に向かせ，矢状面をカセッテに対し平行にする．

中心 X 線

外耳孔から前上方 2 横指に，カセッテに対し垂直に入射

4 Towne 法 A-P

目的 後頭骨，錐体骨および大後頭孔の陰影の中に描出される鞍背と後床突起の観察

描出部位 同上

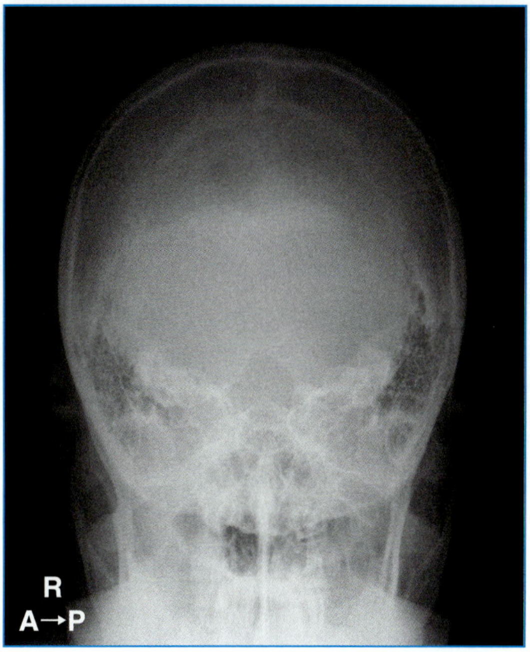

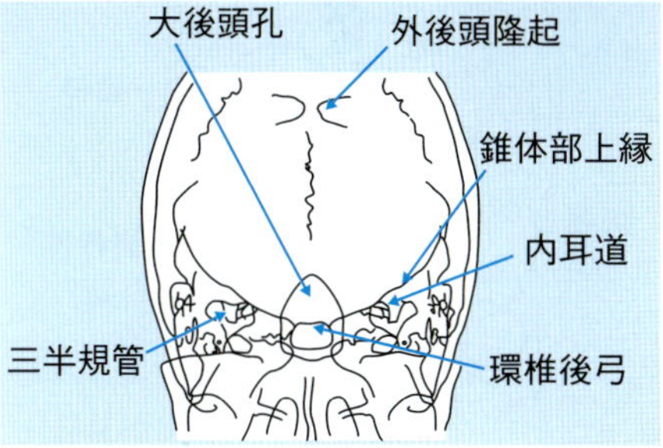

画像のチェックポイント

- □大後頭孔から頭蓋骨の左右外縁までの距離が等しい．
- □鞍背と後床突起が大後頭孔の中に描出されている．
- □錐体骨稜が左右対称である．
- □後頭骨が明瞭に描出され，頭蓋骨辺縁が過露光とならないコントラストである．

読影時のチェックポイントと Pitfall

- □頭蓋の大きさ・形状・厚さ
- □トルコ鞍の大きさ・形状
- □石灰化の有無（生理的か病的か）
- □指圧痕の増強の有無
- □骨折線の有無
- □頭蓋縫合線（特にラムダ・矢状縫合の走行・開大の有無）
- □血管溝の走行・形・厚さ・径・局在
- □大後頭孔の形状・大きさ
- □骨硬化・破壊像の有無

撮影体位

FFD＝100 座位または仰臥位にて顎を引かせ，カセッテに対し OM-Line・矢状面を垂直にする．

中心 X 線

外耳孔を通るようにカセッテに対し頭側より30°で正中矢状面に斜入

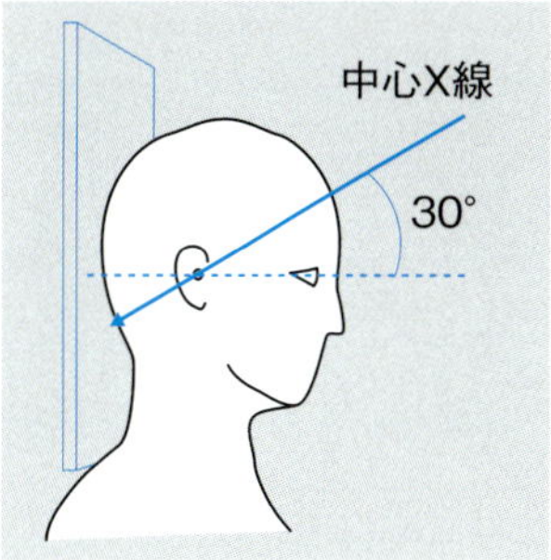

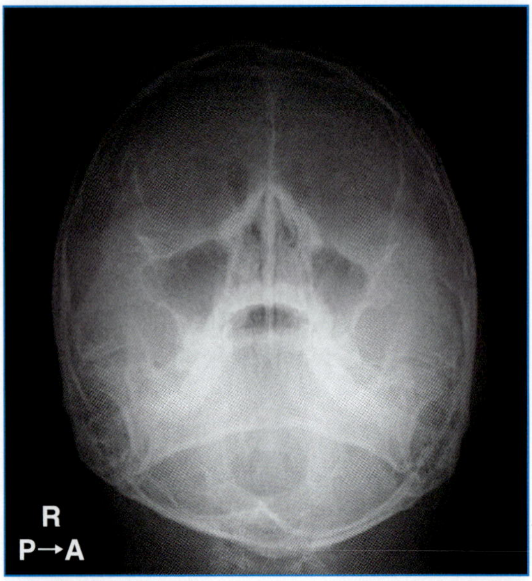

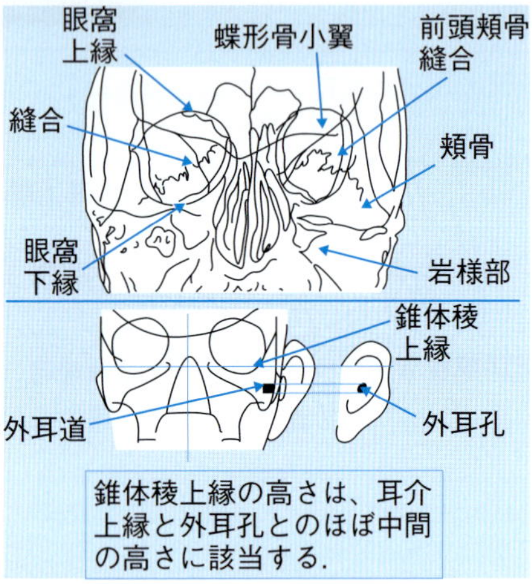

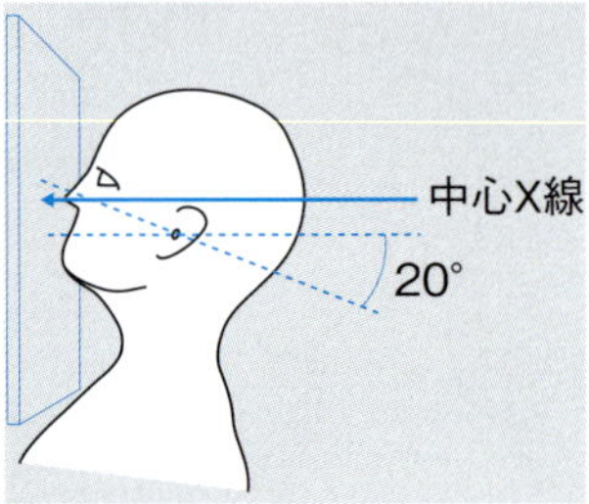

5 Waters 法 P-A

目的　顔面骨，前鼻棘，頬骨，眼窩下縁，上顎洞，前頭洞，鼻中隔，上顎骨の観察

描出部位　同上

画像のチェックポイント

- □眼窩外縁から頭蓋骨外縁までの距離が等しい．
- □錐体骨稜が左右対称である．
- □錐体骨稜が上顎洞下縁に重積しない．
- □顔面骨が明瞭に描出され，上顎洞，頭頂骨が過露光とならないコントラストである．

読影時のチェックポイントと Pitfall

- □受傷時の撮影では頸部の過伸展は避ける．
- □顔面骨・眼窩・錐体上縁の形状・輪郭
- □骨折線の有無
- □前頭洞や上顎洞，篩骨洞の形状・含気・液面形成や肥厚像の有無
- □鼻腔の形状・含気・鼻中隔の偏位
- □骨硬化・破壊像の有無
- □石灰化・異物の有無
- □軟部組織腫脹の有無

撮影体位

FFD＝100　座位または腹臥位．顎を突き出しカセッテに対し OM-Line を 50° 後傾，矢状面を垂直にする．

中心 X 線

頭頂より鼻尖に向けて，カセッテに対し垂直に入射

6 Caldwell 法

目的 前頭洞および篩骨洞前部の観察

描出部位 同上

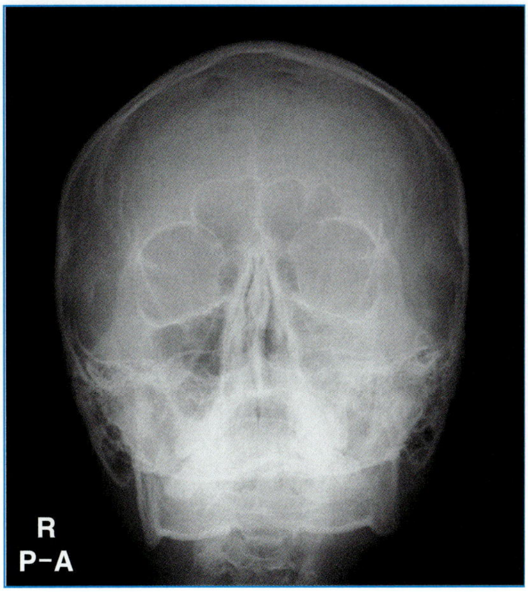

画像のチェックポイント

- □照射野の中央に前頭洞と篩骨洞が位置する.
- □鶏冠から左右両側の眼窩外縁までの距離が等しく，上眼窩裂が左右対称に描出されている.
- □錐体骨稜が眼窩下縁に重積する.
- □前頭洞が前頭骨鼻骨縫合の上に位置し，鼻骨両側に篩骨洞が描出され，その下の外側に上顎洞が描出される.
- □すべての副鼻腔が観察できるコントラストである.

読影時のチェックポイントと Pitfall

- □顔面骨・眼窩・錐体上縁の形状・輪郭
- □骨折線の有無
- □前頭洞や上顎洞，篩骨洞の形状・含気・液面形成や肥厚像の有無
- □鼻腔の形状・含気・鼻中隔の偏位
- □骨硬化・破壊像の有無
- □石灰化・異物の有無
- □軟部組織腫脹の有無

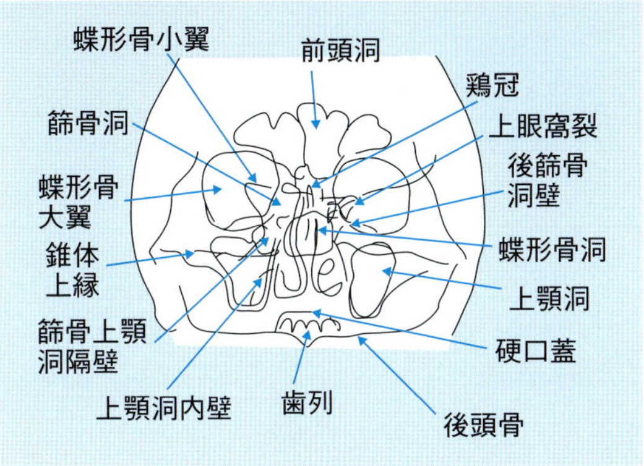

撮影体位

FFD＝100 座位または立位．顎を突き出しカセッテに対しOM-Lineを20°後傾し，矢状面を垂直にする.

中心X線

眼窩下縁にカセッテに対し垂直に入射

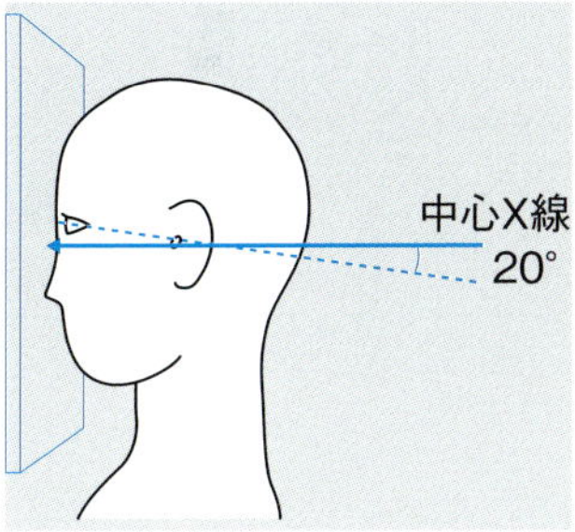

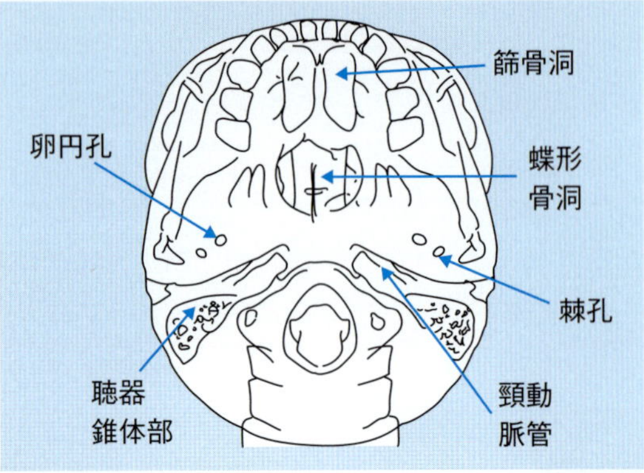

7 軸位

目的 卵円孔，棘孔，下顎骨，蝶形骨洞，篩骨洞，乳様突起，錐体骨稜，硬口蓋，大後頭孔および後頭骨の観察

描出部位 同上

画像のチェックポイント

- □下顎骨結合が前頭骨の前部と重積している．
- □下顎骨の弯曲と頭蓋骨外縁の弯曲がほぼ一致している．
- □下顎骨関節突起が錐体骨錐体部の前方に描出されている．
- □卵円孔と棘孔が描出されている．
- □大後頭孔および後頭骨まで観察できるコントラストである．

読影時のチェックポイントと Pitfall

- □骨折線の有無
- □上顎洞，篩骨洞の形状・含気・肥厚像の有無
- □鼻中隔の偏位
- □骨硬化・破壊像の有無
- □石灰化・異物の有無
- □軟部組織腫脹の有無

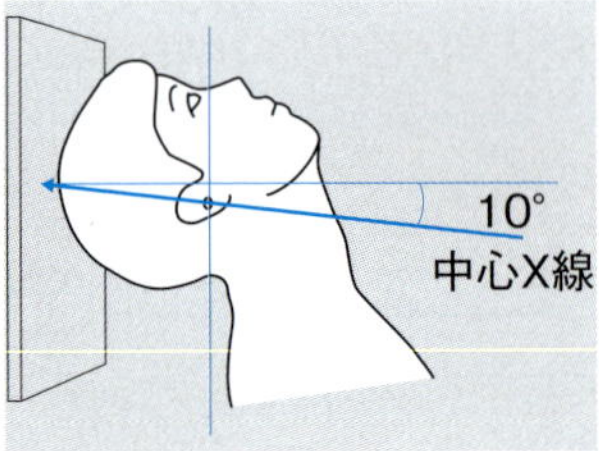

撮影体位

FFD＝100 座位または立位．首を後屈．ドイツ水平面をカセッテに対し平行にする．

中心 X 線

両下顎枝の中点をねらい，カセッテに対し足方から 10° で正中矢状面に斜入

2 トルコ鞍

1 正面 A-P

目的 トルコ鞍後床突起の観察

描出部位 トルコ鞍背，後床突起

画像のチェックポイント

- □篩骨洞内にトルコ鞍背，後床突起が描出される．
- □過露光にならず，鞍背，後床突起が明瞭に観察されるコントラストである．

読影時のチェックポイントと Pitfall

- □骨硬化・破壊像の有無
- □石灰化・異物の有無
- □軟部組織腫脹の有無

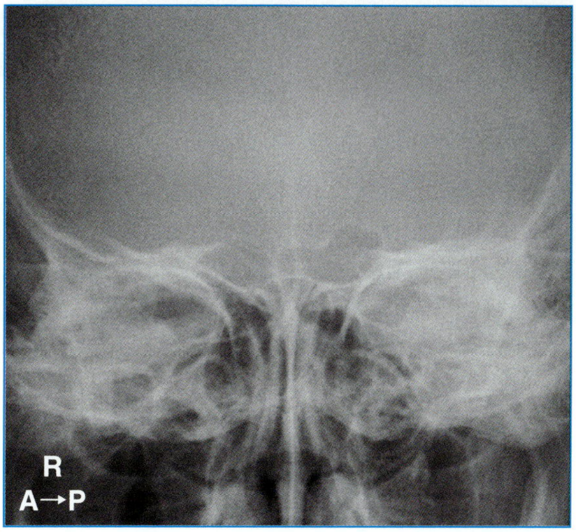

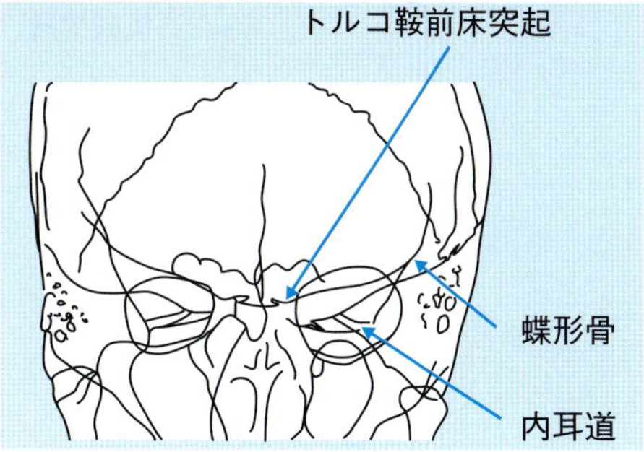

撮影体位

FFD＝100 仰臥位にて OM-Line・正中矢状面をカセッテに対し垂直にし，鼻尖と眉間が水平になるまで顎を引く．もしくは立位（座位）にて前額面をカセッテにつけて後前方向とする．

中心 X 線

側方より見て，外耳孔より前方 2 横指（約 2.5 cm），上方 2 横指の所にカセッテに対し頭方より 10°，正中矢状面に入射．後前方向では，カセッテに対し足方より 10° で正中矢状面に入射

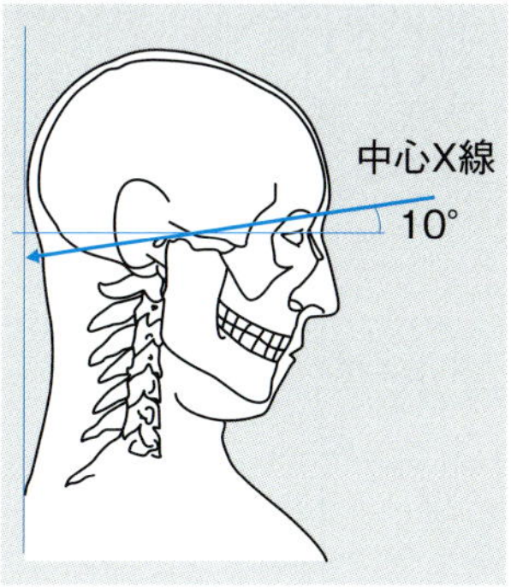

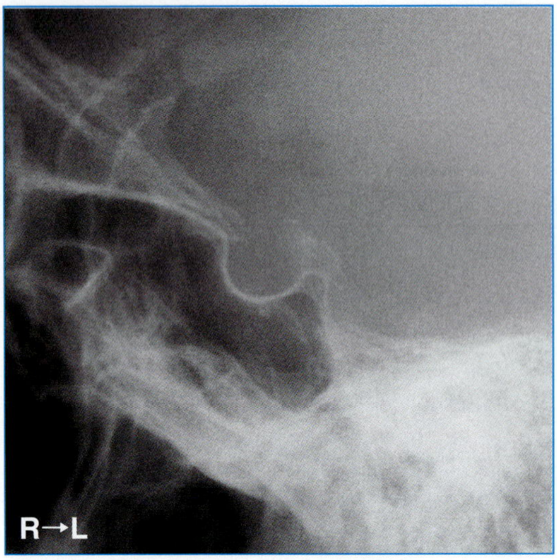

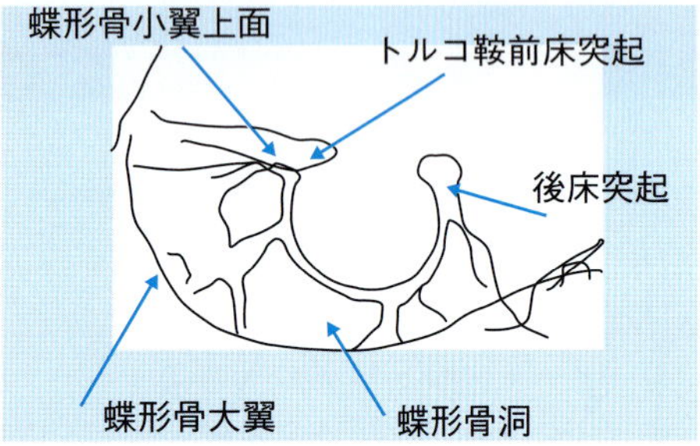

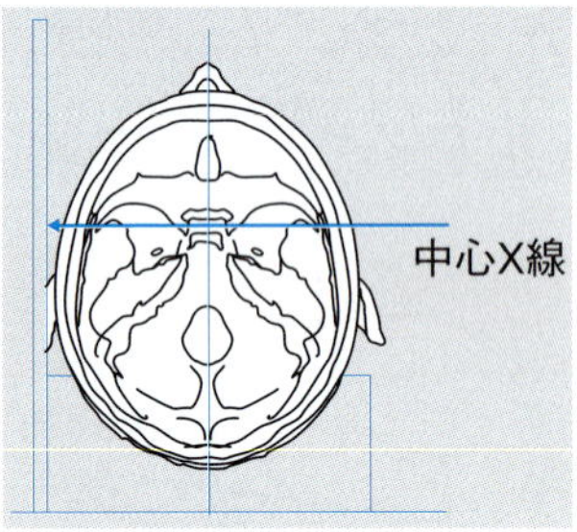

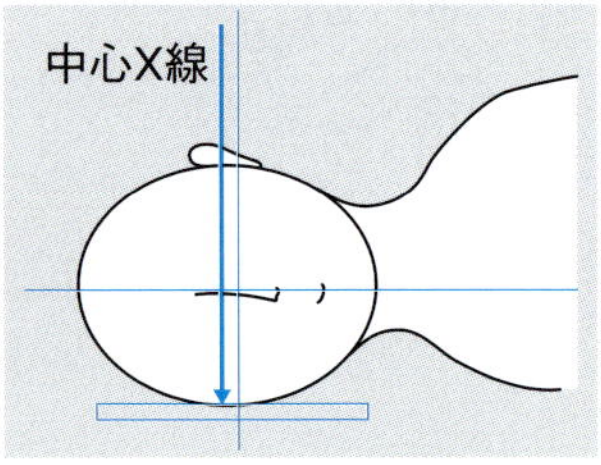

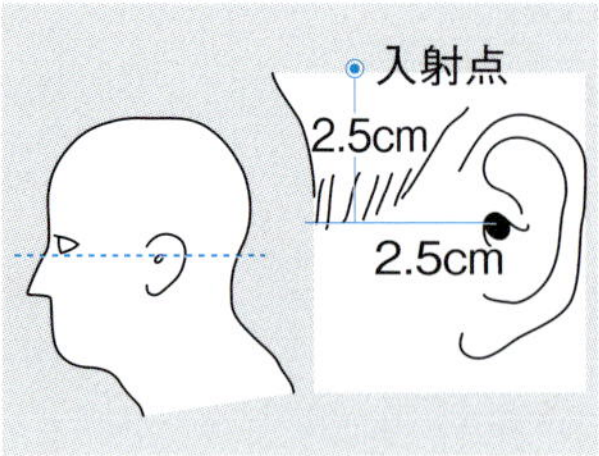

2 側面

目的 トルコ鞍前床突起，後床突起の側面像の観察

描出部位 蝶形骨小翼側面，前床突起，後床突起

画像のチェックポイント

- □トルコ鞍背部が正しい側面である．
- □前床突起は左右重複し，過露光にならずに描出されておりかつ明瞭に観察されるコントラストである．

読影時のチェックポイントと Pitfall

- □骨硬化・破壊像の有無
- □石灰化・異物の有無
- □軟部組織腫脹の有無

撮影体位

FFD＝100 座位または腹臥位．検側がカセッテにつくように頭を横に向かせ，矢状面をカセッテに対し平行にする．

中心 X 線

外耳孔より前方に 2 横指（2.5 cm），頭側に 2 横指の点に，正中矢状面とカセッテに対し垂直に入射

3 Towne 法

目的　トルコ鞍前床突起，後床突起の観察

描出部位　同上

画像のチェックポイント

□大後頭孔の中にトルコ鞍後床突起が投影されている．

□後床突起は過露光にならず，正しい正面像として明瞭に観察されるコントラストである．

読影時のチェックポイントと Pitfall

□骨硬化・破壊像の有無

□石灰化・異物の有無

□軟部組織腫脹の有無

撮影体位

FFD＝100　座位または仰臥位にて顎を引かせ，OM-Line・正中矢状面をカセッテに対し垂直にする．

中心X線

外耳孔を通るように，カセッテに対し頭側より 30° で正中矢状面に斜入

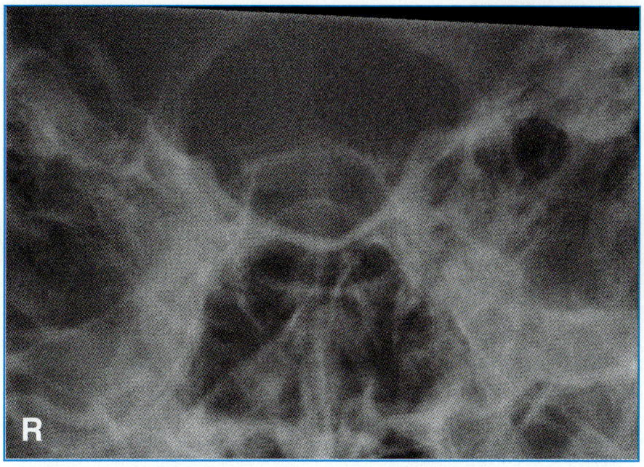

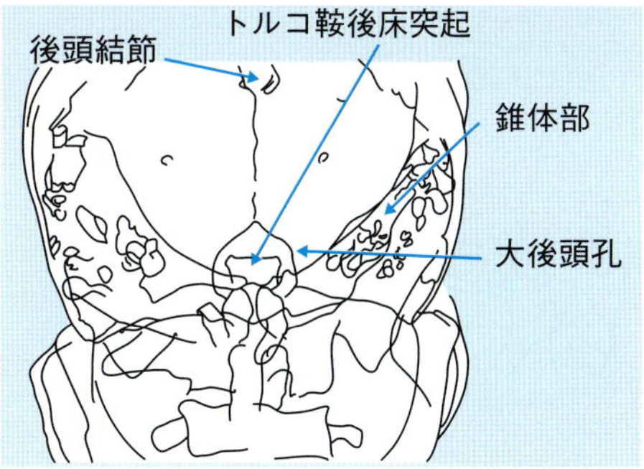

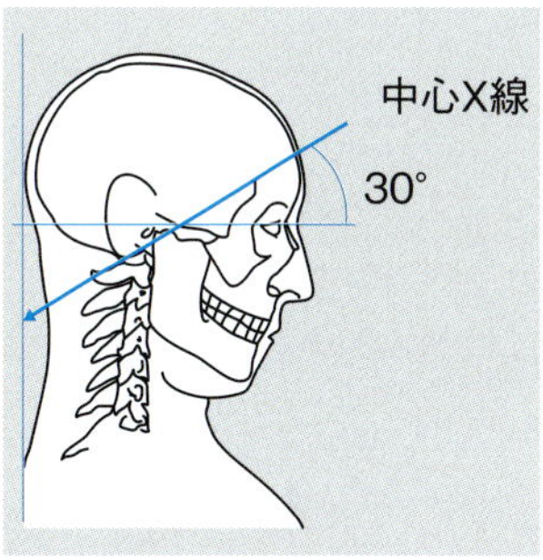

3 側頭骨

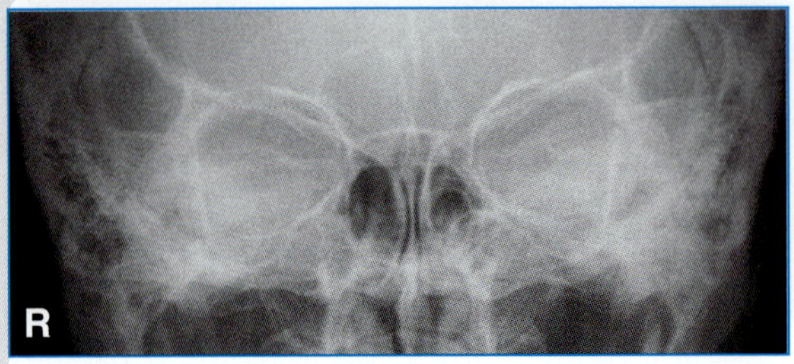

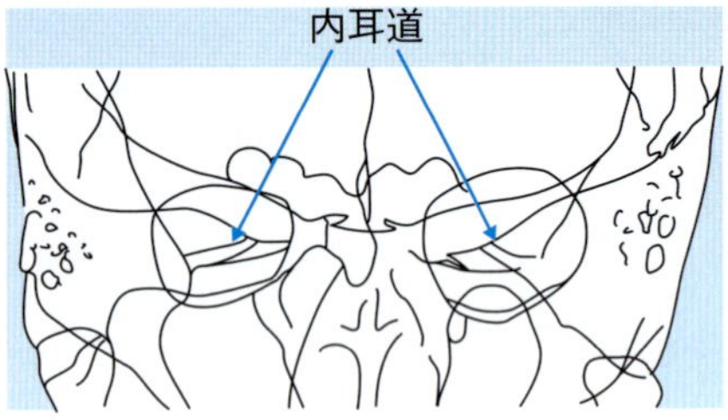

1 正面（経眼窩法）

目的　両側内耳道，前庭腔の観察

描出部位　同上

画像のチェックポイント

- □両側の内耳道が眼窩内に投影されている．
- □照射野が両眼窩付近に絞り込まれている．
- □拡大された眼窩内中央に内耳道，蝸牛，前庭骨，耳小骨，鼓室が鮮鋭に描出されている．

読影時のチェックポイントと Pitfall

- □乳突蜂巣の発達・含気・隔壁の厚み
- □錐体の形状・輪郭・含気
- □内耳道の左右差・拡大の有無
- □骨折線の有無
- □骨硬化像・破壊像の有無
- □石灰化・異物の有無
- □軟部腫脹の有無

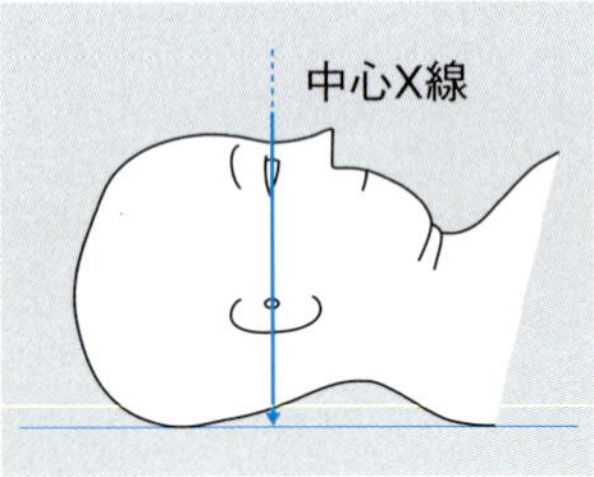

撮影体位

FFD＝100　座位または背臥位．顎を引かせ，OM-Line・正中矢状面をカセッテに対し垂直とする．

中心 X 線

両眼窩の中心にカセッテに対し垂直に入射

2 Stenvers 法

目的 錐体全域（錐体がカセッテに対して平行に描出される）骨迷路，鼓室，内耳道および乳突蜂巣の観察

描出部位 同上

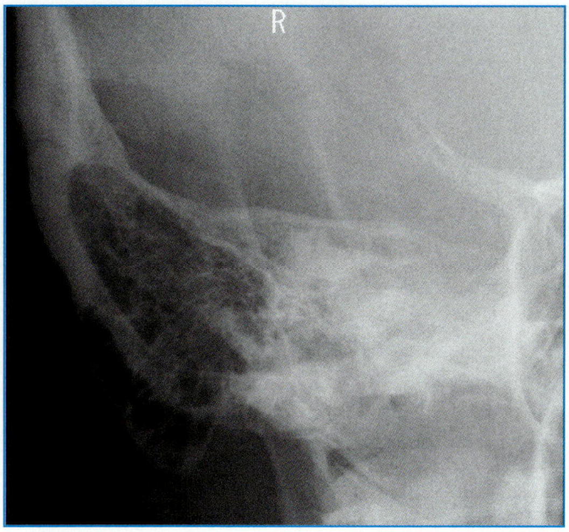

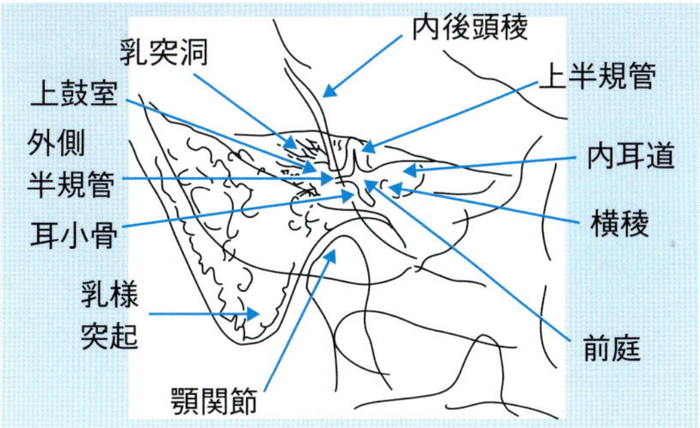

画像のチェックポイント

- □照射野の中央部に錐体骨稜全体と乳様突起が描出されている．
- □下顎骨枝の後縁が頸椎後縁と一致し，下顎骨頭が頸椎と重積している．
- □錐体は全体にわたって広く描出され，錐体骨稜の下に，内耳道，蝸牛，および3つの半規管からなる骨迷路が描出されている．
- □乳様突起から錐体内部まで鮮明に描出されるコントラストである．

読影時のチェックポイントと Pitfall

- □錐体尖・上縁の形状・輪郭・含気
- □錐体の形状・輪郭・含気
- □内耳道の形・左右差・内腔の幅，輪郭
- □骨折線の有無
- □前庭・蝸牛・前半規管・外側半規管の形・位置
- □乳突蜂巣の発達・含気，隔壁の厚み
- □骨硬化像・破壊像の有無
- □石灰化・異物の有無
- □軟部腫脹の有無

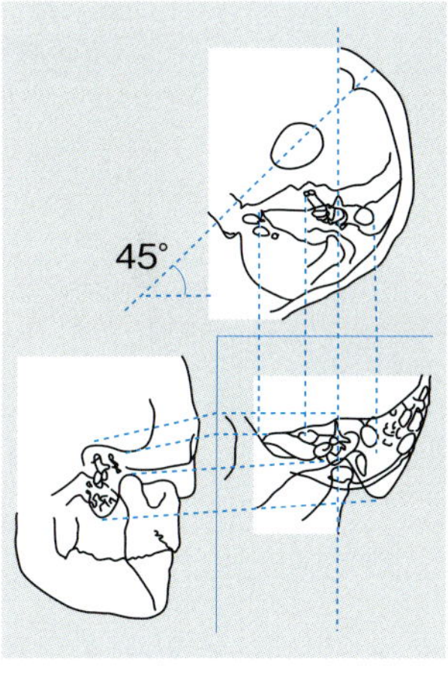

撮影体位

FFD＝100 ①座位もしくは腹臥位．カセッテに鼻尖と額を付けて正面とする．②カセッテに対し正中矢状面を4〜5横指非検側にずらし，40〜45°傾ける．

中心X線

外耳孔を通り，OM-Line にカセッテに対し12°足側より斜入

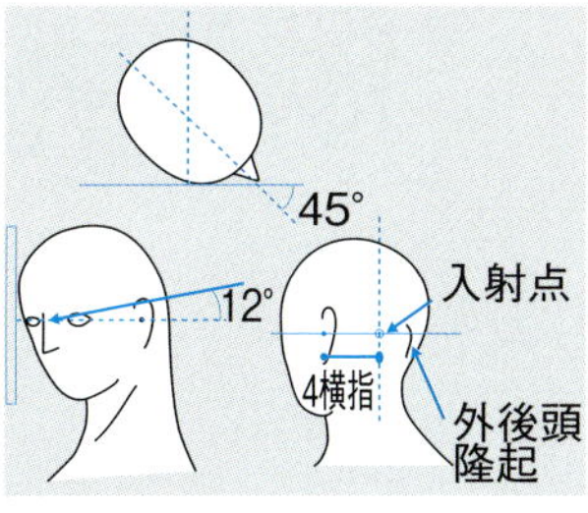

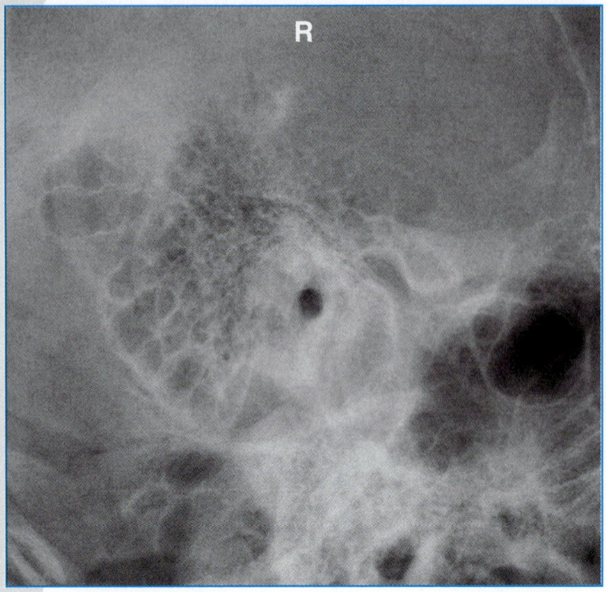

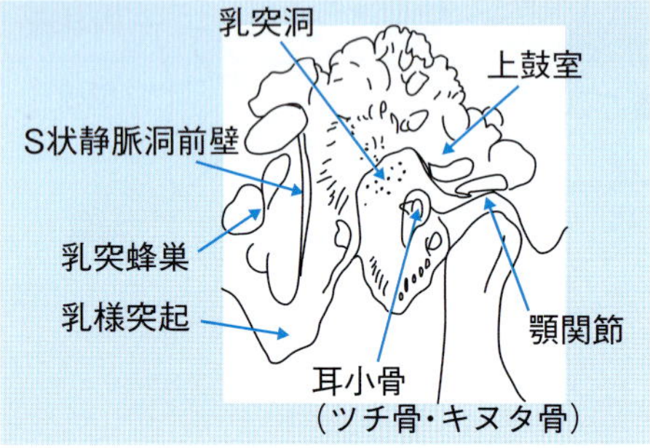

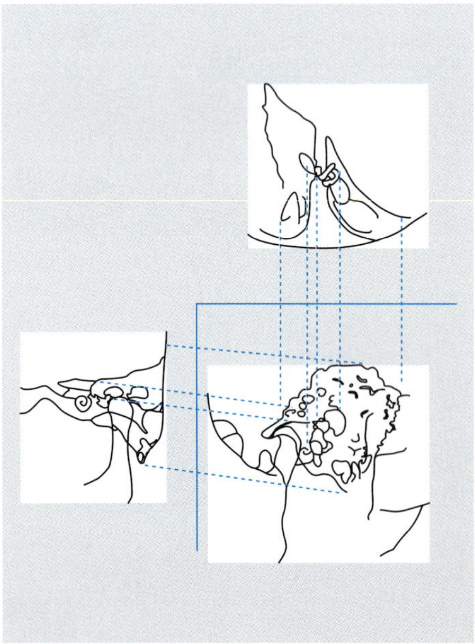

3 Schüller 法

目的 乳突蜂巣，外耳孔の観察

描出部位 同上

画像のチェックポイント

- □照射野の中心に外耳孔，その周辺に乳突蜂巣が描出される．
- □非検側の乳突蜂巣は下方に描出され，検側の蜂巣と重積しない．
- □外耳孔前方に側頭骨下顎窩と下顎骨頭の顎関節が描出される．
- □乳突蜂巣が全体にわたって明瞭に観察されるコントラストである．

読影時のチェックポイントと Pitfall

- □乳突蜂巣の発達・含気・隔壁の厚み
- □錐体の形状・輪郭・含気
- □骨折線の有無
- □S 状洞の形・位置・幅
- □顎関節窩の形・輪郭
- □骨硬化像・破壊像の有無
- □石灰化・異物の有無
- □軟部腫脹の有無

撮影体位

FFD＝100　座位もしくは腹臥位．顎を軽く引かせ検側をつけ，正中矢状面をカセッテに平行にする．

中心 X 線

非検側外耳孔から頭側に 4〜5 cm の点で，カセッテに対し 25〜30° 頭側より斜入．検側外耳孔に射出する．

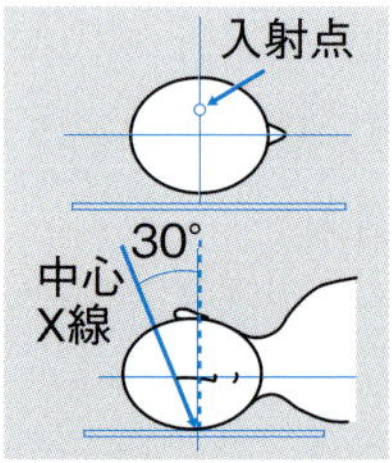

4 眼窩

1 Caldwell 法

目的 蝶形骨大翼および小翼，前頭骨，上眼窩裂，前頭洞，篩骨洞，正円孔，眼窩縁および鶏冠の観察

描出部位 同上

画像のチェックポイント

- □眼窩が正面から捉えられ前頭洞，篩骨洞，上顎洞が広く描出されている．
- □錐体上縁と，眼窩窩縁が重複して描出されている．
- □鶏冠から左右両側の眼窩外縁までの距離が等しく，上眼窩裂が左右対称に描出されている．
- □顔面一般の撮影として有効であり，眼窩，副鼻腔の観察に特に有効な撮影法である．
- □前頭洞，上顎洞が過露光とならず，眼窩周辺が明瞭に描出されるコントラストである．

読影時のチェックポイントと Pitfall

- □顔面骨・眼窩・錐体上縁の形状・輪郭
- □骨折線の有無
- □前頭洞や上顎洞，篩骨洞の形状・含気・液面形成や肥厚像の有無
- □鼻腔の形状・含気・鼻中隔の偏位
- □骨硬化・破壊像の有無
- □石灰化・異物の有無
- □軟部組織腫脹の有無

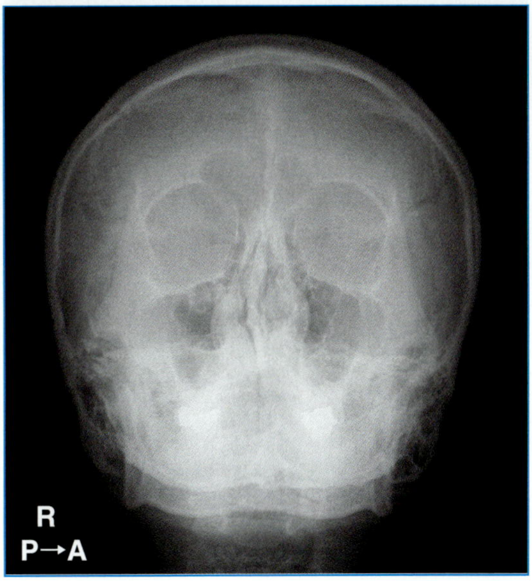

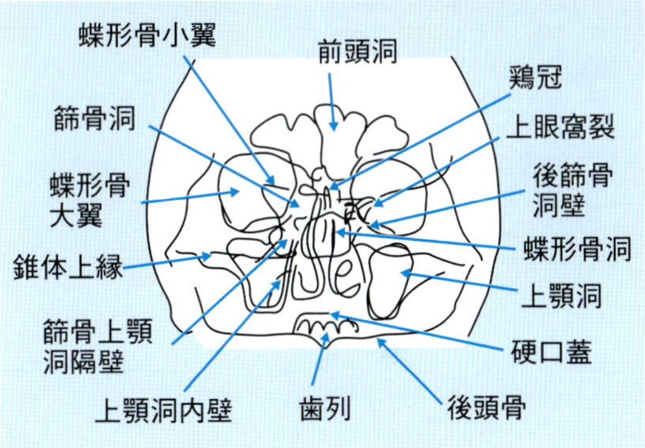

撮影体位

FFD＝100 座位または立位．顎を突き出しカセッテに対し OM-Line を 20° 後傾し，矢状面を垂直にする．

中心 X 線

正中矢状面を通り，眼窩下縁に垂直に入射

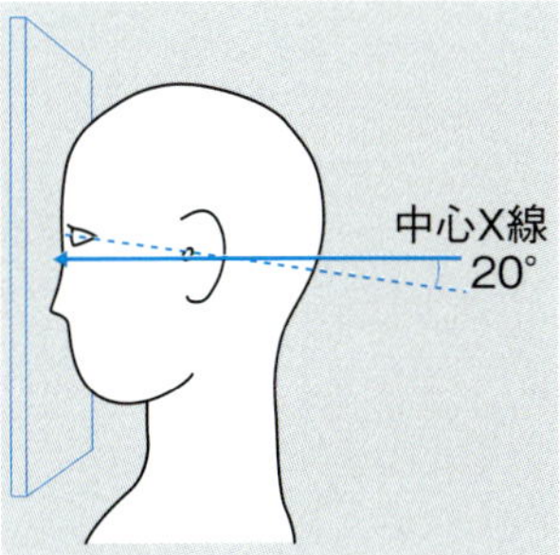

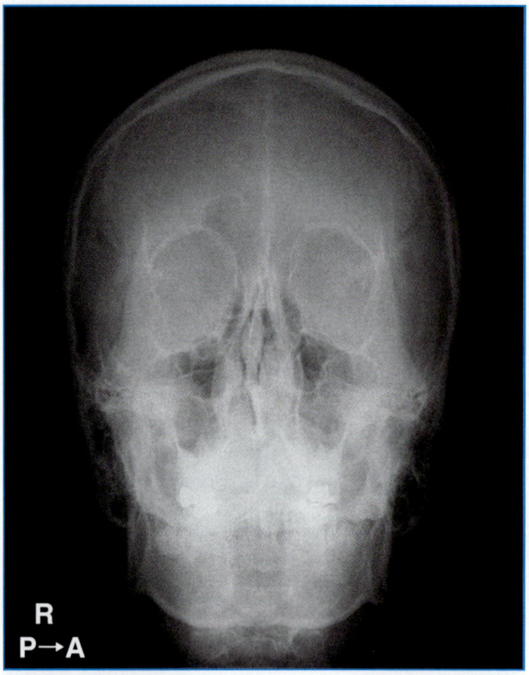

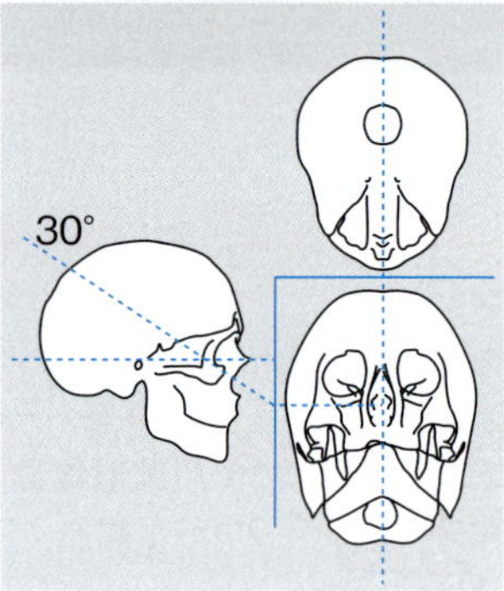

2　Füeger I 法

目的　眼窩，頬骨，上顎骨，上顎洞側壁の観察

描出部位　同上

画像のチェックポイント

Füeger I

□眼窩底骨折（Blowout Fracture）の診断に有効な撮影法である．

□眼窩底，頬骨が明瞭に観察できるコントラストである．

□その他，上顎骨，上顎洞側壁も観察できる．

撮影体位

FFD＝100　座位もしくは腹臥位．OM-Line・正中矢状面をカセッテに垂直

中心X線

正中矢状面を通り，眼窩下縁に対し頭側より30°で入射

3 Füeger II法

目的 眼窩内側壁，上・下壁の観察

描出部位 同上

画像のチェックポイント

Füeger II

- □検側眼窩が最も広く描出されている．
- □非検側眼窩外側壁が軸位像となるため，同部位の損傷が疑わしい場合は両側撮影も有用である．
- □眼窩内側壁，上・下壁が明瞭に観察できるコントラストである．
- □その他，頬骨，上顎骨，上顎洞側壁も観察できる．

撮影体位

FFD＝100　座位もしくは腹臥位．OM-Lineをカセッテに垂直，正中矢状面をカセッテに対し20°傾ける．

中心X線

検側眼窩下縁外側壁に対し頭側より35°で入射

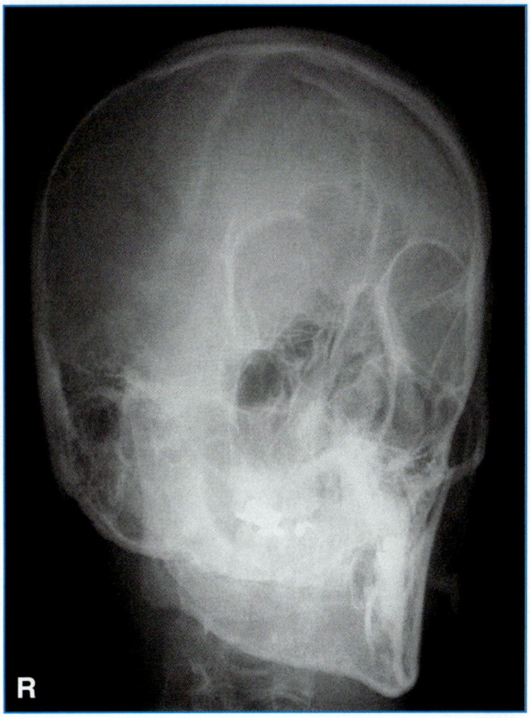

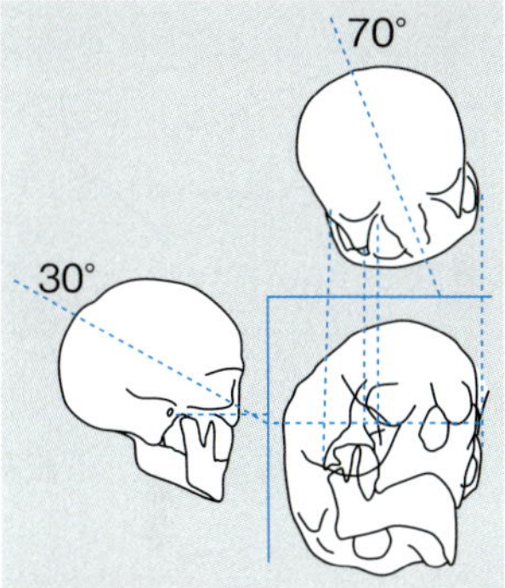

5 視神経孔

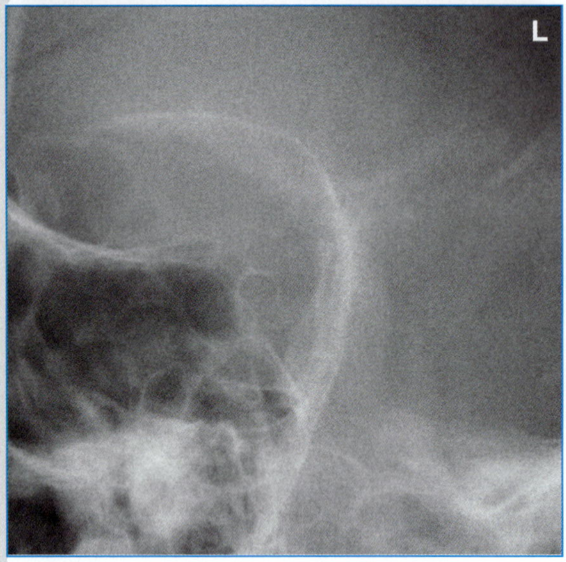

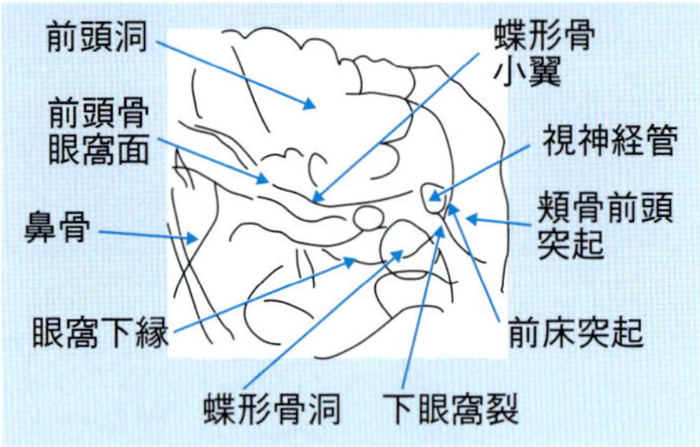

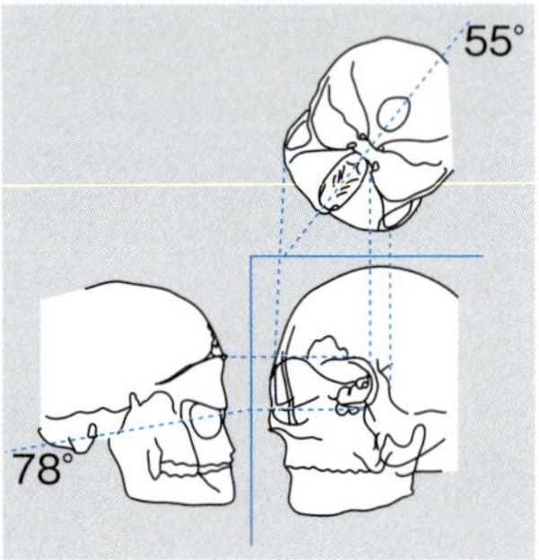

1 Rhese 法

目的 視神経孔および視神経管の接線像の観察

描出部位 同上

画像のチェックポイント

□視神経管および視神経孔が眼窩外縁の内側に丸く描出されている.

□前頭洞および篩骨洞から上顎洞に重積した眼窩下縁まで明瞭に描出されるコントラストである.

□比較のために左右撮影する．対称に撮影されていることが望ましい.

□視神経管＝視束管は，直径 5 mm，7〜8 mm の長さで，ドイツ水平面に対し 12〜15° 下がり，正中矢状面に対し 53〜55° 外方に開いている．視神経と眼動脈が通る管である.

撮影体位

FFD＝100

①背臥位もしくは座位．顎をあげ，鼻根部と外耳孔を結ぶ面をカセッテに垂直にする.

②正中矢状面を非検側に 35° 傾ける.

中心 X 線

検側外眼角に対しカセッテに垂直に入射

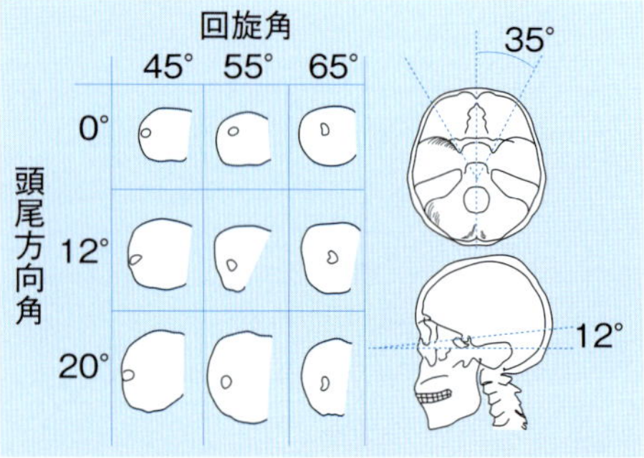

6 副鼻腔

1 正面

目的 上顎洞，前頭洞，鼻腔の観察

描出部位 上顎洞，前頭洞，鼻腔の観察，内耳道

画像のチェックポイント

- □前頭洞から上顎洞まで描出されている．
- □鼻中隔から左右眼窩外縁までの距離が等しい．
- □前頭洞，上顎洞が明瞭に観察できるコントラストである．

読影時のチェックポイントと Pitfall

- □正確な正面像でない場合，縫合線が左右対称に描出されずに骨折線と誤認しやすいので注意が必要である．
- □頭蓋の大きさ・形状・厚さ
- □石灰化の有無（生理的か病的か）
- □骨折線の有無
- □頭蓋縫合線の走行・開大の有無
- □血管溝の走行・形・厚さ・径・局在
- □頭蓋底の形状
- □副鼻腔の形状・含気・液面形成や肥厚像
- □鼻腔の形状・含気・鼻中隔の偏位
- □内耳道の左右差・拡大の有無
- □眼窩の形状・骨折の有無
- □骨硬化・破壊像の有無

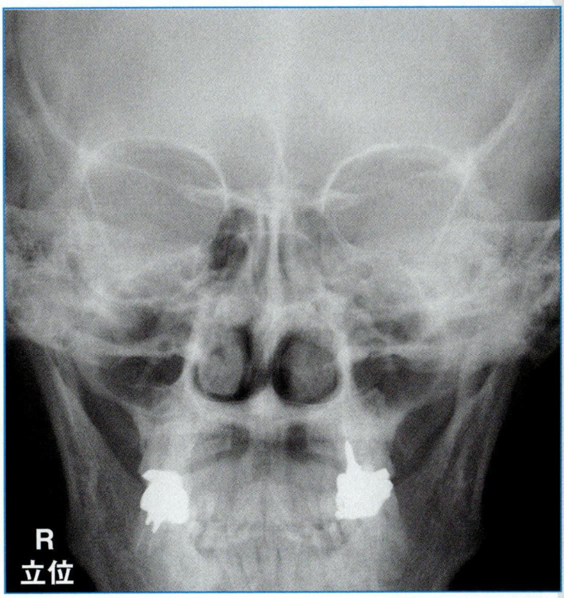

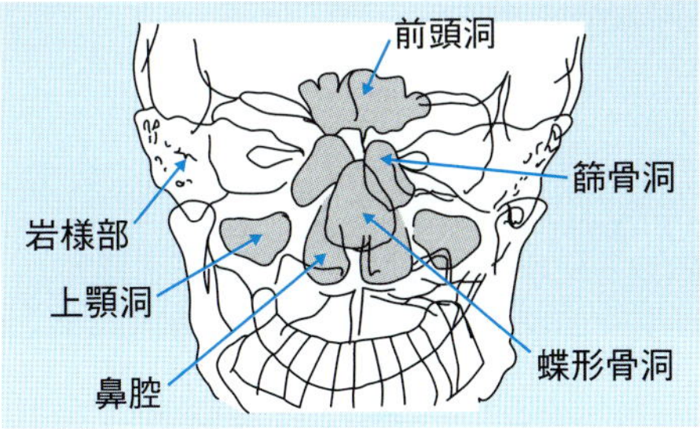

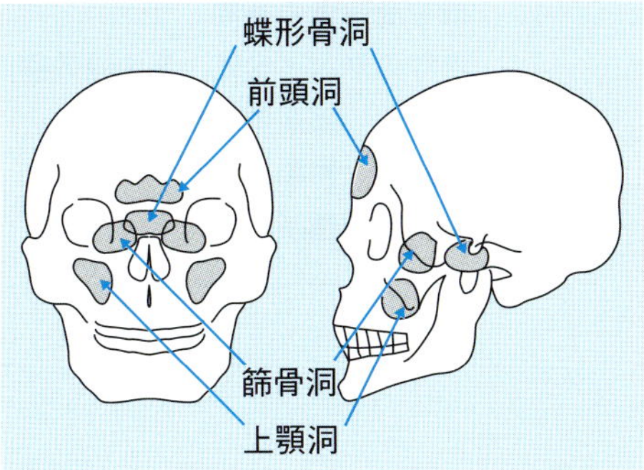

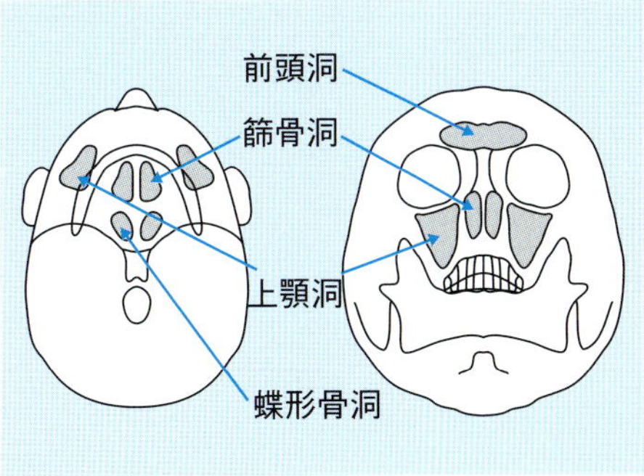

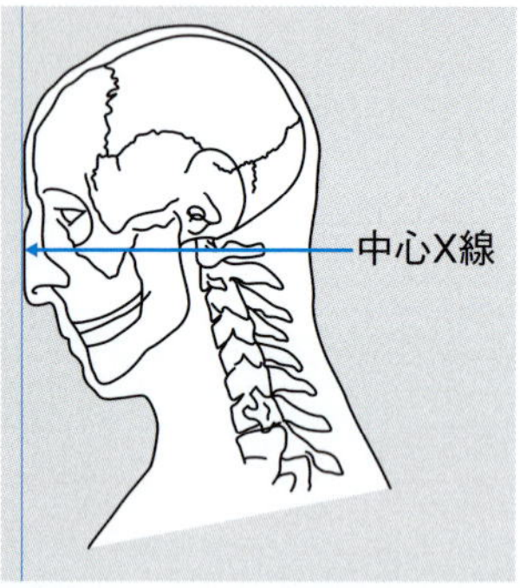

撮影体位

FFD＝100　座位もしくは立位．顎を引かせ，OM-line・正中矢状面をカセッテに垂直にする．

中心Ｘ線

眼窩下縁に対し垂直に入射

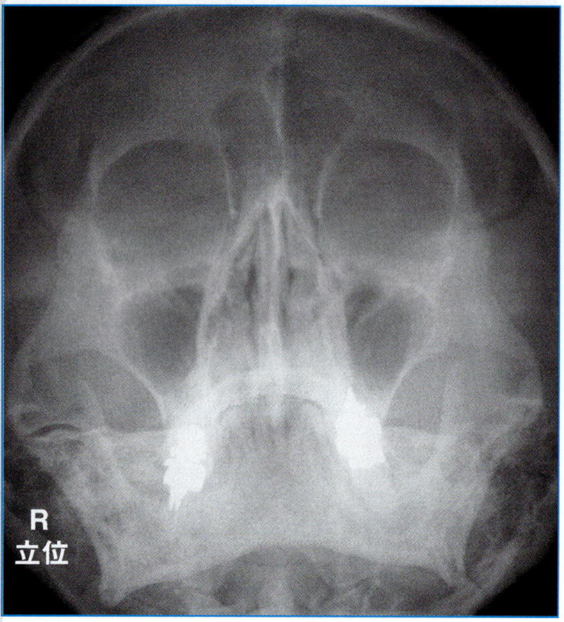

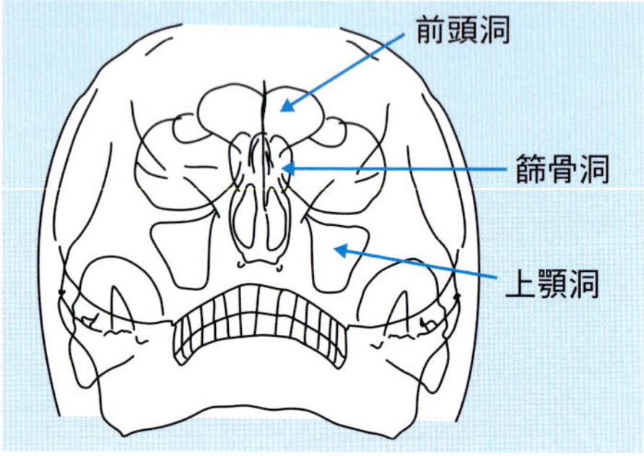

2　Waters 法

目的　上顎洞および鼻腔の観察

描出部位　同上

画像のチェックポイント

- □撮影時に開口すると口内に蝶形骨洞が投影される．
- □前頭洞から上顎洞まで描出されている．
- □鼻中隔から左右眼窩外縁までの距離が等しい．
- □上顎洞の下部が歯槽隆起および錐体骨稜と重積しない．
- □眼窩下縁が明瞭に描出されている．
- □下顎角が後頭骨縁とほぼ内接する．
- □上顎洞全体が明瞭に観察されるコントラストである．

読影時のチェックポイントと Pitfall

- □顔面骨・眼窩・錐体上縁の形状・輪郭
- □骨折線の有無
- □前頭洞や上顎洞，篩骨洞の形状・含気・液面形成や肥厚像の有無
- □鼻腔の形状・含気・鼻中隔の偏位
- □骨硬化・破壊像の有無
- □石灰化・異物の有無
- □軟部組織腫脹の有無

撮影体位

FFD＝100　座位または立位．顎を突き出しカセッテ面に対しOM-Lineを45°後傾，矢状面を垂直にする．

中心X線

頭頂より前鼻棘にカセッテに対し垂直に入射

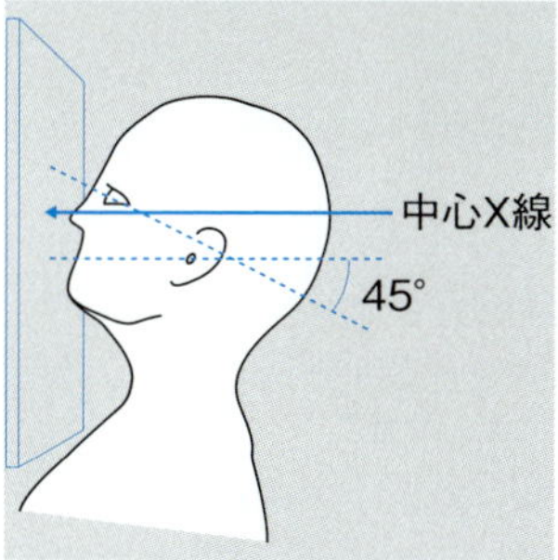

3　Caldwell 法

目的　前頭洞および篩骨洞前部の観察

描出部位　同上

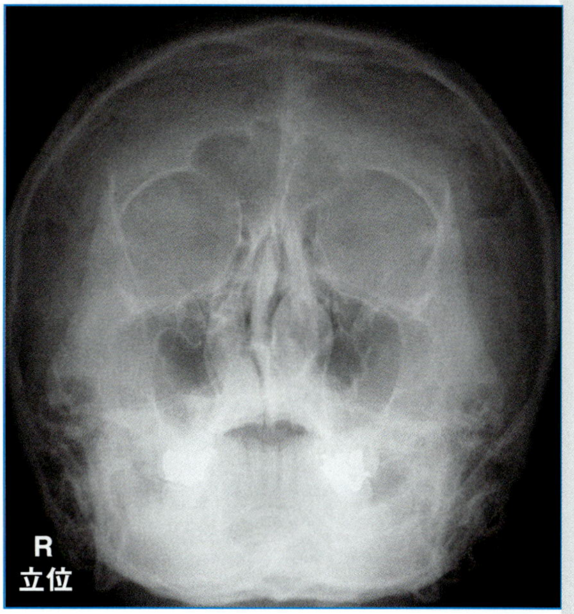

画像のチェックポイント

- □照射野の中央に前頭洞と篩骨洞が位置する．
- □鶏冠から左右両側の眼窩外縁までの距離が等しく，上眼窩裂が左右対称に描出されている．
- □錐体骨稜が眼窩下縁に重積する．
- □前頭洞が前頭骨鼻骨縫合の上に位置し，鼻骨両側に篩骨洞が描出され，その下の外側に上顎洞が描出される．
- □すべての副鼻腔が観察できるコントラストである．

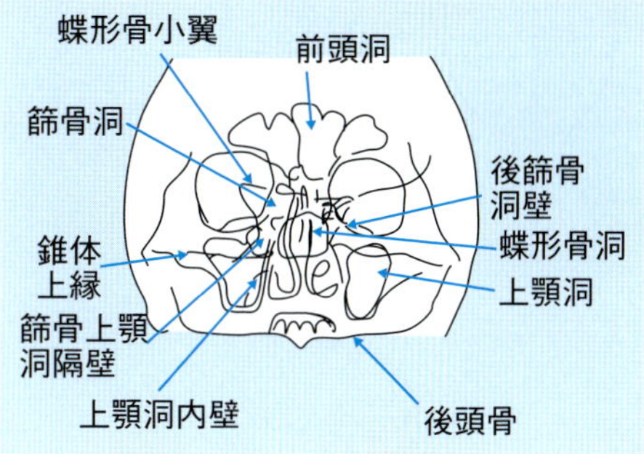

撮影体位

FFD＝100　座位または立位．顎を突き出し，カセッテに対しOM-Lineを20°後傾させる．矢状面を垂直にする．

中心X線

眼窩下縁にカセッテに対し垂直に入射

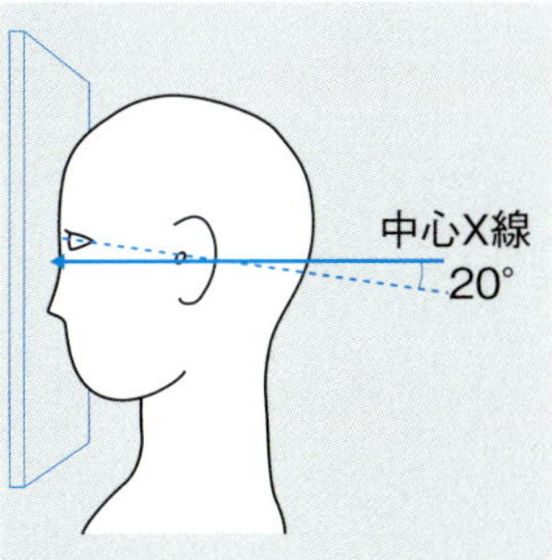

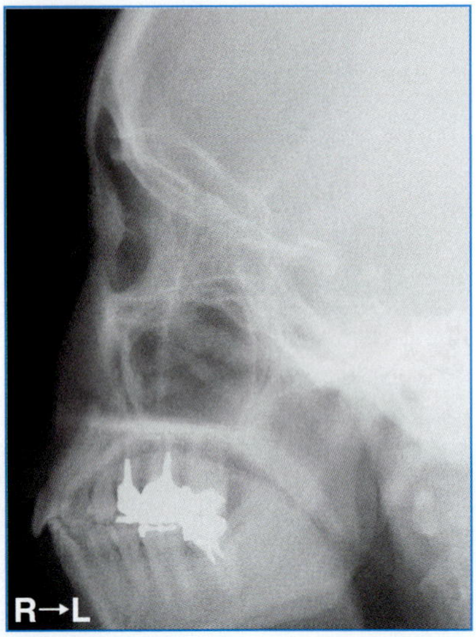

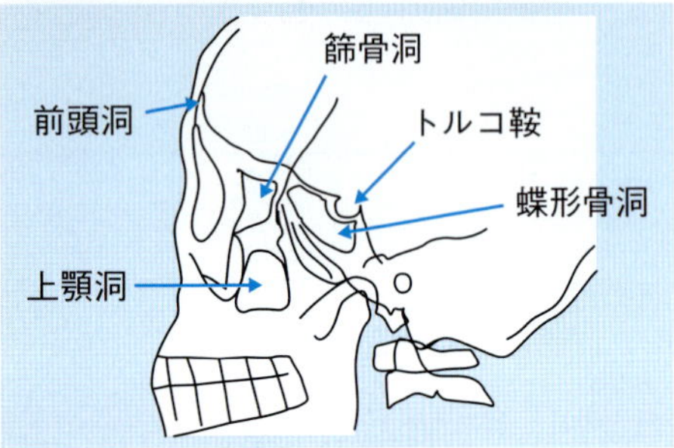

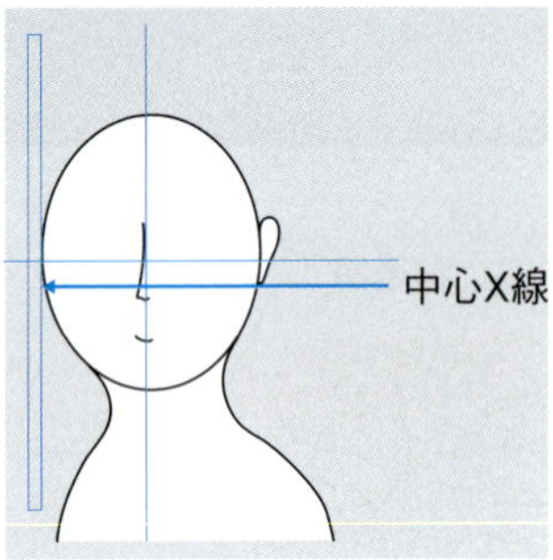

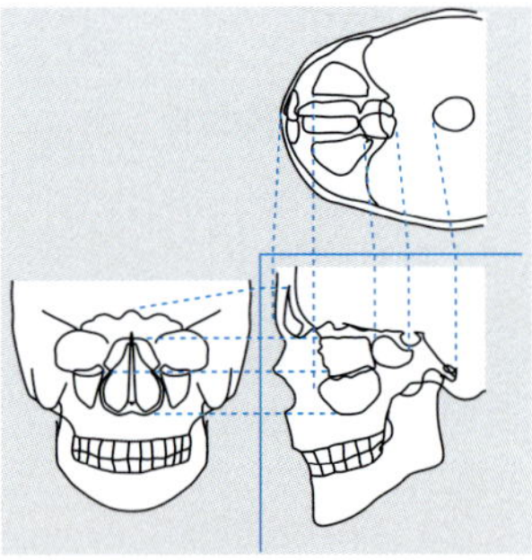

4 側面

目的 蝶形骨洞，左右が重積した前頭洞，篩骨洞および上顎洞，トルコ鞍および眼窩上壁の観察

描出部位 同上

画像のチェックポイント

□照射野のほぼ中央に前頭洞，蝶形骨洞，篩骨洞および上顎洞が描出されている．

□左右下顎骨枝，眼窩上壁および蝶形骨大翼が重積して描出されている．

□前頭洞から蝶形骨洞まで明瞭に観察されるコントラストである．

撮影体位

FFD＝100 座位または立位．検側がカセッテに着くように頭を横に向かせ，矢状面をカセッテに平行にする．

中心Ｘ線

ドイツ水平線上で，眼窩下縁より3 cm後方の点にカセッテに対し垂直に入射

5 軸位

目的 蝶形骨洞および篩骨洞，鼻腔の観察

描出部位 同上

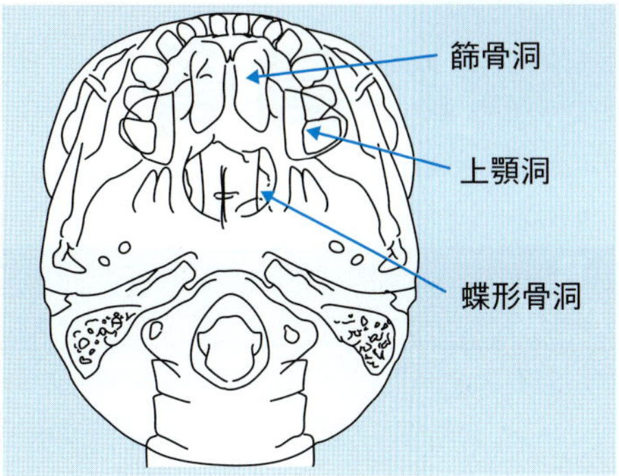

画像のチェックポイント

- □下顎骨結合が前頭骨の前部と重積している.
- □下顎骨の弯曲と頭蓋骨外縁の弯曲がほぼ一致している.
- □下顎骨関節突起が錐体骨錐体部の前方に描出されている.
- □蝶形骨洞，篩骨洞が明瞭に観察され，かつ過露光でないコントラストである.

撮影体位

FFD＝100　座位または立位．首を後屈．ドイツ水平面をカセッテに平行にする．

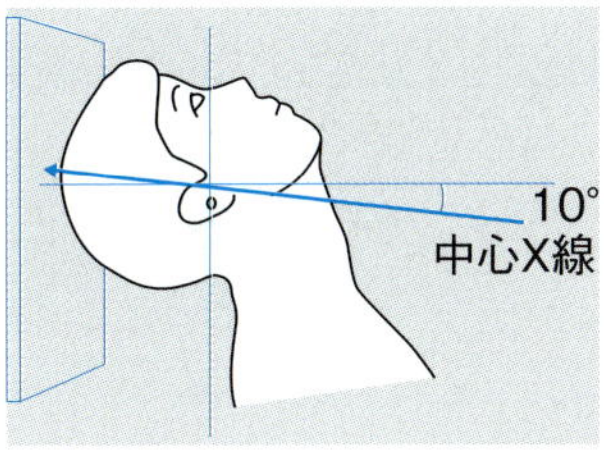

中心X線

両下顎枝の中点から3 cm前方の点に，カセッテに対し足方から10°で正中矢状面に斜入

7 鼻骨

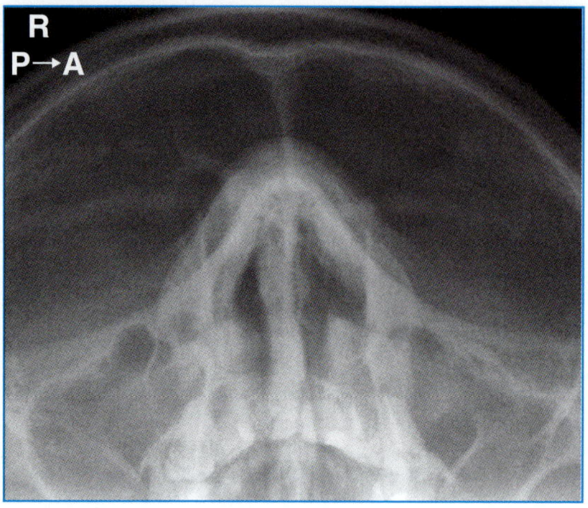

1 軸位

目的　鼻骨および鼻中隔の観察

描出部位　同上

画像のチェックポイント

軸位

- □鼻中隔に，人為的要因で変形を生じさせていない．
- □鼻骨軸位像が明瞭に観察されるコントラストである．

撮影体位

FFD＝100　①座位もしくは腹臥位．正中矢状面をカセッテに垂直にする．②顎を突き出し首を後傾させ，鼻背をカセッテに垂直にする．

中心Ｘ線

鼻根部を通り，頭頂から鼻背に射出するようカセッテに垂直に入射

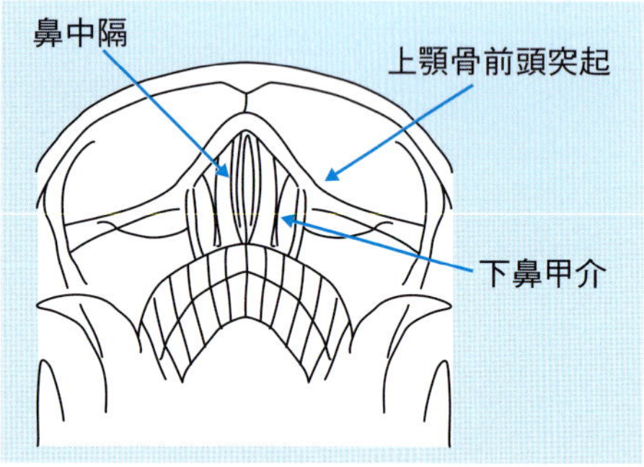

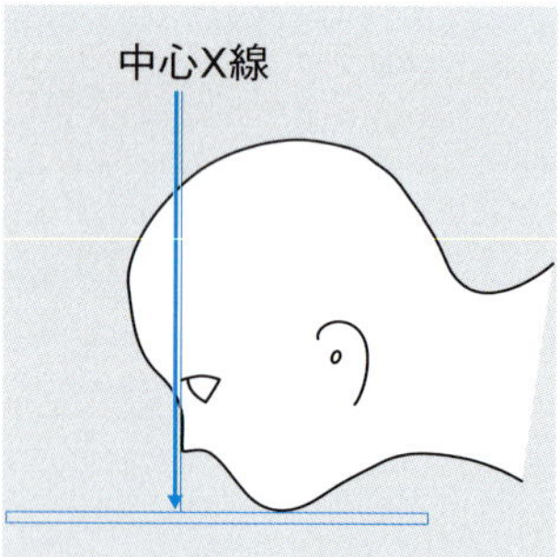

2 側面

目的　鼻骨および軟部組織の観察

描出部位　同上

画像のチェックポイント

側面

□照射野の中央に鼻骨が位置し，ねじれがない．

□鼻骨前頭骨縫合，前鼻棘から軟部組織まで観察できるコントラストである．

撮影体位

FFD＝100　座位もしくは腹臥位．頭を横に向かせ，矢状面をカセッテに平行にする．

中心X線

鼻根部に対し垂直に入射

MEMO

軟部条件で撮像された鼻骨単純写真では陥没骨折や偏位した骨折片は容易に同定できるが，偏位のほとんどない鼻骨骨折では偽陽性，偽陰性が多いので必要に応じてCTへ移行すべきである．

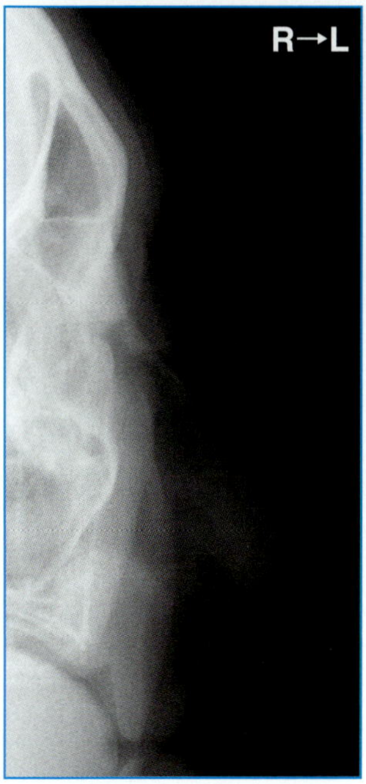

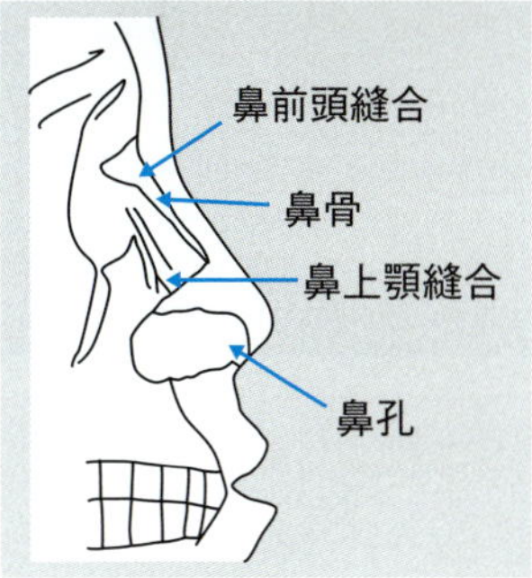

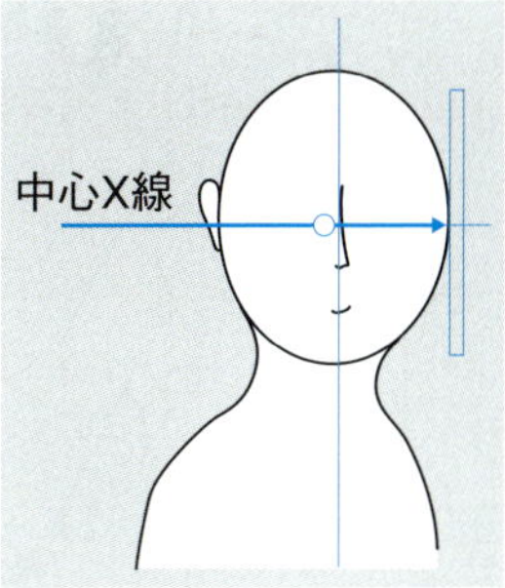

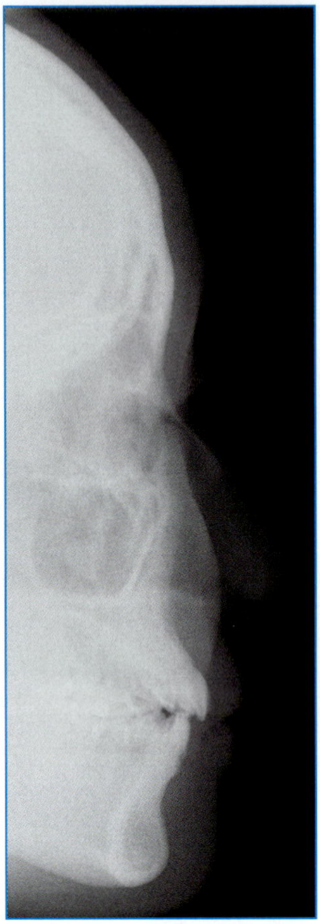

3 プロフィール

目的　鼻骨および顔面骨と顔面軟部組織側面との関係の観察

描出部位　前額部，鼻骨，上顎・下顎と，顔面の軟部組織全体

画像のチェックポイント

- □照射野の中央に鼻骨が位置し，ねじれがない．
- □前額部，鼻骨，上顎・下顎骨の側面が描出されている．
- □皮膚面から，顔面の軟部組織に至るまで鮮鋭に描出され，顔面骨と軟部組織の関係が明瞭に観察できる．

撮影体位

FFD＝100　座位もしくは腹臥位．頭を横に向かせ，矢状面をカセッテに平行にする．

中心X線

低電圧を使用．鼻根部に対し垂直に入射

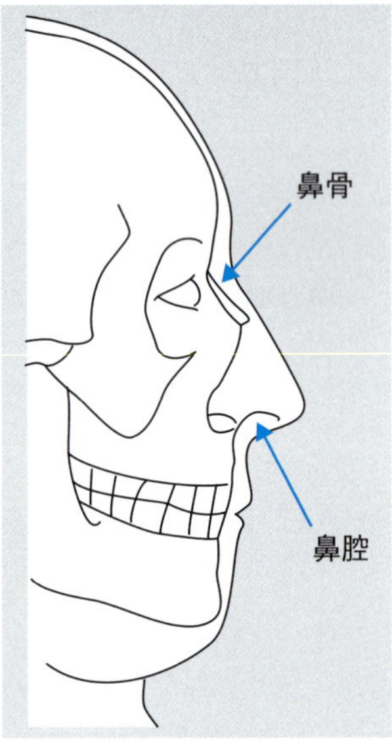

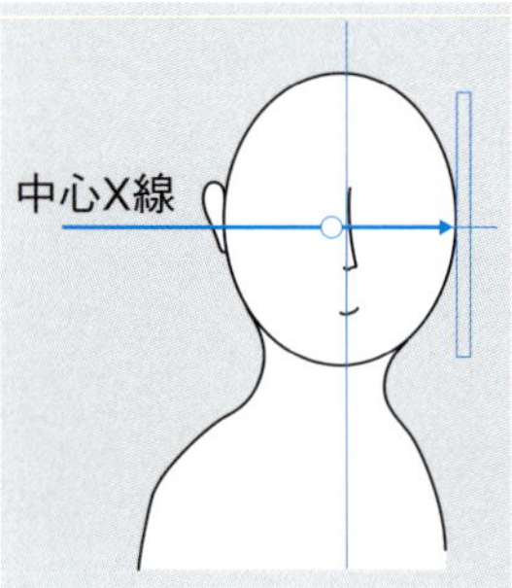

8 頬骨

1 正面

目的　頬骨に重積する骨を可能な限り外すことにより，両側頬骨の対称性および骨折の有無等の観察

描出部位　下顎枝，眼窩と両側頬骨および顔面の軟部組織

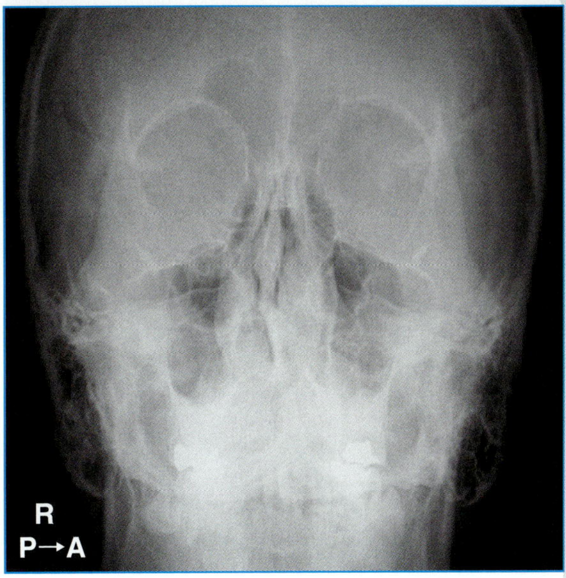

画像のチェックポイント

- □第2頸椎の歯突起が明瞭に描出されている．
- □錐体骨との重積が少なく，眼窩から側頭骨まで観察できる．
- □やや低電圧を用いて軟部組織まで鮮鋭に描出されている．

読影時のチェックポイントと Pitfall

- □Waters 像と非常に類似した画像になるが，こちらは頬骨の下部（頬骨縁・頬骨弓）の評価に適する．

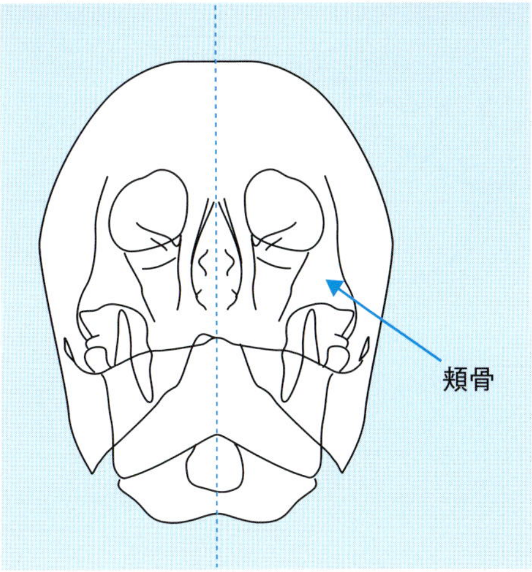

撮影体位

FFD＝100　座位もしくは腹臥位．カセッテにオトガイ部と鼻尖部をつけ，矢状面を垂直

中心X線

低電圧を使用．両側頬骨弓を通る線と正中線の交点に頭側から 30° で斜入

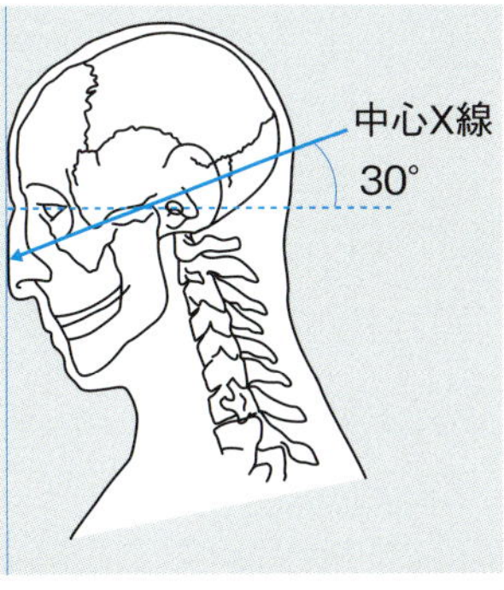

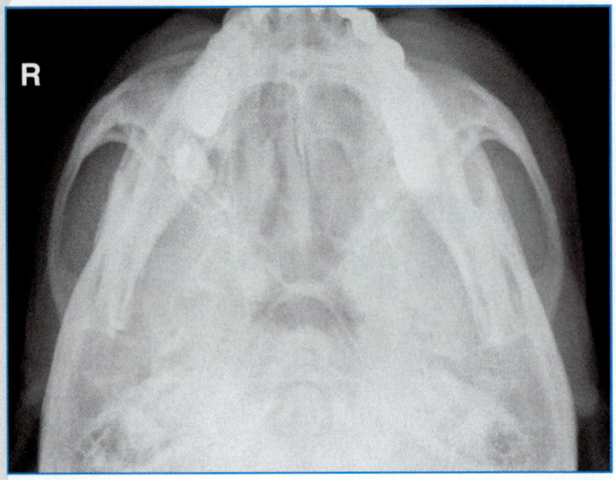

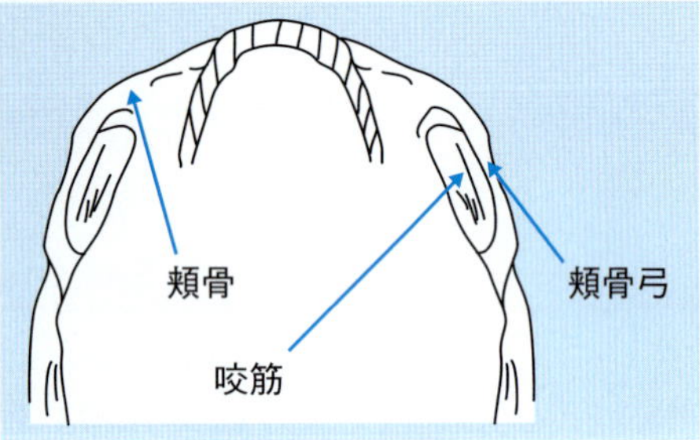

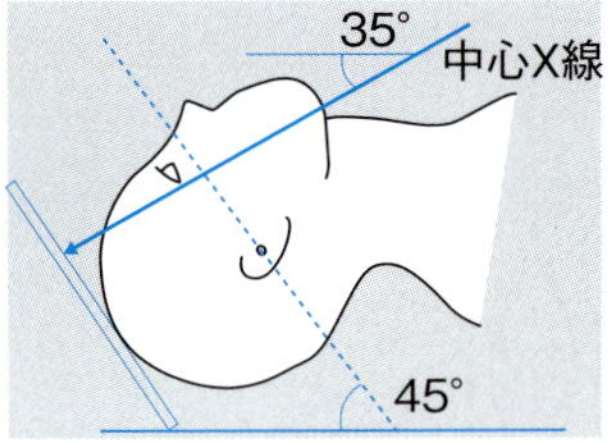

2 軸位（頬骨弓）

目的　頬骨の軸位像を描出し，両側頬骨の対称性および骨折の有無等の観察

描出部位　同上

光照射野の影を見て鼻尖の影よりオトガイ部の影が見えるようにし，頬部の影がカセッテに映るようにするとよい．

画像のチェックポイント

- □頬骨弓が外側にアーチ状に突出して描出される．
- □下顎骨の重積がなく顔面骨から側頭骨に至るまでの頬骨弓が観察できる．
- □やや低電圧を用い，軟部組織まで描出されている．
- □下顎骨と側頭骨の横径の大小・年齢により，撮影距離を考慮する必要がある．（FFD＝100～55 cm 程度）

撮影体位

FFD＝100　①座位もしくは背臥位．首を後屈して顎をできるだけ上げさせる．②矢状面を垂直．頭頂部をカセッテにつけ，ドイツ水平面がカセッテに対し 10°とする．

中心Ｘ線

やや低電圧を使用．両下顎枝の中点から前方に 3 cm の点に，カセッテに垂直に入射

9 下顎骨

1 開口位正面

目的 下顎骨概観，下顎体，オトガイ部軸位像の観察

描出部位 顎関節，下顎体，オトガイ部など，下顎骨全体

撮影体位

FFD＝100 ①座位または腹臥位．鼻尖部と前額部をカセッテにつける．②顎を引かせたまま可能な限り開口させ，OM-Line・矢状面を垂直にする．

中心X線

両顎関節の中点を通り，ドイツ水平面に対して足方より10°で入射

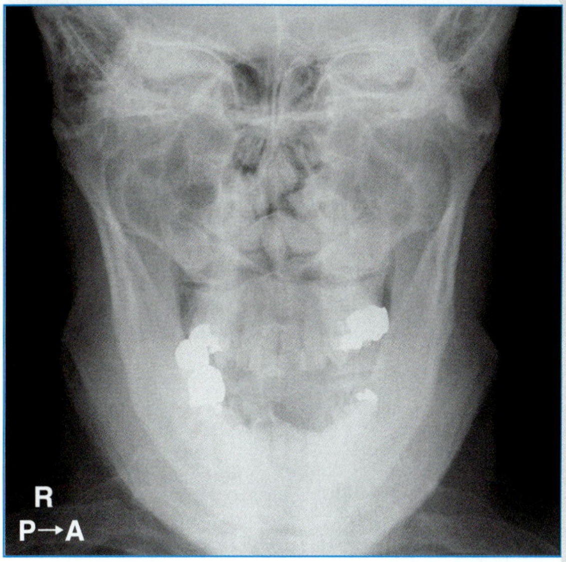

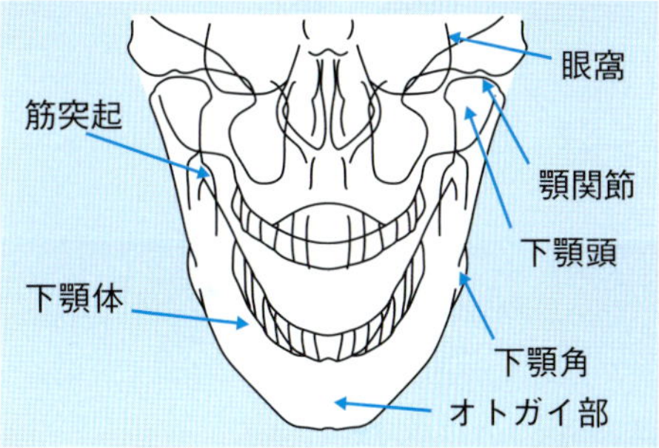

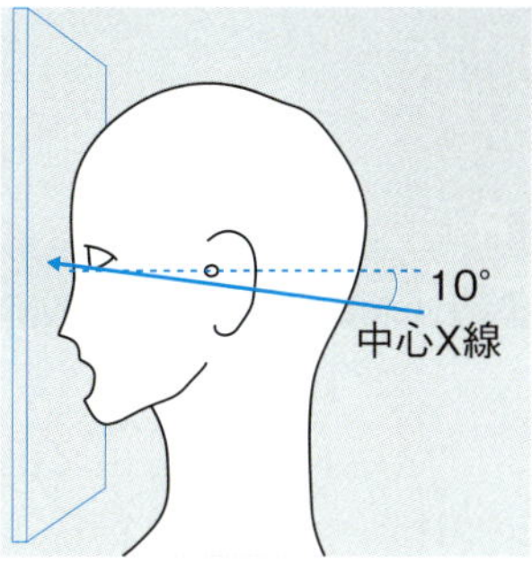

画像のチェックポイント

- □オトガイ部は軸方向の像として描出され，下顎骨全体が観察できる．
- □肥満体では背臥位が適する．

読影時のチェックポイントと Pitfall

- □撮影法は頭部正面像に準ずるが，照射野は下顎骨に絞られている．
- □顎関節は，側頭骨とやや重積する．
- □頸椎と重積するオトガイ部も観察でき，かつ下顎角が過露光とならないコントラストである．

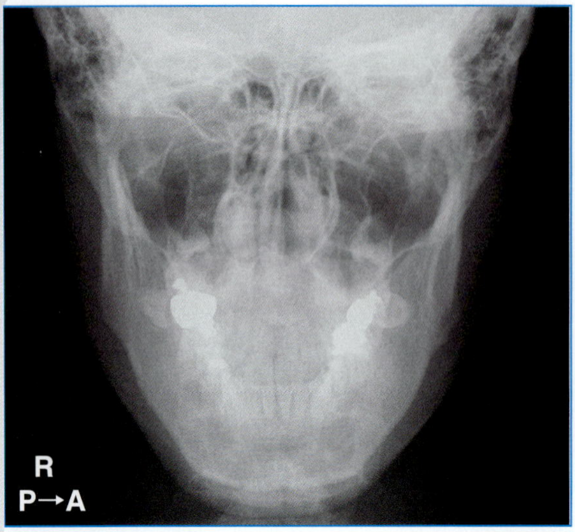

2 閉口位正面

目的 下顎骨概観の観察

描出部位 顎関節，下顎体，オトガイ部など，下顎骨全体

撮影体位

FFD＝100 ①座位または腹臥位．鼻尖部と前額部をカセッテにつける．②顎を引かせて閉口させ，OM-Line・矢状面を垂直にする．

中心X線

鼻橋根部から 3 cm 下方の点に射出するように，カセッテに対し足方から 10° で正中矢状面に斜入

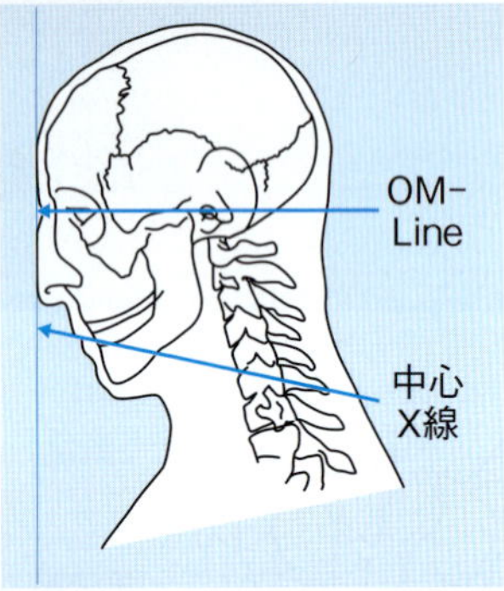

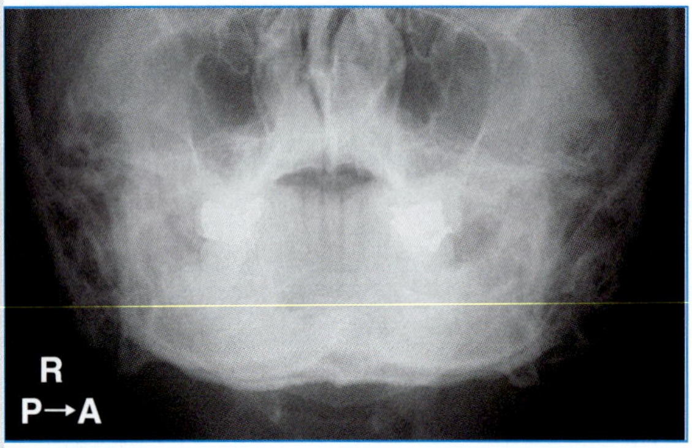

3 Caldwell 法

目的 オトガイ部の観察

描出部位 同上

画像のチェックポイント

- □頭部正面の 2 倍以上の撮影条件を必要とする．
- □撮影法は頭部正面像に近いが，照射野は下顎骨に絞られている．
- □頸椎に重積するオトガイ部が十分に観察できるコントラストである．

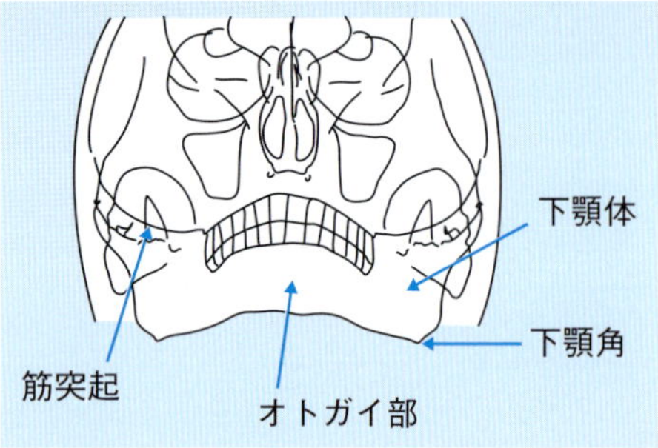

撮影体位

FFD＝100　①座位または立位．矢状面を垂直．カセッテにオトガイ部と鼻尖部をつける．②顎を突き出し，カセッテに対しOM-Lineを20°後傾させる．

中心X線

両下顎枝の中点で，鼻橋根部から2 cm下方の点に射出するように，カセッテに垂直に入射

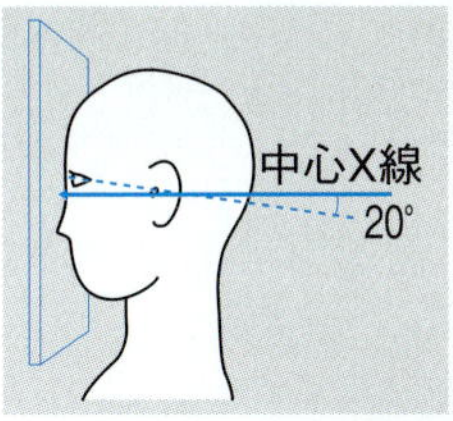

4　側面

目的　検側顎関節および下顎体部の観察

描出部位　同上

撮影体位

FFD＝100　座位または立位．検側がカセッテに着くように頭を横に向かせ，矢状面をカセッテに平行にする．

中心X線

非検側下顎角から前方に3 cmの点に垂直に入射

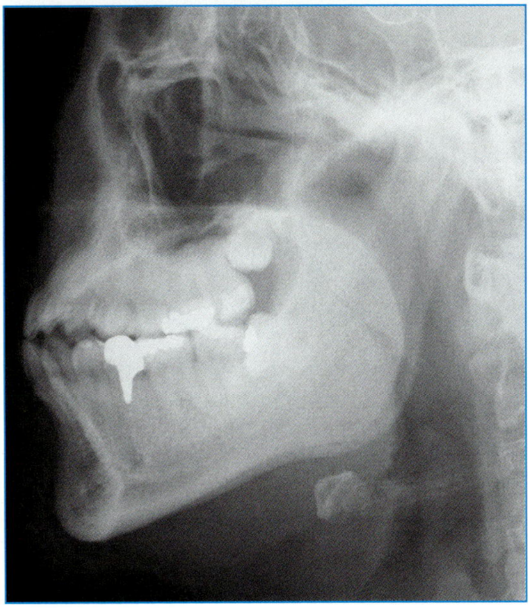

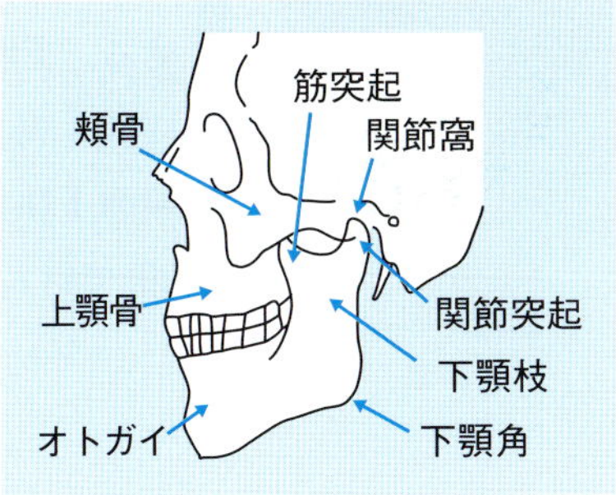

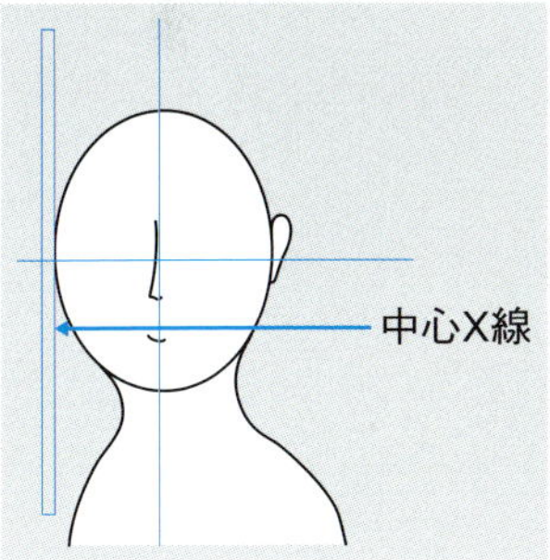

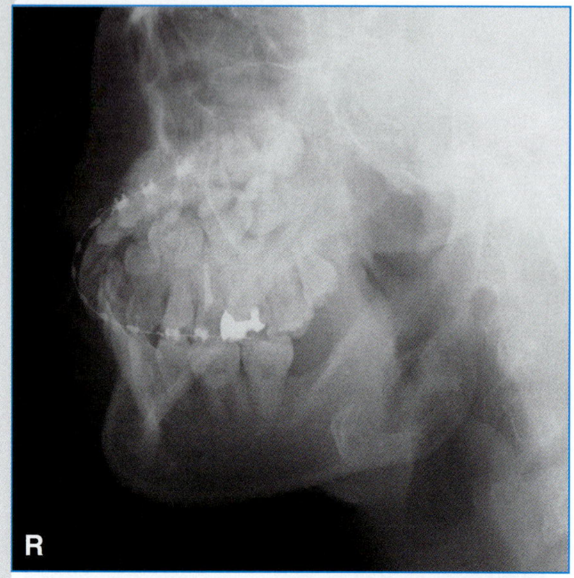

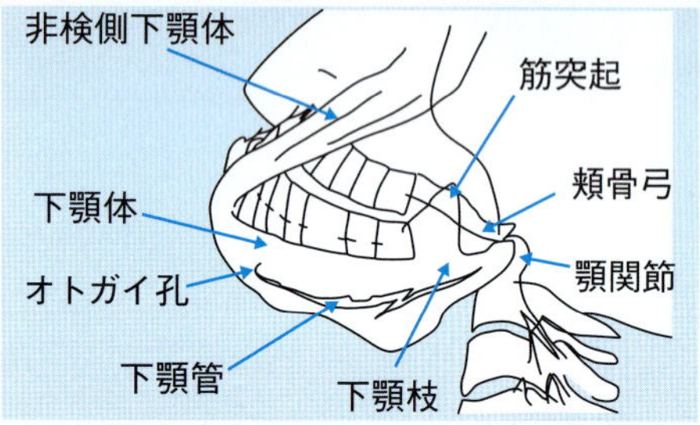

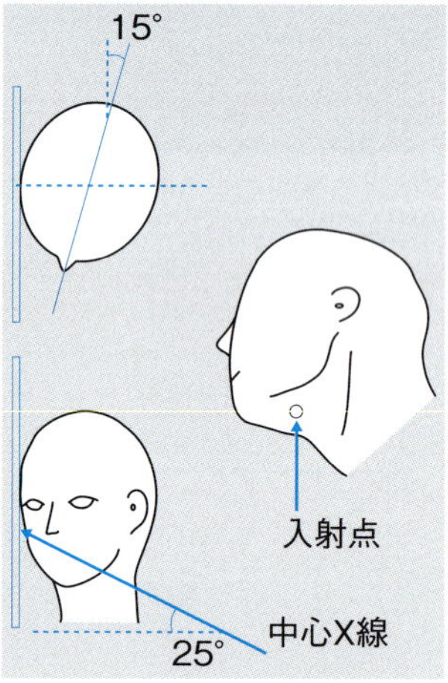

5 斜位

目的 検側顎関節，下顎体部の観察

描出部位 同上

画像のチェックポイント

- □両側の下顎角・顎関節が重積しており，ねじれがない.
- □気道に重複した下顎体が過露光でなく，明瞭に観察される.
- □下顎体が明瞭に観察できるコントラストである.
- □非検側の肩が照射野内に入らないように注意.
- □非検側の下顎体部は検側に対し上方に外れ，重複しないこと.

読影時のチェックポイントと Pitfall

- □検側の顎関節から下顎体部が，鮮明に描出されている.
- □下顎角が過露光でなく，下顎体が明瞭に観察できるコントラストである.

撮影体位

FFD＝100 ①座位もしくは腹臥位．横を向かせ，検側外耳をつけさせる．②正中矢状面をカセッテに対し 15～20° とし，顎を突き出させる．下顎の下面をカセッテに垂直にする．

中心 X 線

検側下顎枝に向け，足方より下顎下面に対し 20° で斜入

6 パントモグラフィー

目的　全歯顎断層による上・下顎骨全体像の観察

描出部位　同上

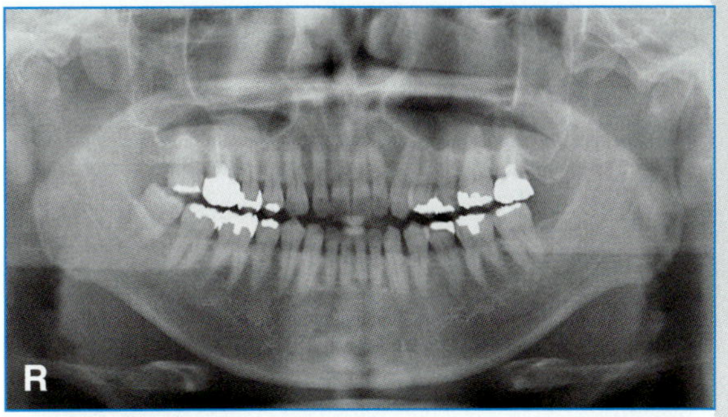

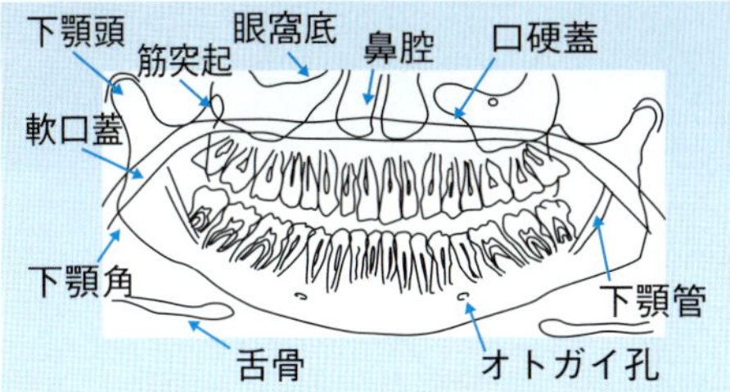

画像のチェックポイント

□前歯列が鮮明に描出されている．

□下顎角が過露光にならず，顎関節部から全歯列まで十分に観察されるコントラストである．

撮影体位

患者は座位．専用装置を用いリフターでチンレストを顎と同じ高さにする．正中および水平線ライトビームでドイツ水平線をあわせ，撮影位置ライトを犬歯にあわせる．その後，頭部固定器で固定し，撮影する．

中心X線

装置による．断層幅と歯列弓が合致するように撮影

7 頭部規格撮影

目的　顔面およびその皮膚面の観察

描出部位　同上

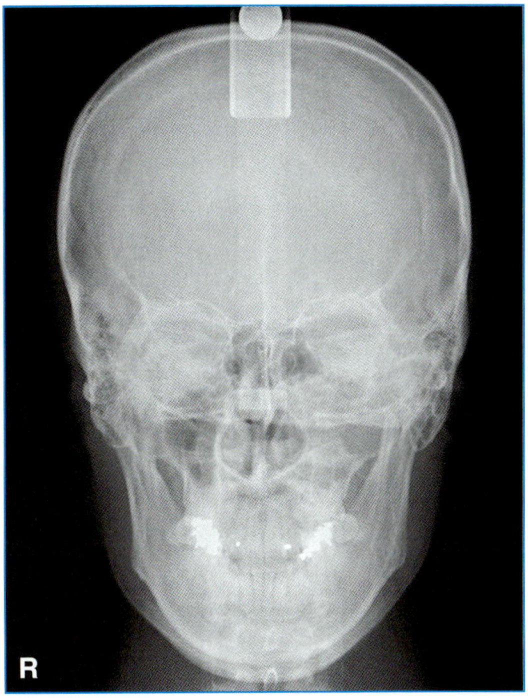

画像のチェックポイント

□前額部，鼻骨，上顎・下顎骨の真の側面が描出されている．

□皮膚面から，顔面の軟部組織に至るまで鮮鋭に描出され，顔面骨と軟部組織の関係が観察できる．

撮影体位

FFD＝200　専用装置もしくは固定器使用．患者は座位．外耳孔支持器で両側外耳孔を押

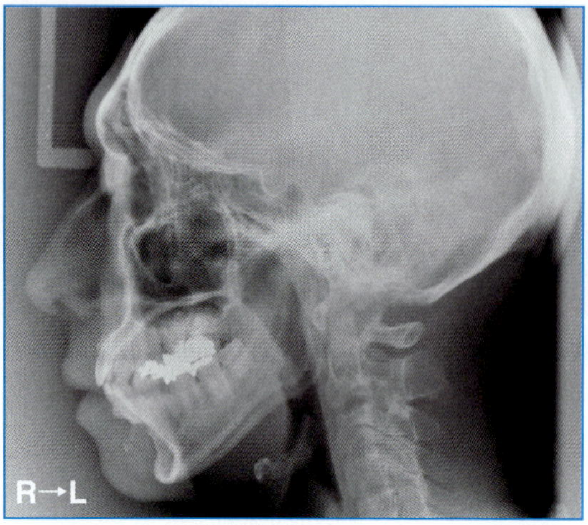

さえる．正面では顎を引かせ，カセッテに対しOM-Line・矢状面を垂直にする．側面では外耳孔支持器を用いて正しい側面像とし，鼻尖部マーカーを置く．

中心X線

（正面）矢状面を通り，後頭結節直下にカセッテに対し垂直に入射

（側面）外耳孔より，前上方2横指に，カセッテに対し垂直に入射

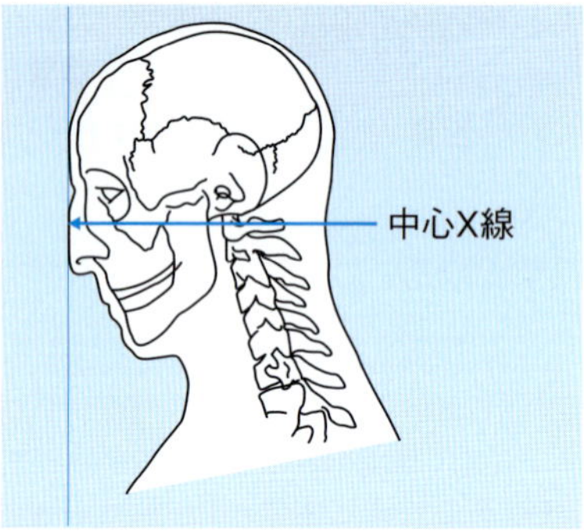

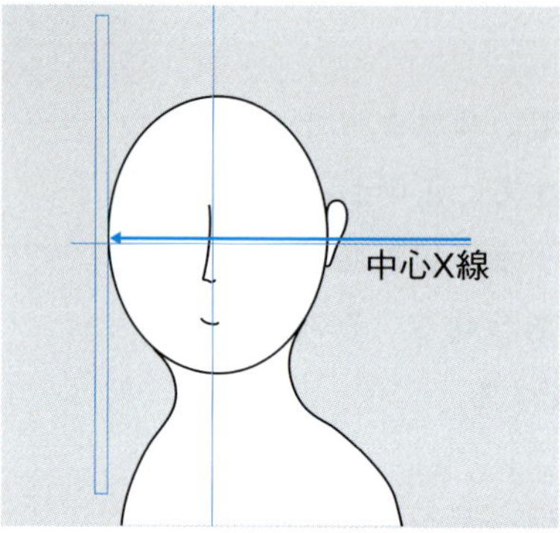

10 顎関節

1 開口・閉口位 (Schüller 法)

目的　下顎頭および下顎窩の側面像の観察

描出部位　下顎窩，筋突起．最大開口時と閉口時における下顎頭

画像のチェックポイント

- □下顎頭および下顎窩が側面像として描出される．
- □動きによる不鋭がなく，明瞭に観察されるコントラストである．

読影時のチェックポイントと Pitfall

- □側頭骨は開口・閉口時にも同じ場所に描出されており，下顎頭が移動する様を観察できる．
- □開口・閉口時に動きによる不鋭がないこと．
- □顎関節症では，開口・閉口とも下顎頭が移動しない．
- □骨折線・骨硬化・骨破壊像
- □過露光にならず，下顎頭および下顎窩が明瞭に観察されるコントラストである．

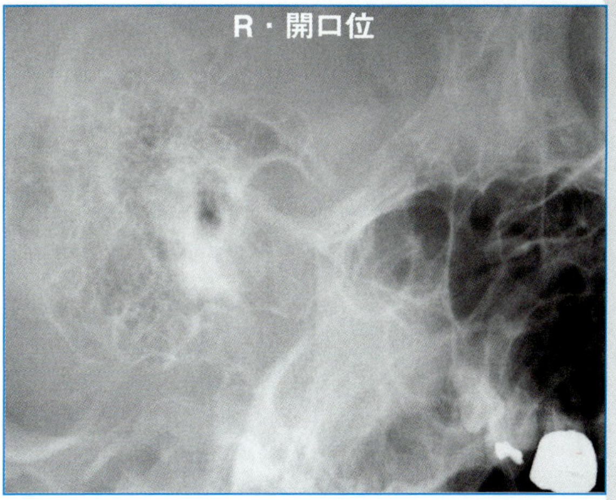

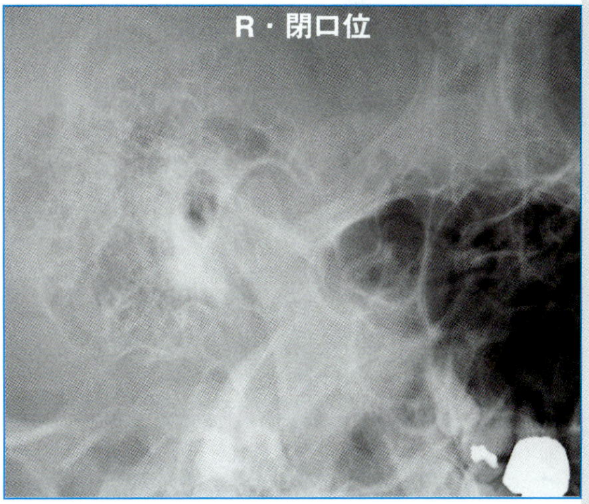

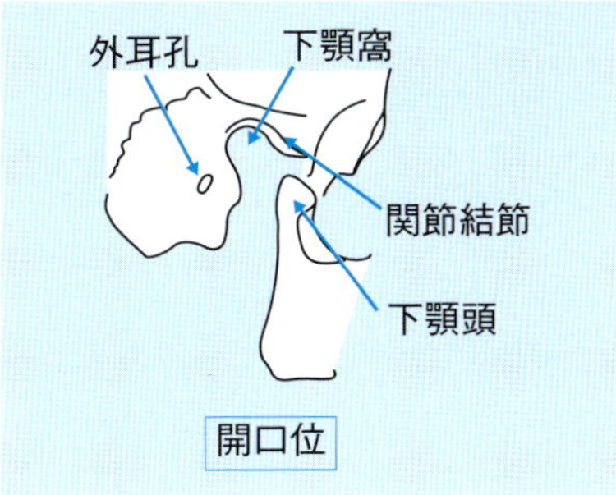

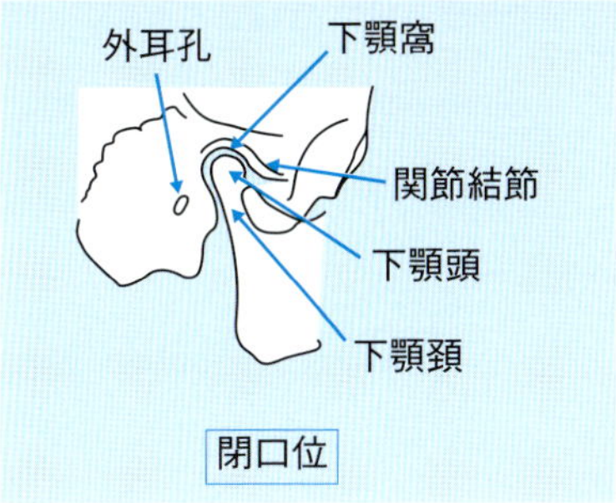

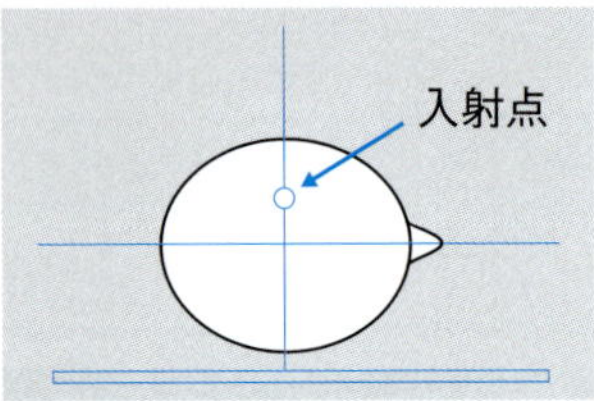

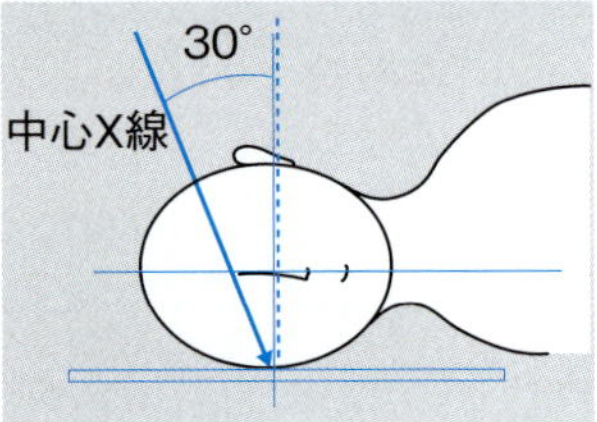

撮影体位

FFD＝100　座位もしくは腹臥位．顎を軽く引かせ，検側をつけ，正中矢状面をカセッテに平行

中心X線

非検側外耳孔から頭側に4〜5 cm，前方に1.5 cmの点で，25〜30°頭側より斜入．検側外耳孔から前方に1.5 cmの点に射出する．

2 経眼窩（上野）法

目的 下顎頭の正面像の観察

描出部位 同上

撮影体位

FFD＝100 患者は座位もしくは背臥位．ドイツ水平面をカセッテに垂直とし，正中矢状面を検側に25°傾ける．撮影直前に最大開口位とする．

中心X線

検側顎関節に向け，眼窩のほぼ中央にカセッテに垂直に入射

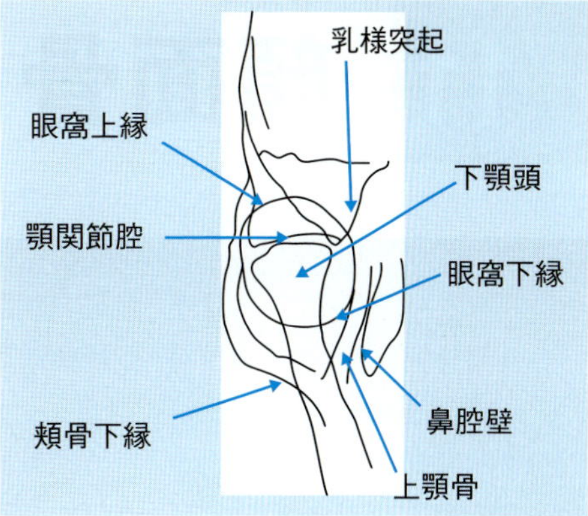

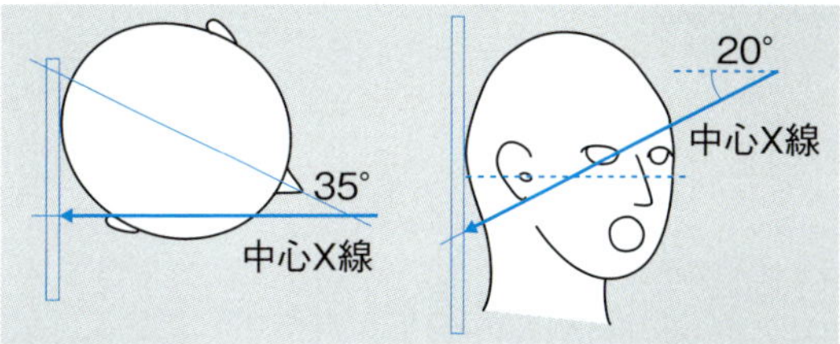

3 Towne 法

目的 顎関節の左右差を観察する．

描出部位 下顎頭

撮影体位

FFD＝100 患者は立位または仰臥位にて顎を引かせ，カセッテに対しOM-Line・矢状面を垂直にする．撮影時に最大開口位とする．

中心X線

カセッテに対し頭方より30°で鼻橋根部に入射

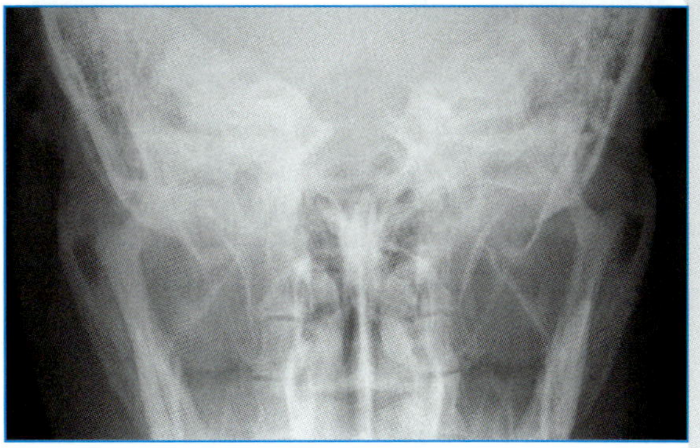

画像のチェックポイント

経眼窩

- □下顎頭が眼窩内に正面像として描出される．
- □頬骨に近接した眼窩内に描出されるため，ハレーションに注意する．
- □動きによる不鋭がなく，下顎頭が明瞭に観察されるコントラストである．

Towne

- □下顎骨弓が正面像として観察され，開口により下顎頭が側頭骨と重複せずに描出される．
- □過露光にならず，動きによる不鋭がなく，明瞭なコントラストで描出されている．

11 顔面骨

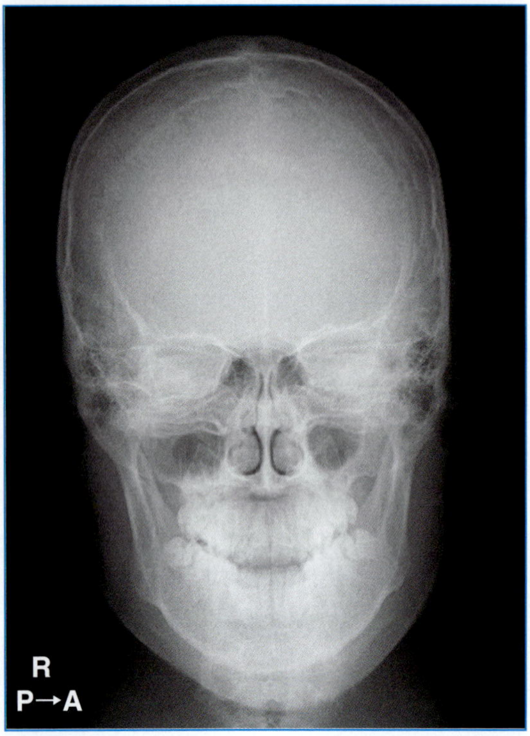

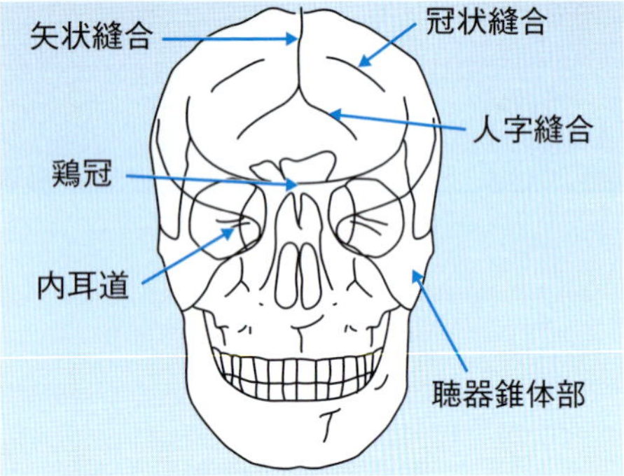

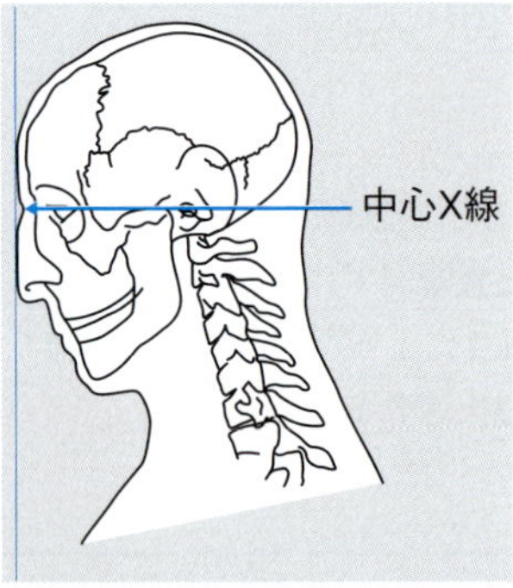

1 正面

目的 顔面骨全体の正面像の描出

描出部位 同上

撮影体位

FFD＝100 座位または腹臥位にて顎を引かせ，OM-Line・矢状面を垂直にする．

中心X線

矢状面を通り，後頭結節直下に垂直に入射

画像のチェックポイント

- □錐体骨稜が眼窩の上部に位置しており，鶏冠が正中に位置している．
- □眼窩外縁から頭蓋骨外縁までの距離が等しい．
- □篩骨洞の上に後床突起と前床突起が描出されている．
- □頭頂部から下顎骨までが鮮鋭に描出されている．
- □顔面骨が明瞭に描出されており，上顎洞近傍が過露光とならないコントラストである．

読影時のチェックポイントと Pitfall

- □顔面外傷では複数の骨に及ぶ多発骨折が多く，注意が必要である．

2 側面

目的　カセッテに近い側の側頭部，顔面骨の観察

描出部位　同上

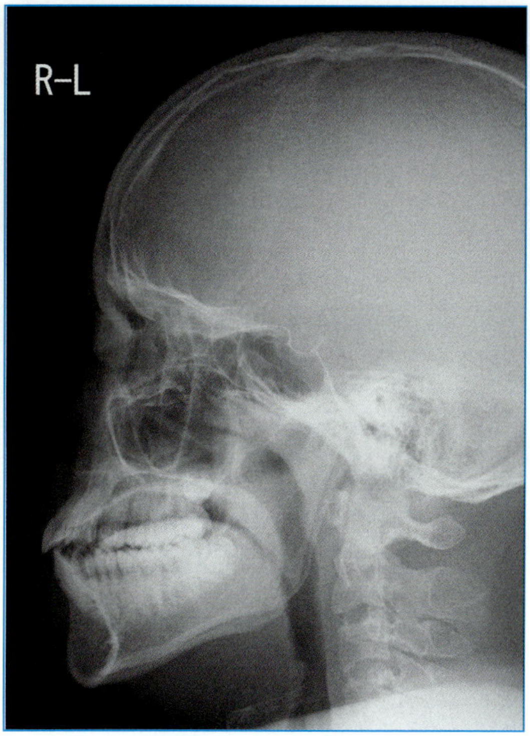

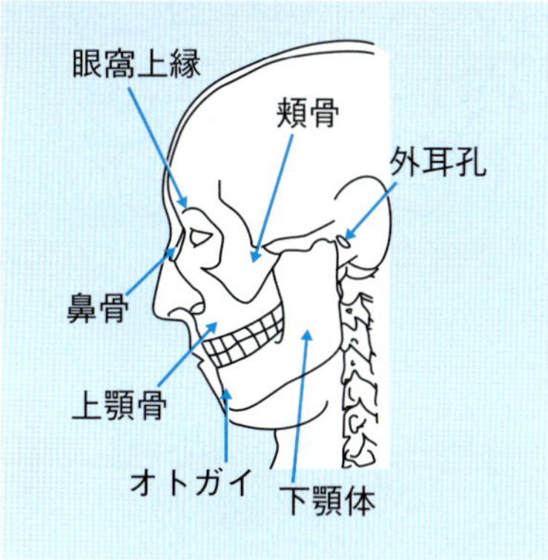

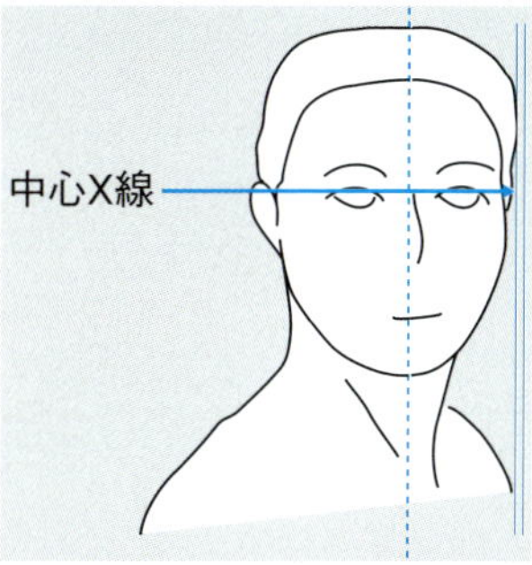

画像のチェックポイント

- □前額部から下顎骨まで，外耳孔から鼻尖部までが描出されていること．
- □左右が重積した顔面骨，蝶形骨大翼，眼窩上壁，トルコ鞍，頬骨および下顎骨が描出されている．
- □前頭洞，上顎洞が過露光にならず，顔面骨が明瞭に観察されるコントラストである．

撮影体位

FFD＝100　座位または腹臥位．検側がカセッテに着くように頭を横に向かせ，矢状面をカセッテに対し平行にする．

中心Ｘ線

外耳孔から３横指前方の点に向け，垂直に入射

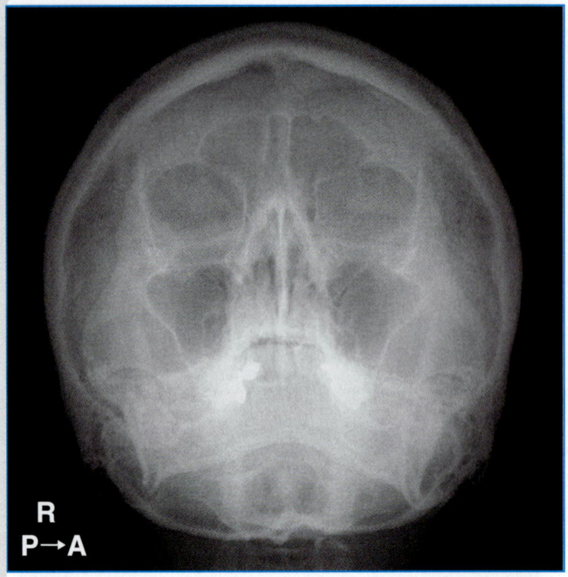

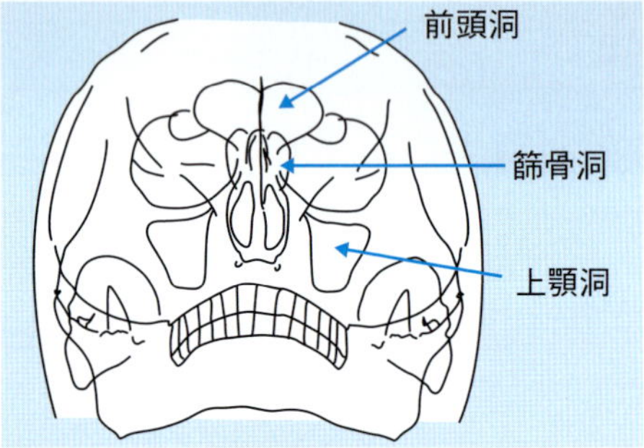

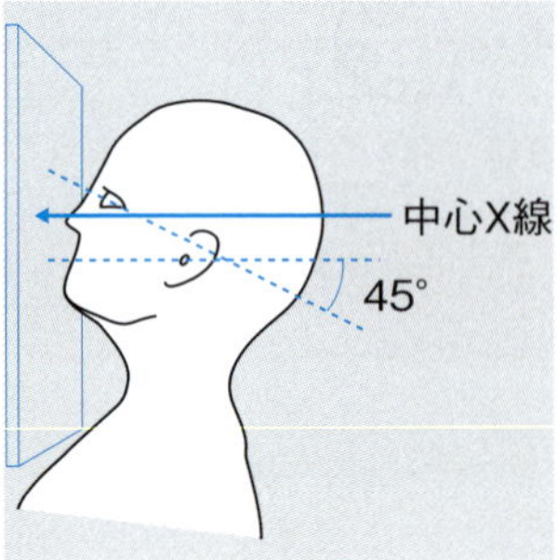

3 Waters 法

目的 眼窩下縁，上顎骨，鼻中隔，頬骨，頬骨弓および前鼻棘の観察

描出部位 同上

画像のチェックポイント

- □眼窩外縁から頭蓋骨外縁までの距離が等しい．
- □錐体骨稜が左右対称である．
- □錐体骨稜が，上顎洞下縁に重積しない．
- □顔面骨が明瞭に描出され，上顎洞，頭頂骨が過露光とならないコントラストである．

撮影体位

FFD＝100 座位または腹臥位．顎を突き出しカセッテ面に対しOM-Lineを50°後傾，矢状面を垂直にする．

中心X線

頭頂より鼻尖に向けて，垂直に入射

4 Caldwell 法

目的 眼窩，上顎骨，鼻中隔，頬骨および前鼻棘の観察

描出部位 同上

撮影体位

FFD＝100 座位または立位．顎を突き出しカセッテ面に対し OM-Line を 20° 後傾し，矢状面を垂直にする．

中心 X 線

眼窩下縁に対し垂直に入射

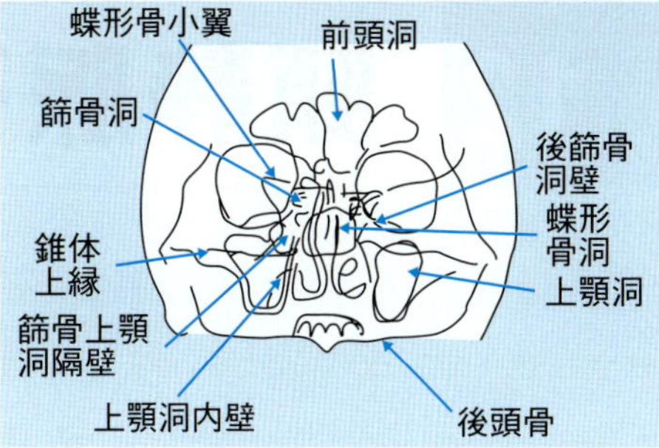

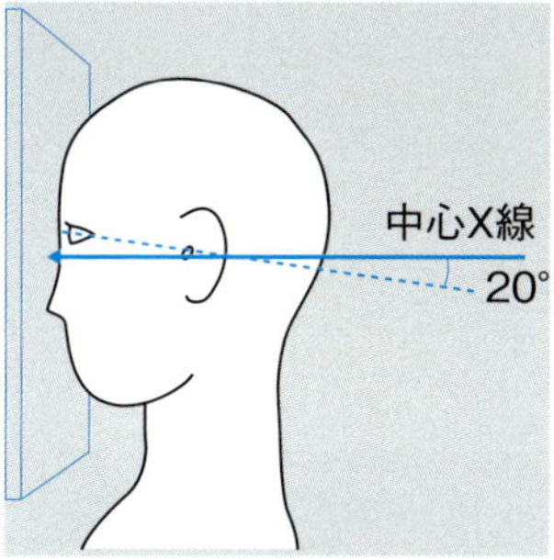

画像のチェックポイント

- □前頭洞，上顎洞が過露光とならず，眼窩周辺が明瞭に描出されるコントラストである．
- □照射野の中央に前頭洞と篩骨洞が位置する．
- □鶏冠から左右両側の眼窩外縁までの距離が等しく，上眼窩裂が左右対称に描出されている．
- □錐体骨稜が眼窩下縁に重積する．
- □前頭洞が前頭骨鼻骨縫合の上に位置し，鼻骨両側に篩骨洞が描出され，その下の外側に上顎洞が描出される．

読影時のチェックポイントと Pitfall

- □顔面一般の撮影として有効であり，眼窩，副鼻腔の観察に特に有効な撮影法である．

12 頸静脈孔撮影

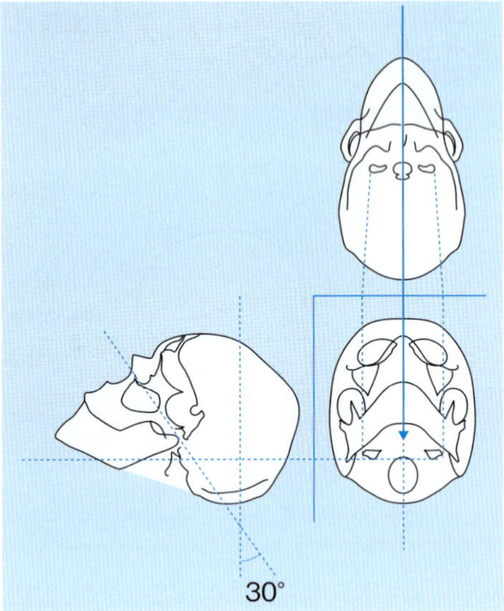

1 Erasco 法

目的 頭蓋底部頸静脈孔の観察

描出部位 頸静脈孔

撮影体位

FFD＝100 患者は立位（腹臥位）．顎を上げドイツ水平面をカセッテに対し 30°，正中矢状面を垂直とする．

中心 X 線

両側外耳孔を結ぶ線に，正中矢状面にカセッテに対し垂直に入射

画像のチェックポイント

- □この領域は，単純撮影にこだわらず CT を優先した方が良い．

Erasco 法

- □下顎骨は頸静脈孔上方に描出され，頸椎歯突起の斜め上方に頸静脈孔が観察される．

Chaussé 法

- □本法は開口して口腔内に頸静脈孔を描出する方法である．
- □下顎骨は頸静脈孔上方に描出され，大後頭孔の少し上方（前方）に頸静脈孔が観察される．

2 Chaussé Ⅱ法

目的 頭蓋底部頸静脈孔の観察

描出部位 頸静脈孔

撮影体位

FFD＝100 患者は立位（腹臥位）．顎を上げドイツ水平面をカセッテに対し 30°，正中矢状面を 15° 検側に傾ける．撮影直前に最大開口位とする．

中心 X 線

両側外耳孔を結ぶ線の中点（口腔内）に，カセッテに対し側方より 25° で斜入する．

13 卵円孔撮影

目的　頭蓋底部，卵円孔の観察

描出部位　卵円孔

画像のチェックポイント

- □この領域は，単純撮影にこだわらずCTを優先した方が良い．
- □頭蓋底部・下顎骨と上顎骨の間に，卵円孔は楕円状に描出される．

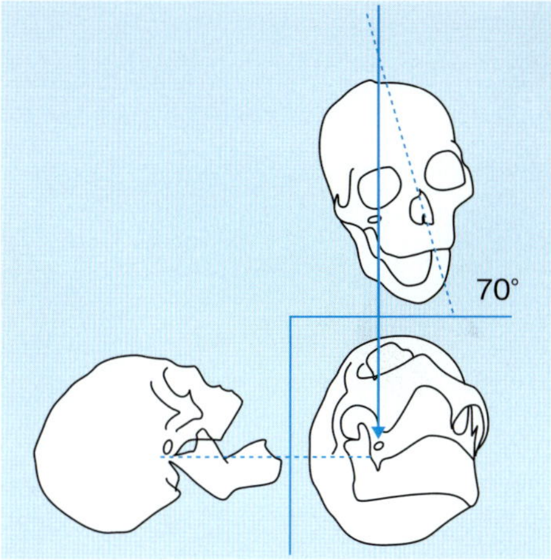

撮影体位

FFD＝100　患者は立位（腹臥位）．正中矢状面を検側に20°傾ける．顎を上げてドイツ水平面をカセッテに対し10°とし，撮影直前に最大開口位とする．

中心X線

正中矢状面で検側内眼角を通る面と前額面のドイツ水平線上，外耳孔より前方1.5 cmを通る面と頭頂部における交点に，カセッテに垂直に入射

14 頸部軟線撮影

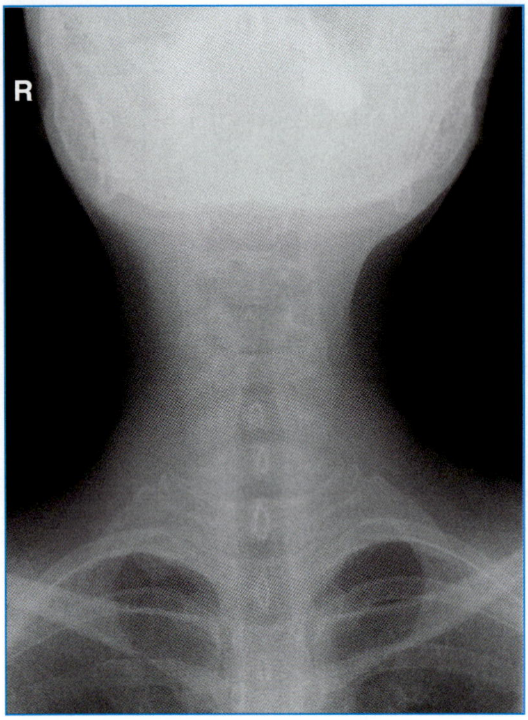

1 正面

目的　喉頭，気管，甲状腺，上部食道等，軟部の観察

描出部位　同上

画像のチェックポイント

- □喉頭と気道に十分に空気が充満して観察できる.
- □下顎底や，頭蓋底の陰影が，可能な限り気道に重積していないこと.
- □喉頭蓋，声帯，甲状軟骨も描出され，十分に観察できるコントラストである.

撮影体位

FFD＝100　患者は立位．前額面をカセッテに平行とし，やや顎を上げさせる．

中心Ｘ線

甲状軟骨に対し，カセッテに垂直に入射

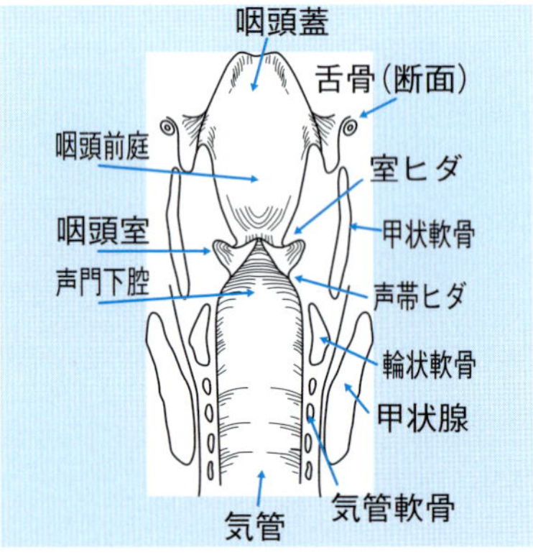

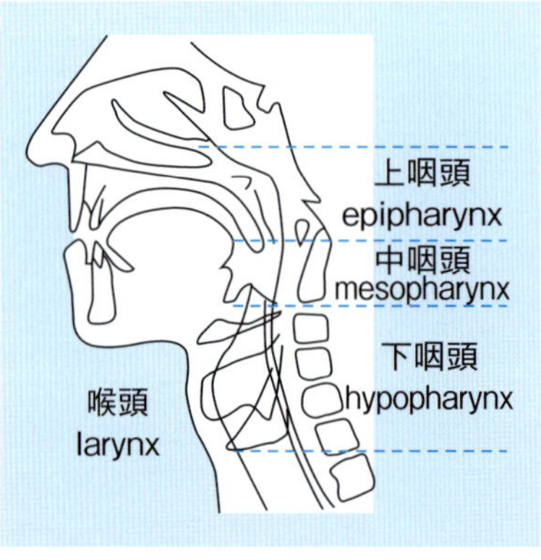

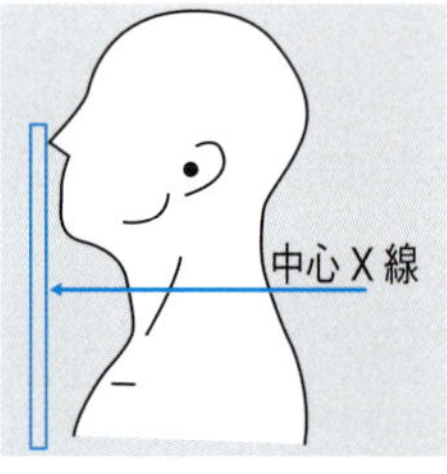

2 側面

目的 喉頭，気管，甲状腺，上部食道等，軟部の観察

描出部位 同上

画像のチェックポイント

- □喉頭と気道に十分に空気が充満して観察できる．
- □肩周辺の陰影が気道に重積していない．
- □喉頭蓋，舌骨，甲状軟骨も描出され，十分に観察できるコントラストである．

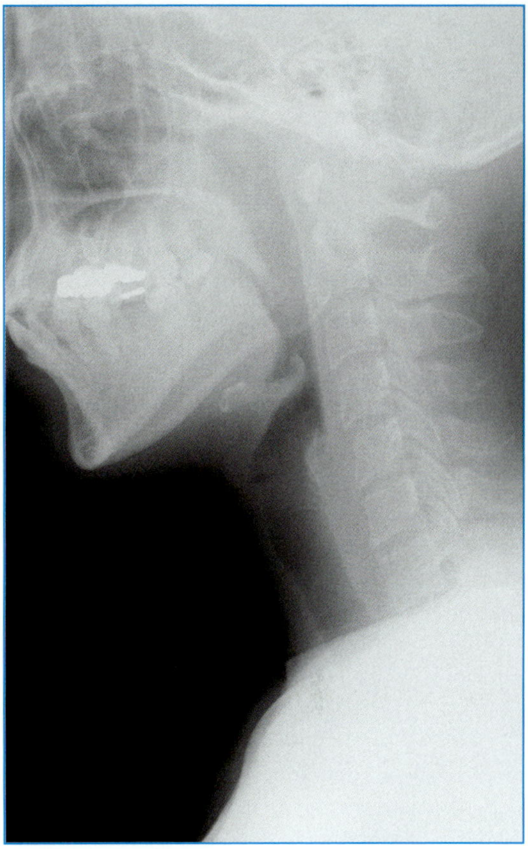

撮影体位

FFD＝100 患者は立位．カセッテに対し側方向とする．両肩の力を抜き，両上肢を背面で組ませる．

中心X線

甲状軟骨に対し，カセッテに垂直に入射

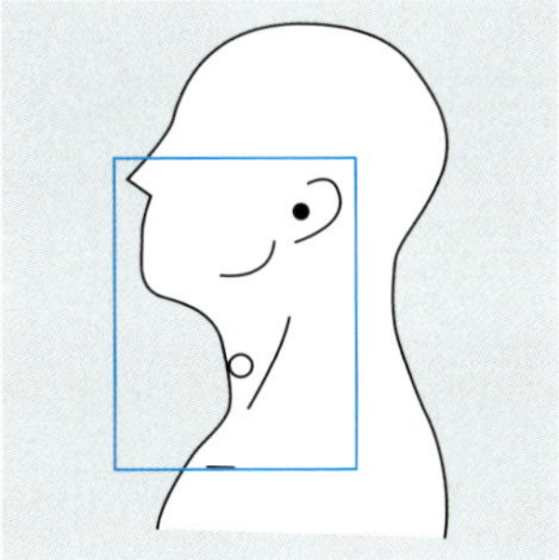

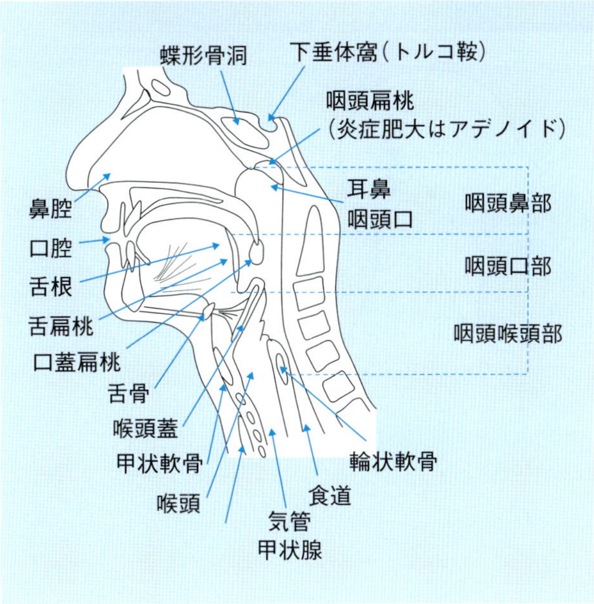

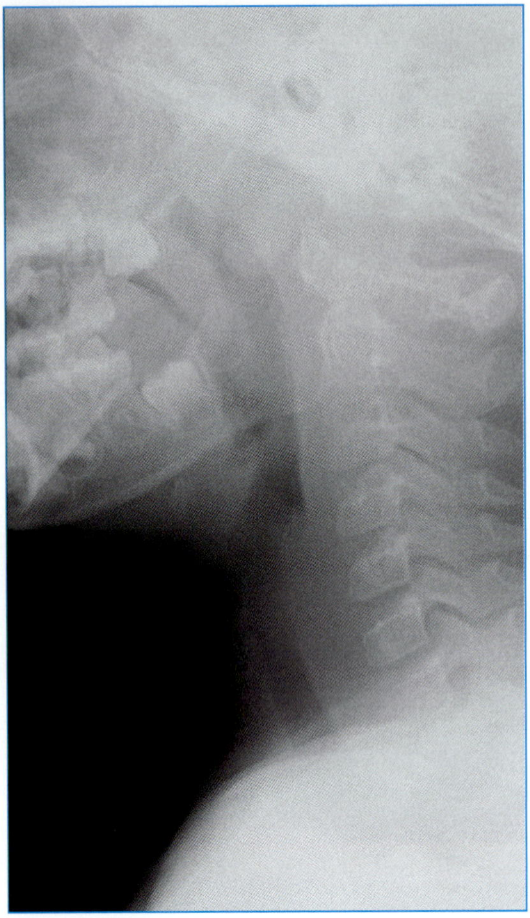

3 アデノイド

目的 喉頭，気管および上咽頭の軟部の観察

描出部位 同上

画像のチェックポイント

□上気道部が過露光にならず，やや低濃度であり，鼻腔から下咽頭部までが鮮明に観察されるコントラストである．

□上咽頭に動きによる不鋭がなく，吸気により鼻腔から気道までが連続して描出されている．

撮影体位

FFD＝100 患者は座位もしくは背臥位．カセッテに対し矢状面を平行とする．鼻腔より吸気もしくは排気させながら撮影

中心X線

照射野は鼻腔から下咽頭にかけて．下顎角に対しカセッテに垂直に入射

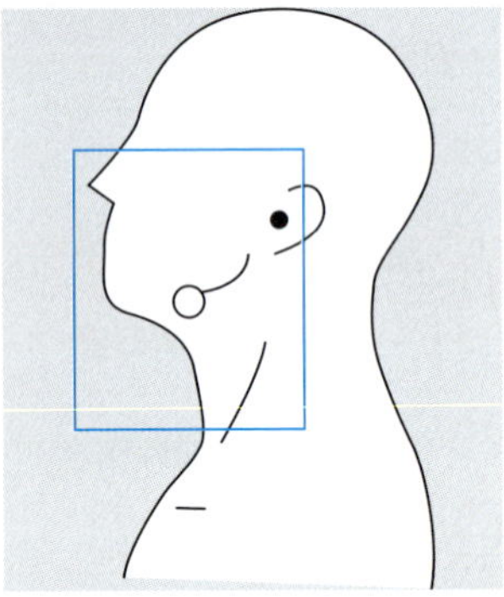

15 唾液腺

1 正面

目的 唾液腺の正面像の観察

描出部位 同上

画像のチェックポイント

- □検側外耳孔より1横指以上，下顎下縁より1横指以上までが撮影されている．
- □皮膚面までが明瞭に観察されるコントラストである．
- □耳下腺は曲面に存在するため，正面位だけでなく左右に10°程度矢状面を傾けた体位を撮影すると，側頭骨・頬骨・下顎骨に重複せずに全貌が観察できる．

撮影体位

FFD＝100 患者は背臥位もしくは座位．後頭部をカセッテにつけ，矢状面・ドイツ水平面を垂直とする．

中心X線

検側外耳孔を含む照射野で，下顎角の高さでカセッテに垂直に入射

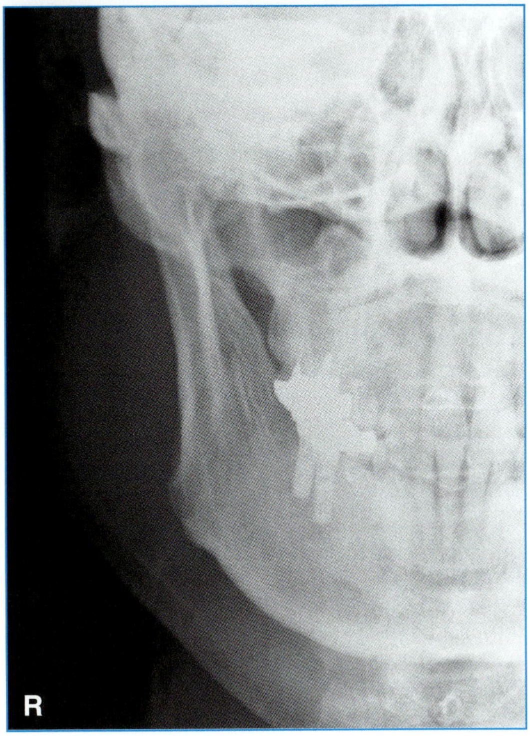

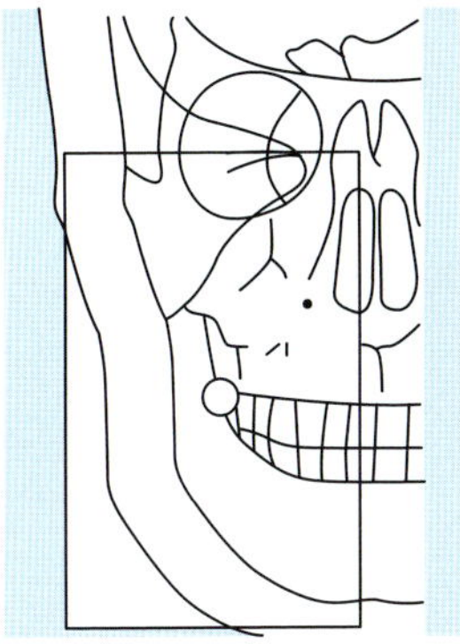

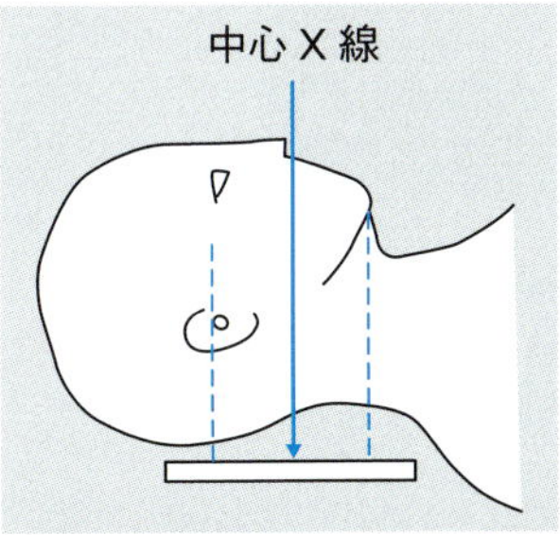

2 側面

目的 顎下腺の側面像の観察

描出部位 同上

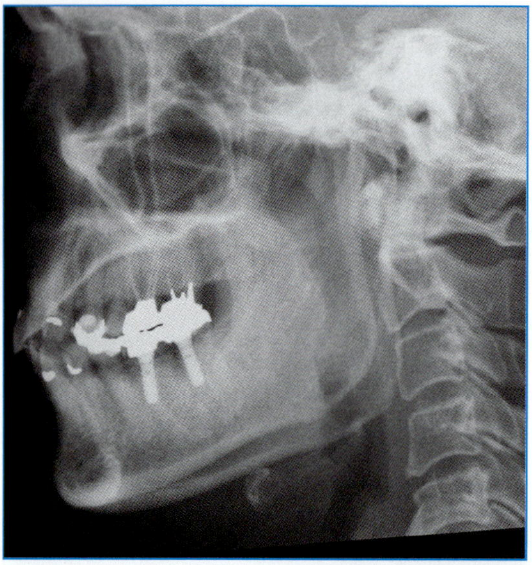

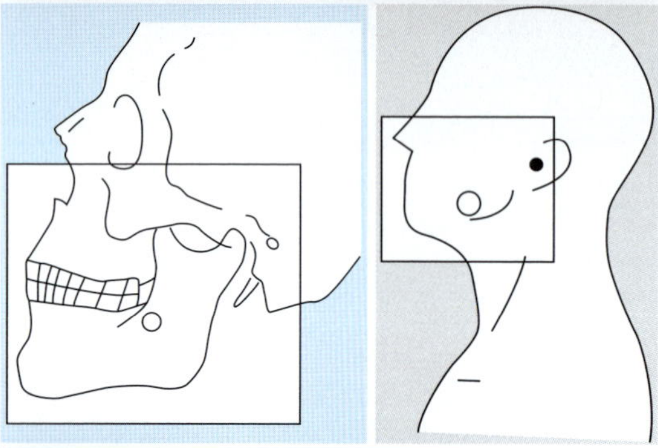

撮影体位

FFD＝100 患者は背臥位もしくは座位．矢状面をカセッテに平行とする．やや顎を上げさせ，咽頭喉頭部に下顎骨が重積しないようにする．

中心X線

検側外耳孔を含み，下顎下縁までを含む照射野で，カセッテに垂直に入射．呼吸停止にて撮影

3 開口位

目的 顎下腺の観察

描出部位 同上

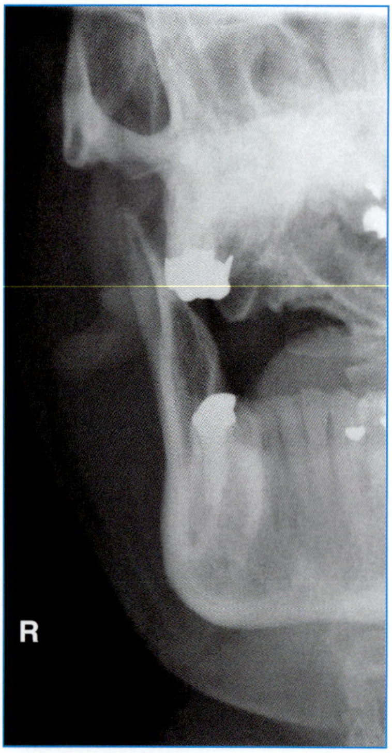

画像のチェックポイント

側面

- □検側外耳孔から後方に1横指以上，上方に1横指以上，下顎下縁から1横指以上までが描出されている．
- □やや顎を上げさせることにより，下顎骨から下方に突出した顎下腺が重積せずに観察できる．
- □呼吸停止により，咽頭部の体動による不鋭を防ぐことができる．
- □皮膚面までが十分に観察されるコントラストである．

開口位

□下顎枝が軸位像となり，軟部にできるだけ重複せずに観察される．

□顎下腺の唾石が下顎骨に重複せずに描出できる撮影法である．

□下顎外側皮膚面が過露光にならず，鮮鋭に観察されるコントラストである．

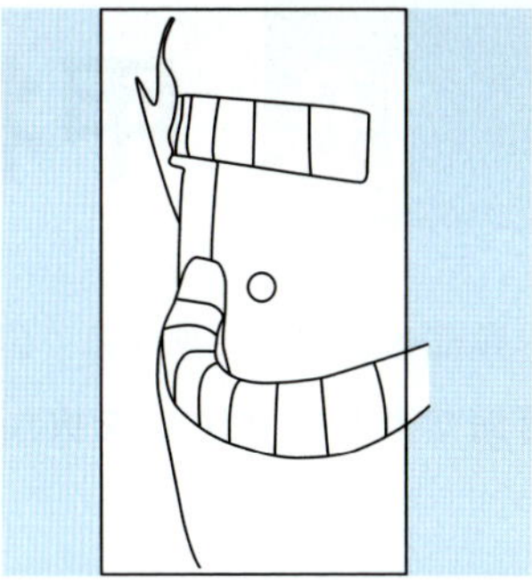

撮影体位

FFD＝60°程度の近接撮影．患者は背臥位もしくは座位．顎を引かせて最大開口位とし，やや検側斜位（20～30°程度）とする．

中心X線

検側開口部内側に，カセッテに垂直に入射

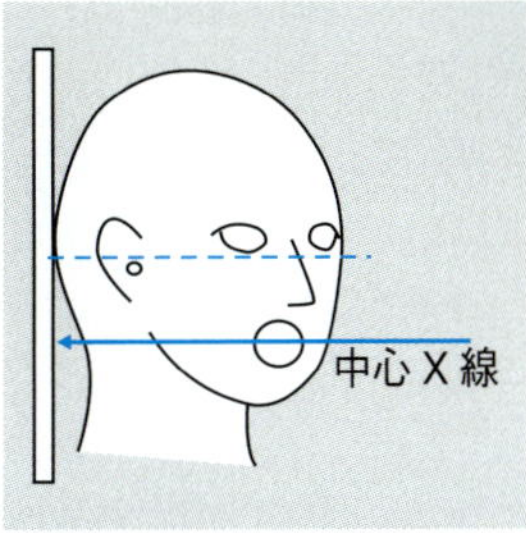

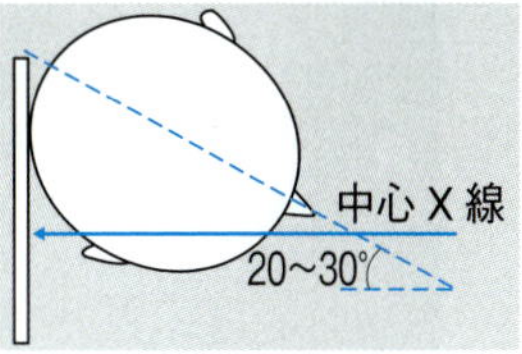

16 甲状腺・喉頭

頸部軟線撮影に準ずる．斜位を撮影するなら，後前方向で前額面をカセッテに対し45°傾け，上肢を背面で組ませ，肩の力を抜き，X線を頭尾方向に15°で水平から下方に斜入，呼吸停止にて撮影すると良い．

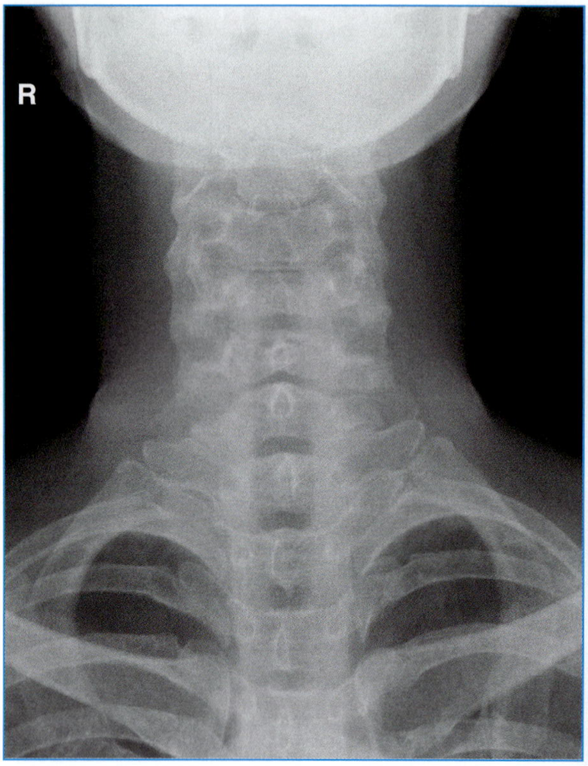

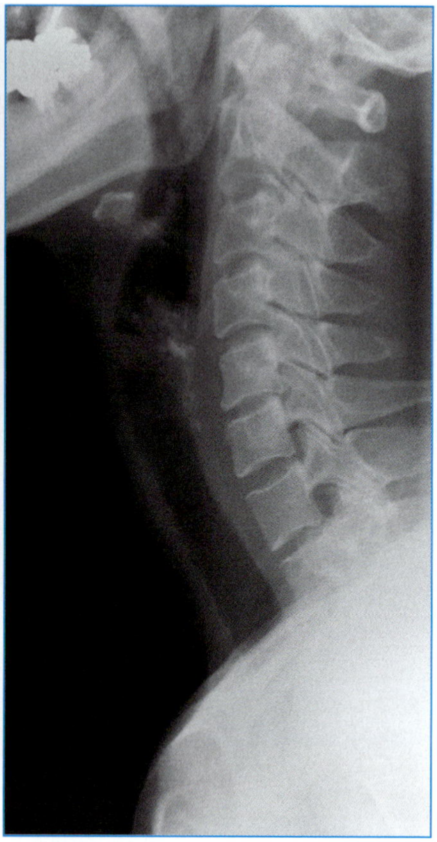

II　上肢領域

上肢領域の撮影の目的はほとんどが整形外科疾患，すなわち骨折，脱臼が多くを占めると考えられる．鎖骨骨折は全骨折の約 10%，肩関節脱臼は全脱臼の約 50%を占めるとされる．

骨折や脱臼を正しく診断するためには，やはり適切な撮影方法を選択，指示できるかどうかである．そして十分な X 線解剖の知識を有することも不可欠である．これらの基本があれば，しばしば経験される，患者の状態により，臨床の場で得られる必ずしも十分とはいえない写真にも対応できる．大切なことはどのような肢位でどのような方向から撮影された写真であるかを理解したうえで診断すること，すなわち得られた写真の欠点を理解したうえで，観察の困難な病変を評価することが重要である．

この領域の外傷性疾患は多彩であるが，高頻度の疾患は比較的限られているので，日ごろからそれらの画像に親しんでいることも大切である．

小児においては正常変異があり，骨折の評価が困難なこともある．その場合，健側を撮影し比較検討することが必要である．

基本的に，この領域の外傷で CT や MRI が単純写真に優先することはない．しかし，骨片が小さい場合，複雑に転位した骨折などでは CT，特に 3D-CT が有用である．腱板損傷，靱帯損傷，骨壊死，骨挫傷，骨壊死などの評価が必要になれば当然 MRI 施行を考慮すべきである．

1 肩関節

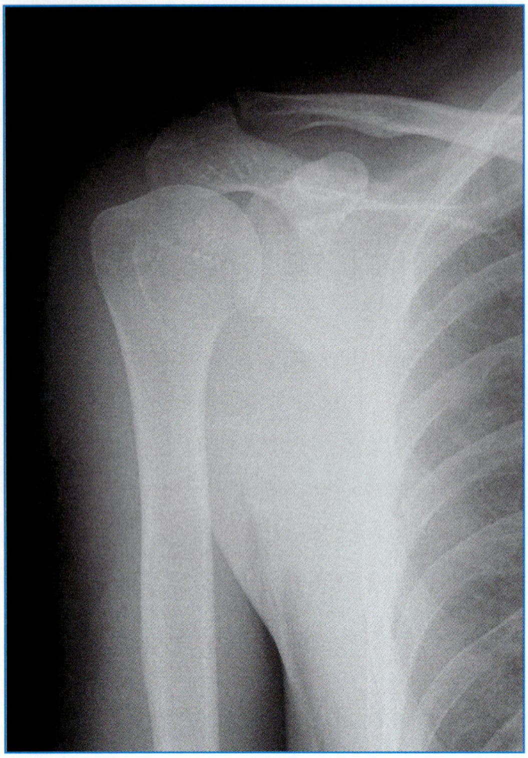

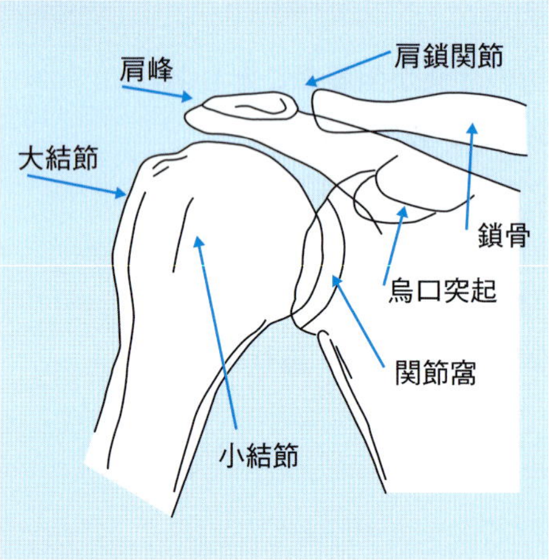

1 正面

目的　上腕骨近位部，鎖骨遠位部，肩甲骨上部，上腕骨頭と関節窩腔の位置関係，関節周辺の石灰化の観察

描出部位　同上

画像のチェックポイント

- □上腕骨の近位部・肩甲骨の上部および鎖骨の大部分が含まれる．
- □中間位では上腕骨の大結節は上腕骨頭に重積する．
- □動きによる不鋭がなく，骨辺縁と骨梁が明瞭に観察できる．
- □上腕骨頭の内側が関節窩腔と重積する部分や，軟部組織中の石灰化も観察できるコントラストである．

読影時のチェックポイントと Pitfall

- □上腕骨頭周囲のみでなく，この撮影体位では肩鎖関節腔が明瞭に描出されやすいので注意して観察すると良い．
- □脱臼では多くが前方烏口下脱臼であるが，骨損傷と軟部組織損傷を伴うため軸位撮影と組み合わせての撮影が望ましい．
- □慢性に発症した腱板断裂では肩峰下面と上腕骨頭との距離が短縮する傾向がある．
- □上腕骨近位端の骨折では，骨頭骨折（解剖頸骨折）・大結節骨折・小結節骨折・外科頸骨折の 4 型に分類され，筋の付着の関係から特有の転位を示す．
- □結節部の骨折は剥離骨折の形，臨床的に多い外科頸骨折では遠位骨片は大胸筋に引かれ前内方に転位することが多い．
- □上腕骨頭の形態，関節窩との位置関係（正常の関節裂隙は 4～6 mm），関節結合，角度（正常の上腕骨軸/解剖頸の角度は 60～62°）の確認

☐上腕骨の大結節の骨折線，骨片の有無や骨頭外側の軟部組織の異常（joint effusion）の有無
☐骨塩量，骨梁の配列や境界，骨皮質，骨の輪郭や辺縁の不鮮明化の確認
☐限局した透亮像や硬化像の有無
☐軟部組織の腫脹，異物，石灰化の有無

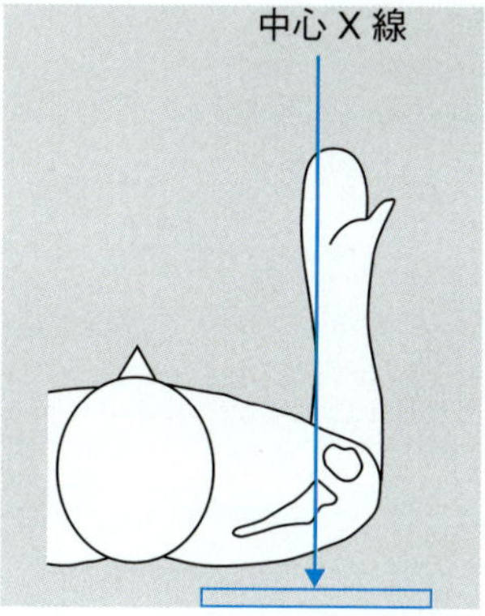

撮影体位

FFD＝100　患者は立位．検側の背面をカセッテにつけ，上肢は中間位とする．

中心 X 線

烏口突起に対し，カセッテに垂直に入射

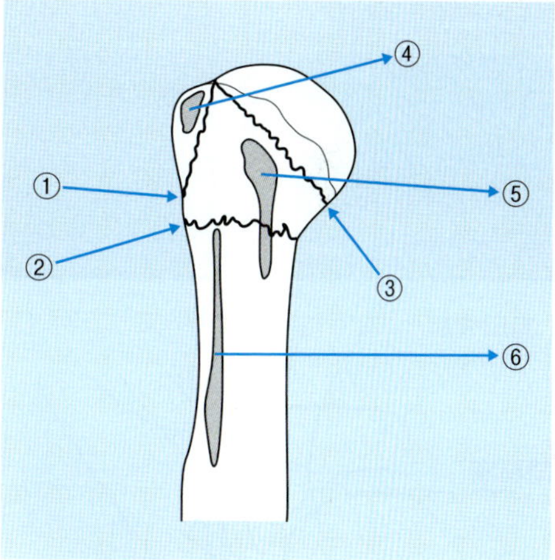

上腕骨近位部の骨折線と筋付着部との関係
①大結節骨折
②外科頸骨折
③解剖頸骨折
④棘上筋・外旋筋群
⑤肩甲下筋
⑥大胸筋

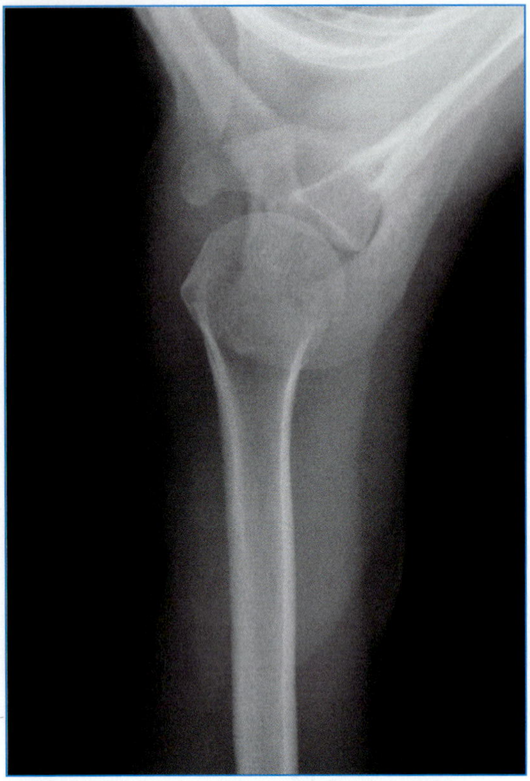

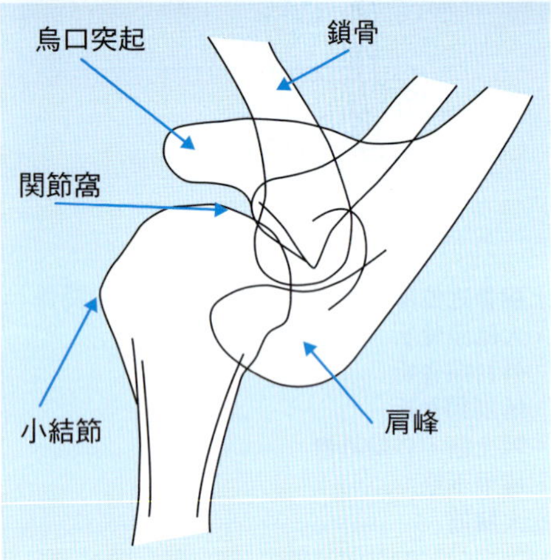

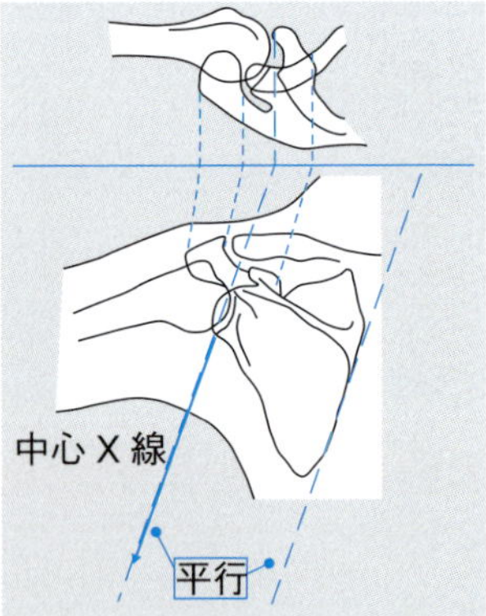

2 軸位

目的 上腕骨近位端の側面像と，関節窩腔との位置関係の観察

描出部位 同上

画像のチェックポイント

- □上腕骨の外科頸と骨頭が明瞭に描出され，正しい側位によって，小結節が広く描出されている.
- □上腕骨頭と関節窩腔との関係が明瞭で，肩甲骨棘が観察できる.
- □肩峰と鎖骨遠位部・肩鎖関節が上腕骨頭に重積してわずかに観察できる.
- □動きによる不鋭がなく，上腕骨頭や肩甲骨辺縁と骨梁が鮮鋭に描出されるコントラストである.

読影時のチェックポイントと Pitfall

- □脱臼では多くが前方烏口下脱臼であるが，骨損傷と軟部組織損傷を伴うため正面と軸位撮影と組み合わせての撮影が望ましい.
- □上腕骨頭と関節窩の間隙や位置の異常を確認(正常の関節裂隙は 4～6 mm)
- □肩甲上腕関節脱臼の場合，この撮影法で前方あるいは後方脱臼の診断がしやすい．ただし無理な体位を強制しない.
- □関節窩短径の形態を観察する撮影法である.

撮影体位

FFD＝100 ①患者は座位もしくは立位．上肢を正面から肘を直角に曲げる．②検側の上腕を 90° の外転位とし，ポジショニングブロック上に前腕をのせ，腋下に 30° でカセッテをおく.

中心 X 線

肩峰に対して頭側から，検側に 30° でカセッテに垂直に入射

MEMO

前後像の読影では，上腕骨の回施を把握することが大切，転位の少ない上腕骨大結節骨折は外旋位の正面像で捉えやすく，中間位，内旋位では見落とされやすい．

Hill-Sachs lesion は内旋位の正面像で捉えやすく，中間位，外旋位では見落とされやすい．

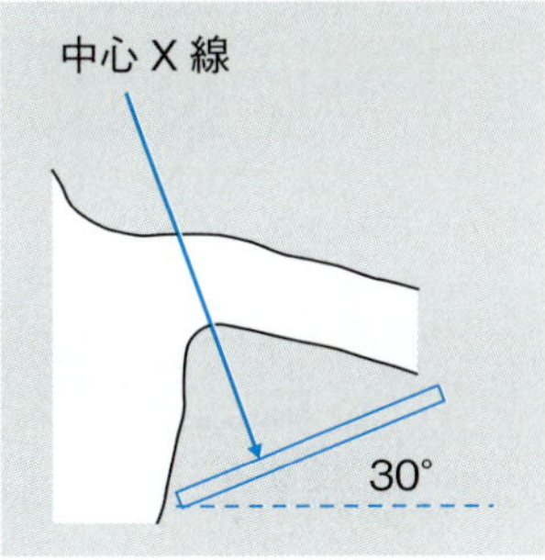

3 斜位

目的　上腕骨近位端の側面像と，上腕肩甲骨関節窩腔・肩鎖関節の観察

描出部位　同上

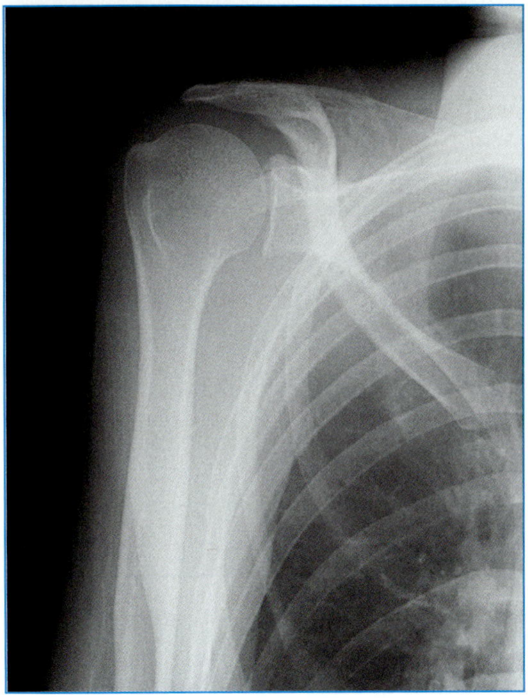

画像のチェックポイント

- □上腕肩甲骨関節窩腔が観察でき，上腕骨の小結節が接線方向に描出されている．
- □動きによる不鋭がなく，肩峰が過露光にならないコントラストである．
- □肩甲上腕関節列隙をカセッテに対し垂直にするため，肩甲棘後縁を 10° 検側に傾ける．

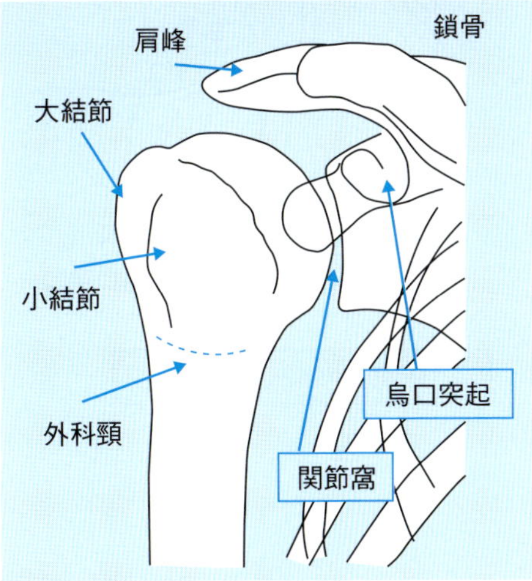

撮影体位

FFD＝100　患者は立位．前額面を検側に 10° ほど向ける．上肢は肘を屈曲して外旋させ，上腕外側をカセッテにつける．

中心 X 線

関節窩腔に対し，頭側から 20° でカセッテに斜入する．

MEMO

肩峰上腕骨間距離は上腕骨の位置で変化するが，7 mm 以下では棘上筋の変性，断裂が疑われる．

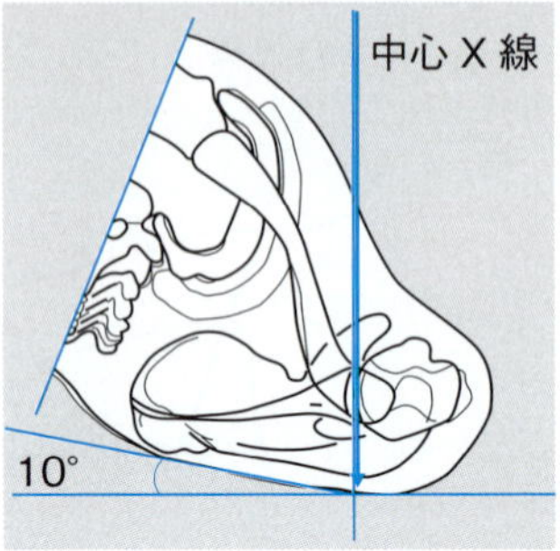

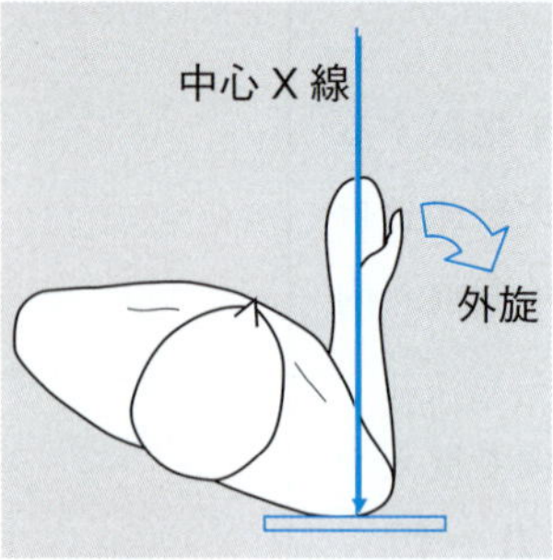

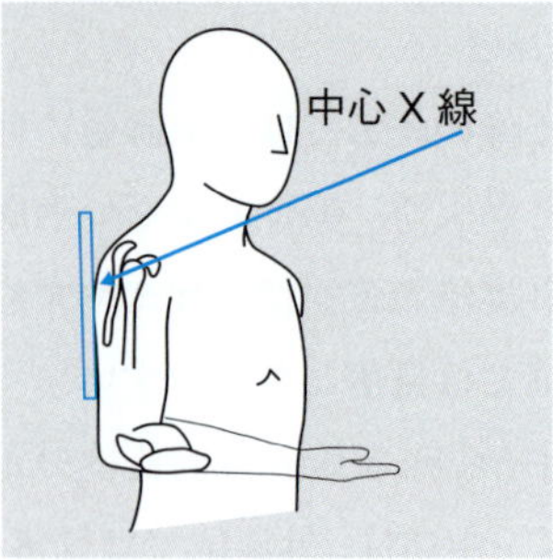

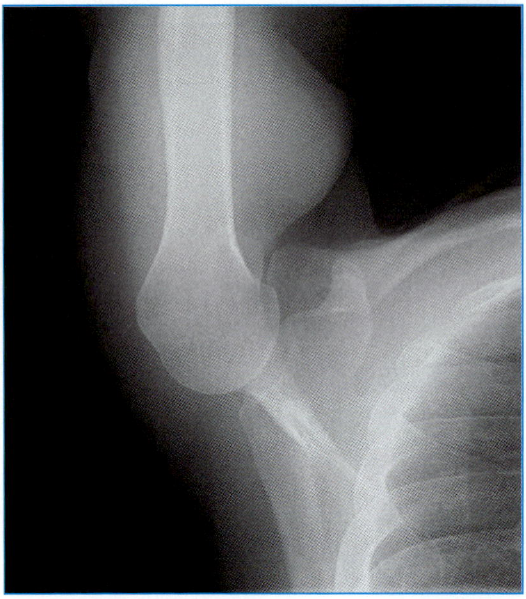

4 Stryker view

目的　Hill-Sachs lesion（上腕骨頭後外側部の骨欠損）の観察

描出部位　上腕骨頭後外側部

画像のチェックポイント

- □関節窩側を観察する Westpoint view に対する上腕骨頭側が描出される.
- □上腕骨頭後外側部が明瞭に観察できる.
- □動きによる不鋭がなく，大結節側が過露光にならないコントラストである.
- □肩関節前方脱臼の際の，上腕骨頭後外側部の骨欠損の診断が目的である.

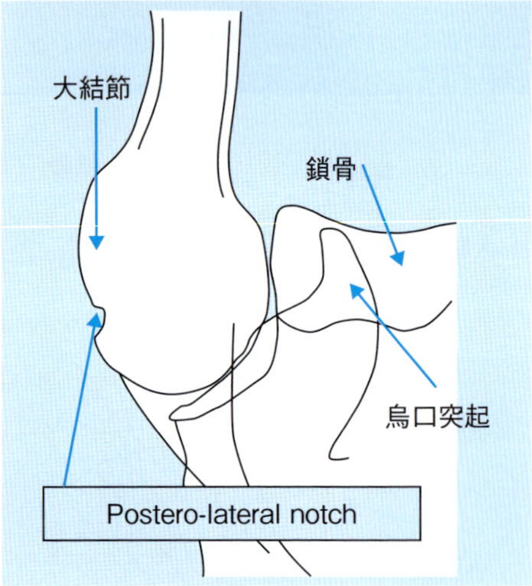

撮影体位

FFD＝100　患者は立位もしくは背臥位．上肢を 90° 挙上し，上腕は矢状面と平行

中心 X 線

腋下内側に対し，足方から 30° でカセッテに斜入する．

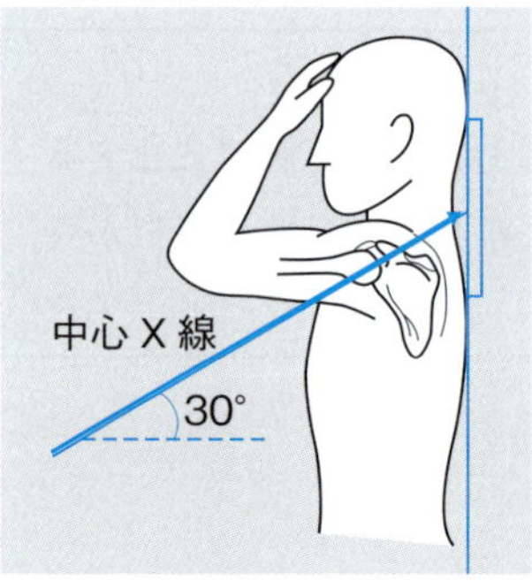

5 Westpoint view

目的 Bankart lesion（関節窩前下縁部の骨欠損）の観察

描出部位 関節窩前下縁

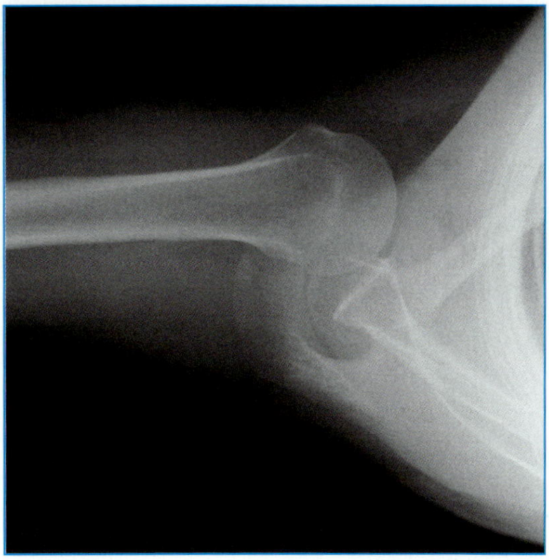

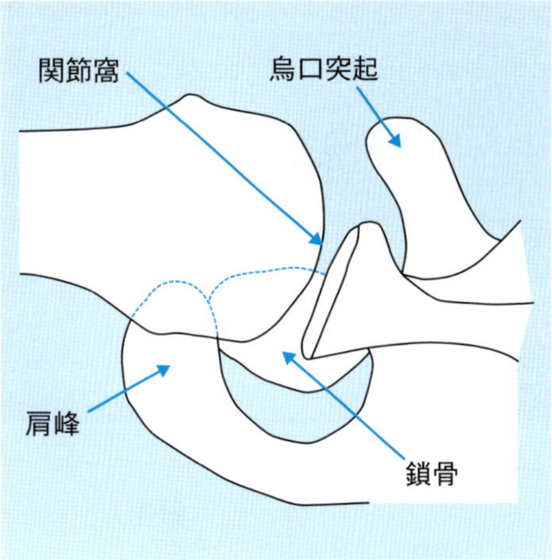

画像のチェックポイント

- □上腕骨頭側を観察する Stryker view に対する，関節窩側が描出される．
- □関節窩前下縁が明瞭に観察できる．
- □動きによる不鋭がなく，烏口突起周辺が過露光にならないコントラストである．
- □肩関節反復性前方脱臼の際の，肩関節前下縁部の骨欠損の診断が目的である．

撮影体位

FFD＝100 患者は腹臥位．検側上肢は回旋中間位とし，90° 外転させる．

中心 X 線

腋窩から鎖骨肩峰端内側 4 cm の点に，尾頭方向に 25°，矢状面に対し外側から 20～25°（肩甲骨内側縁に平行）で，カセッテに垂直に入射

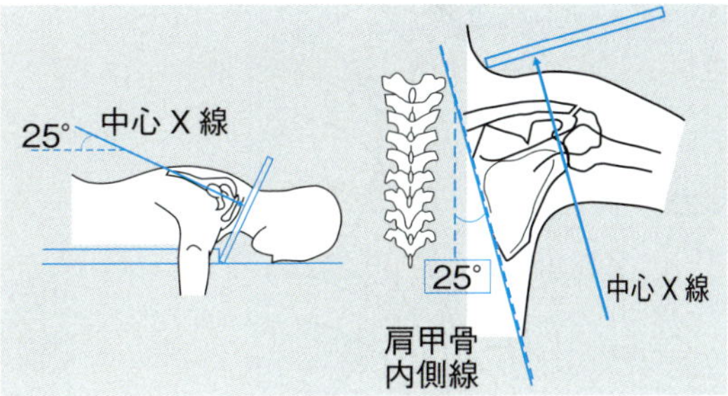

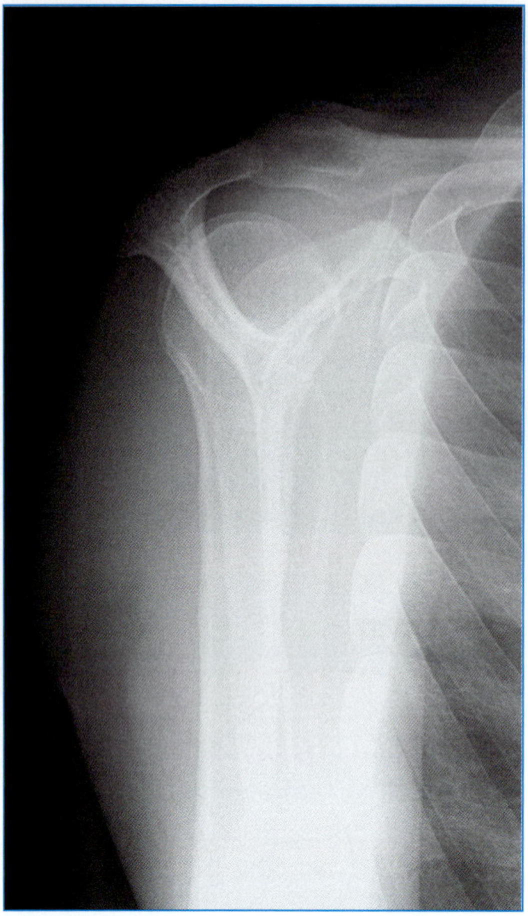

6 Scapular Y view

目的　上腕骨頭上面の観察

描出部位　同上

画像のチェックポイント

□肩甲骨棘上窩と肩峰および鎖骨で囲まれる部分が，空間として広く描出されている．

□その空間の中央に上腕骨頭が，その後方には大結節が描出されている．

□正しい肢位であれば，肩甲骨体部軸位像と上腕骨骨幹部が重積する．

□動きによる不鋭がなく，肩峰が過露光にならないコントラストである．

読影時のチェックポイントと Pitfall

□肩甲骨骨折の診断

□脱臼症例の脱臼方向

撮影体位

FFD＝100　患者は立位．検側上腕の前面をつけ，上体の前額面はカセッテに対し 20°，検側上肢を下方に下げる．

中心X線

頭側より 20° で，肩甲棘内側に向けてカセッテに斜入する．

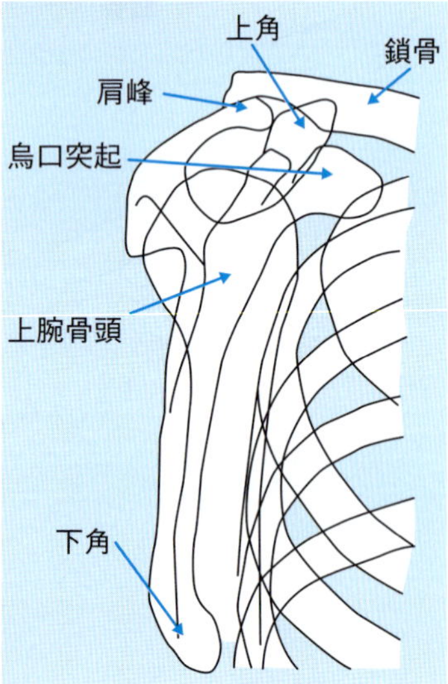

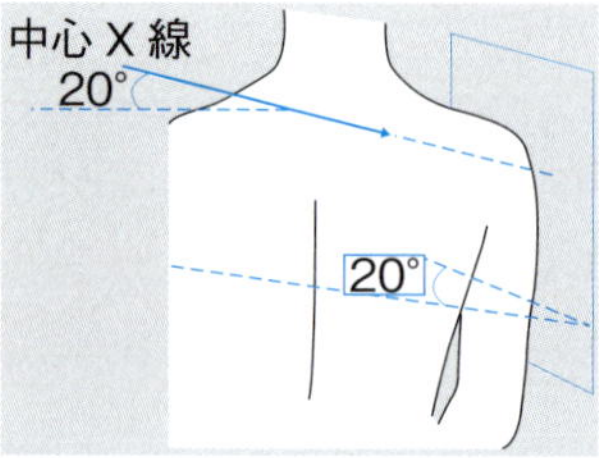

7 Zero Position

目的　上肢の挙上における上腕骨と肩甲骨の連動運動を撮影し，肩関節機能を観察する．

描出部位　肩甲棘および上腕骨頭，肩鎖関節，烏口突起

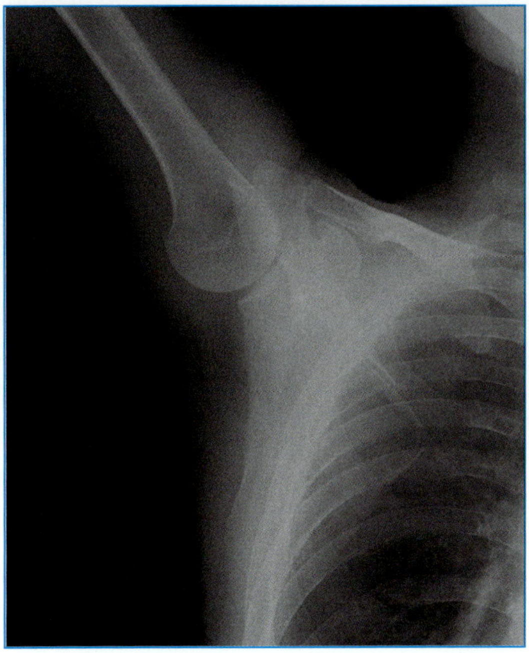

画像のチェックポイント

- □Zero Position とは，上腕骨軸と肩甲棘が一直線になるポジションである．
- □正常であれば，上腕を150°挙上したときに実現される．
- □必要により，上腕の挙上角度が0，30，60，90，120°，最大挙上位の撮影を行う．
- □上肢を挙上させることによる脊椎の代償変形を避けるため，体軸を床面に対し垂直に保ち，安定した再現性を保つことが重要である．
- □動きによる不鋭がなく，肩甲骨関節窩と上腕骨頭の関係，肩鎖関節が鮮鋭に観察できるコントラストである．

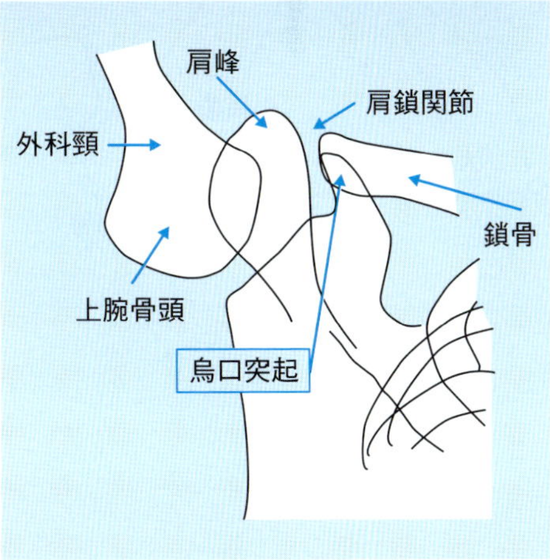

撮影体位

FFD＝100　患者は立位もしくは背臥位．上体の前額面をカセッテに平行とし，肩甲骨面に対して上腕を150°挙上する．

中心X線

上腕骨内側縁の点に，カセッテに対し垂直に入射

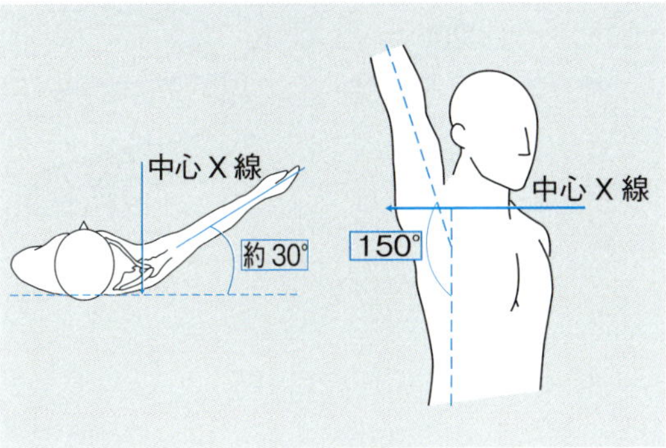

8 上腕結節間溝（上腕二頭筋溝）

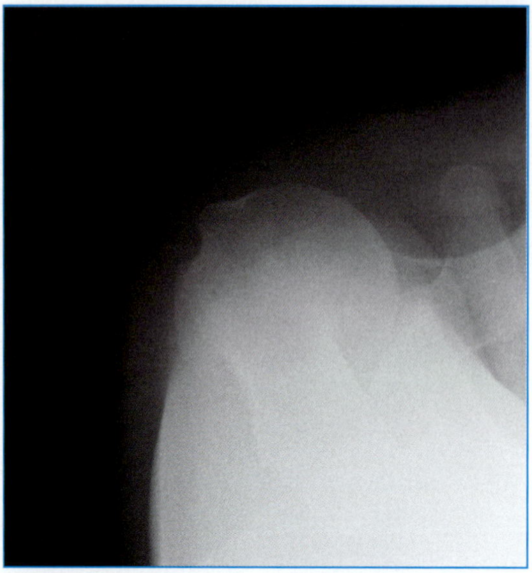

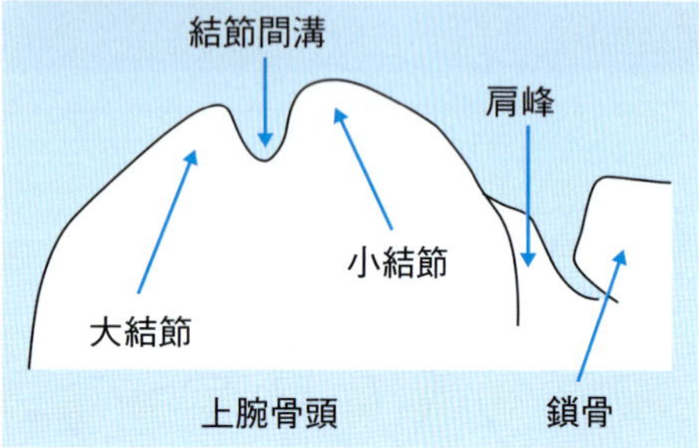

目的　上腕結節間溝の観察

描出部位　同上

画像のチェックポイント

- □上腕結節間溝は大結節と小結節の間の溝で，上腕二頭筋腱長頭と周囲軟部組織が通る.
- □上腕骨長軸に対し水平入射なので，背臥位で肘下にスチロール等を敷くと良い.
- □また水平入射のほか，上方から 10°・20° と変化させて撮影し，間溝を描出する方法もある.
- □回外，回内位で位置が大きく変わるので注意すること.
- □動きによる不鋭がなく，小結節，大結節，結節間溝が過露光とならず，鮮鋭に観察できるコントラストである.

読影時のチェックポイントと Pitfall

- □上腕二頭筋長頭腱は結節間溝部で肩の動きにより上下に滑動する．投球動作をする若年層，また五十肩といわれる人の中にしばしば見られ，男性に多い傾向がある.
- □本撮影で結節間溝に骨棘形成を見ることがあり，それによる溝の変形狭小化は滑動障害の原因となる.

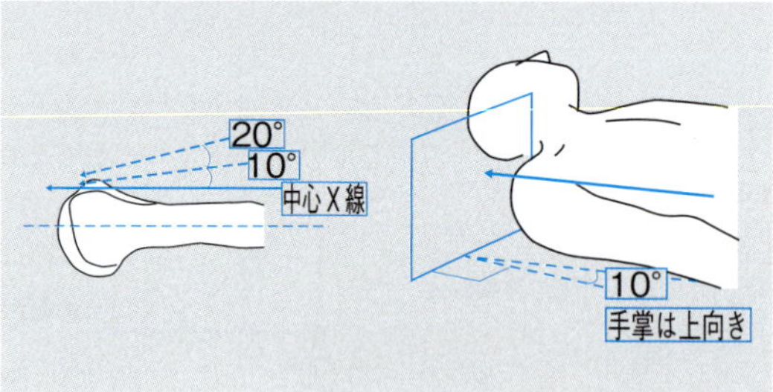

撮影体位

FFD＝100　患者は背臥位．上肢をやや外転位とし，伸展して掌面を上にしてやや外旋する.

中心X線

足方から水平に，上腕骨長軸に対し内側 10° より，カセッテに垂直に入射

9 肩関節　立位正面荷重時撮影

目的　肩関節下方不安定症の際の上腕骨頭の関節窩からの下方移動（Loosening），腱板損傷の程度の診断

描出部位　同上

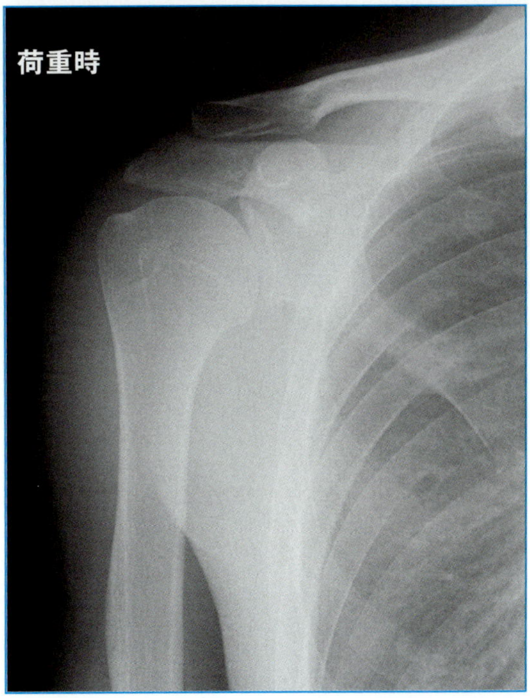

画像のチェックポイント

- □重りは5kg，手に持たせずに上肢を弛緩させた状態で撮影することが重要である．
- □両側同時荷重とし，片側ずつ撮影する．
- □損傷の程度により荷重することに不安がある場合は，左右別々に負荷をかけることも考慮する．
- □肩関節腔が描出されており，肩峰が過露光にならないコントラストである．

読影時のチェックポイントと Pitfall

- □ときには荷重時・非荷重時を両側同時撮影されることがある．

撮影体位

FFD＝100　患者は立位もしくは座位．上肢をおろして正面位とし，手は握らせない．重りを手首に装着する．検側背面をカセッテにつける．

中心X線

肩関節の関節窩に対し，頭側から20°でカセッテに斜入

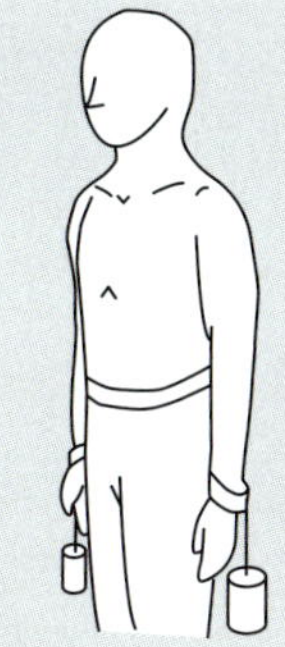

荷重は手首．男性5kg　女性3kg
手は握らせずに上肢を弛緩させる．

2 肩甲骨

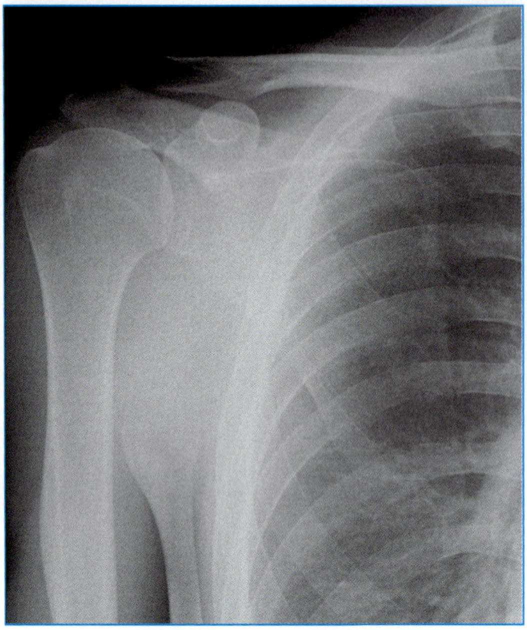

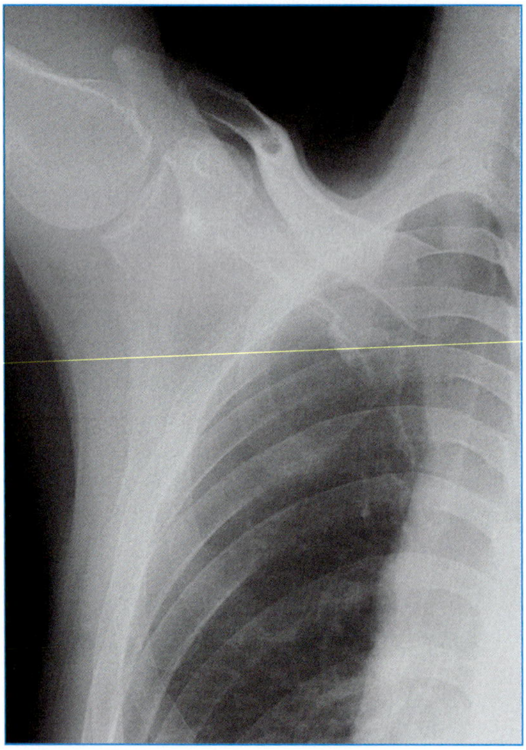

1 正面

目的 肩甲骨全体像，肩鎖関節の観察

描出部位 肩甲骨の外縁側を，肋骨と重積させずに描出

画像のチェックポイント

□肩甲骨の外縁，外側の半分程度が肋骨に重なることなく描出されている.

□動きによる不鋭がない.

□肩甲骨全体の輪郭と，外側部の骨梁が鮮鋭に描出され，肩峰端が過露光とならないコントラストである.

読影時のチェックポイントと Pitfall

□肩甲骨外縁側・肩鎖関節の観察に適する.

□骨折の場合, CT 検査をあわせて骨片の把握を. 多発外傷の場合見逃されやすい.

・正確な体位であるか.

・適切な撮影条件であるか

・肩甲骨は通常，第 2～8 肋骨の高さにある.

・骨折や位置異常の有無

・形態，烏口突起，肩鎖関節，肩関節などの関節裂隙の確認

・骨塩量，骨梁の配列や境界，骨皮質，骨の輪郭や辺縁の確認

・限局した透亮像や硬化像の有無

・軟部組織の腫脹，異物，石灰化の有無

撮影体位

FFD＝100　①患者は立位もしくは臥位．検側の肩背面をカセッテにつけ，20°の斜位とする．上肢をやや外転し脇をあけさせる．

②検側の肩背面をカセッテにつけ，20°の斜位とする．検側上腕を水平にし，肘を曲げて手掌を後頭部にあてて安定させる．

中心X線

肩甲骨の中心に対し，カセッテに垂直に入射

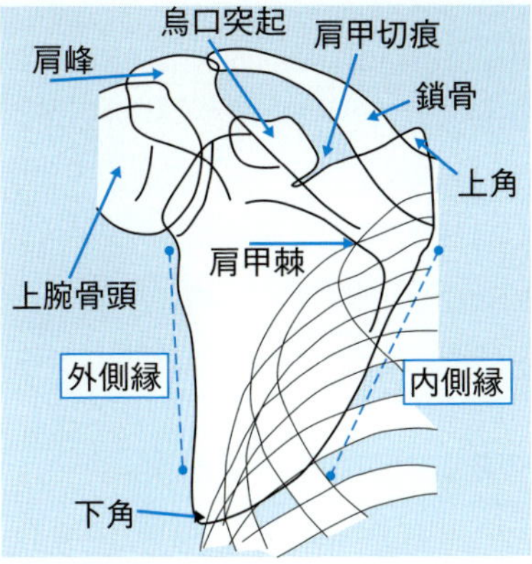

MEMO

肩甲骨の骨折にはかなりの外力が必要とされる．したがっていわゆる major trauma に伴うことが多い．逆にいうと，その他の臓器損傷に隠れ見落とされやすい骨折である．

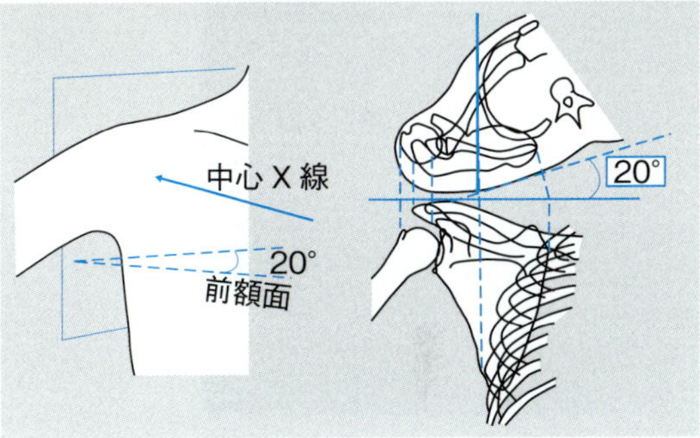

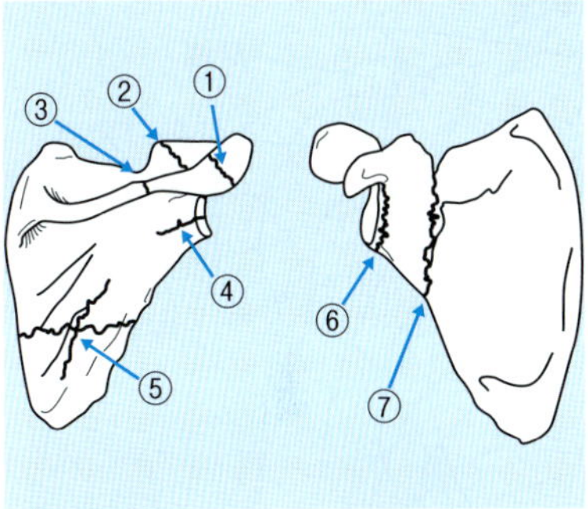

肩甲骨骨折の分類（部位別）
①肩峰骨折　②烏口突起骨折　③肩甲棘骨折　④関節窩骨折　⑤体部骨折　⑥頸部骨折（解剖頸骨折）　⑦頸部骨折（外科頸骨折）

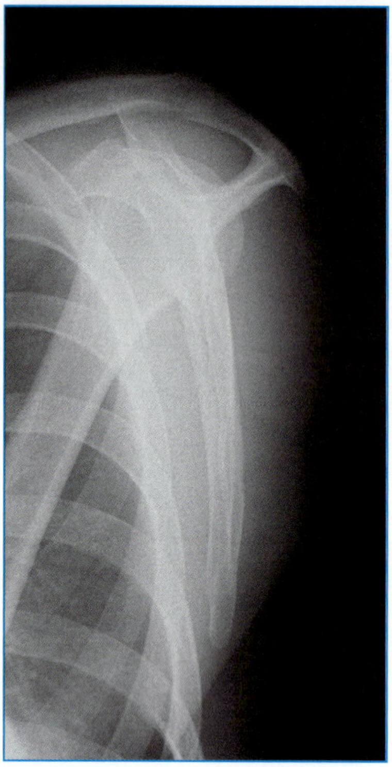

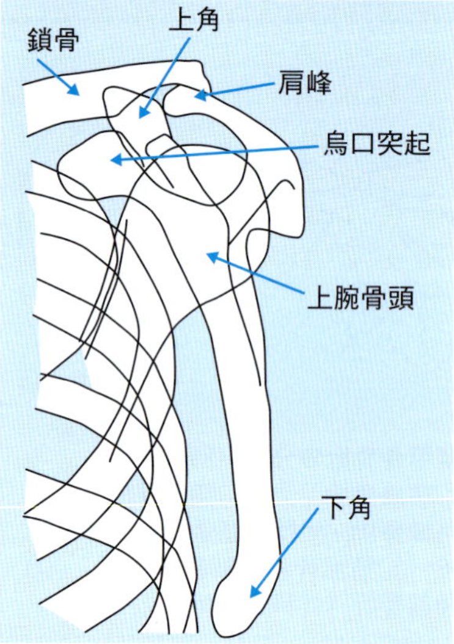

2　軸位（側面）

目的　肩甲骨の軸位像（側面）の観察

描出部位　肩甲骨の側面を，肋骨陰影と重積しないように描出する．

画像のチェックポイント

- □肩甲骨側面像が肋骨と重積せずに描出され，肩甲骨体の内側縁と外側縁が重積している．
- □上腕骨頭の重積が最小である．
- □動きによる不鋭がない．
- □肩甲骨下角が過露光とならず肩甲骨全体が観察でき，肩峰および烏口突起が上腕骨と重積して観察できるコントラストである．
- □両側の肩の高さが水平になるようにすること．検側の肩を挙上させないように．

読影時のチェックポイントと Pitfall

- □肩甲骨体部の観察に適する．
- □骨折の場合, CT 検査をあわせて骨片の把握を．多発外傷の場合見逃されやすい．
- □肩甲骨は通常，第 2～8 肋骨の高さにある．
- □骨折や位置異常の有無
- □形態，烏口突起，肩鎖関節，肩関節などの関節裂隙の確認
- □骨塩量，骨梁の配列や境界，骨皮質，骨の輪郭や辺縁の確認
- □限局した透亮像や硬化像の有無
- □軟部組織の腫脹，異物，石灰化の有無

撮影体位

FFD＝100　患者は立位．検側上腕の前面をつけ，上体の前額面はカセッテに対し 20°，検側手掌を非検側におく．

中心X線

肩甲骨内側縁中央の胸壁側に，カセッテに垂直に入射

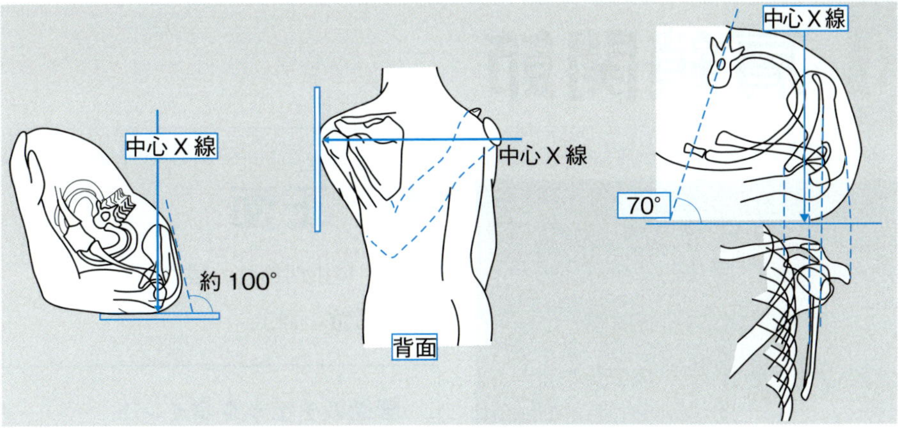
中心 X 線
約 100°
中心 X 線
背面
中心 X 線
70°

3 肩鎖関節

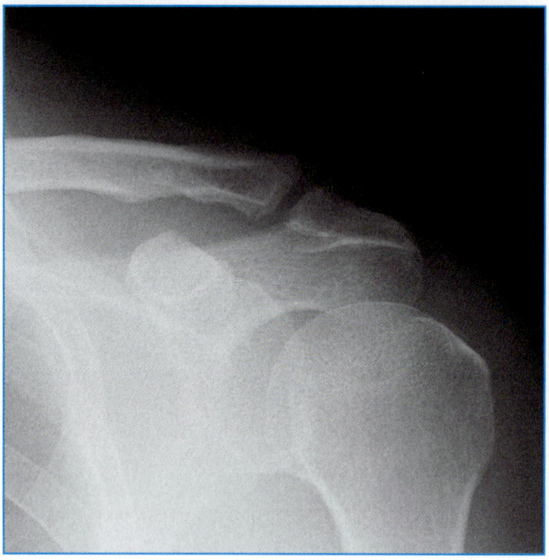

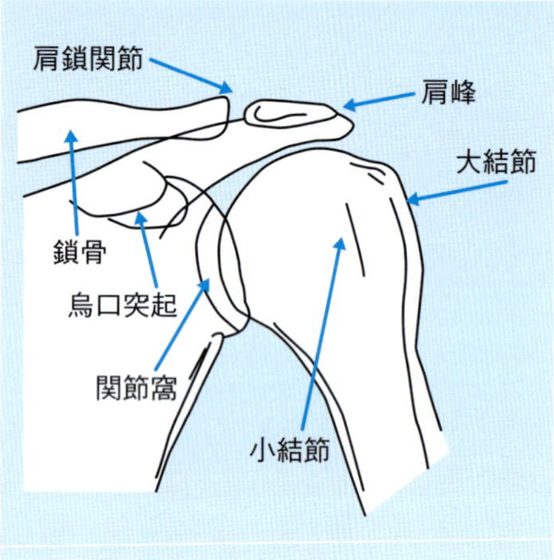

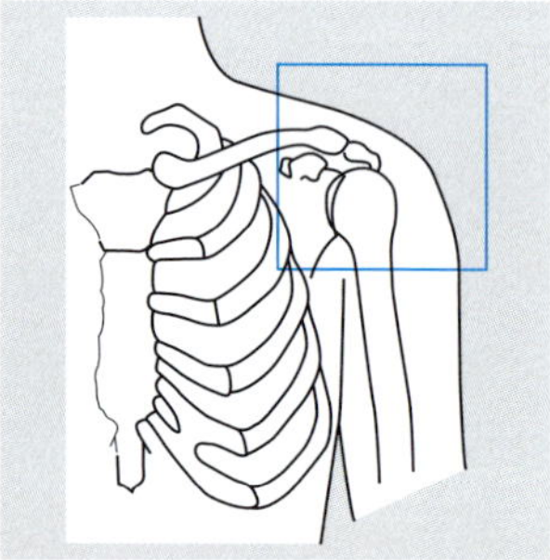

1 正面

目的　肩鎖関節腔の観察

描出部位　同上

画像のチェックポイント

- □鎖骨の肩峰端関節面が直線上に，関節間隙が描出され，肩峰下面と鎖骨下縁が一直線上に描出されている．
- □肩鎖関節腔が十分に観察でき，肩峰が過露光にならないコントラストである．
- □損傷 Grade 鑑別のため，荷重時撮影を行うことが多い．そのとき，手を握らせずに手首に荷重をかけるのが正しい．

読影時のチェックポイントと Pitfall

- □ときには，荷重時・非荷重時両側同時撮影されることがある．
- □脱臼での症状は鎖骨遠位端の上方への突出で，腫脹・圧痛・可動時痛がある．
- □完全脱臼では鎖骨外側端が肩峰の上縁を超えて大幅に上方に突出するが，亜脱臼では鎖骨下縁は肩峰突起下縁の延長線より上方にあるが，肩峰の上下幅の範囲に収まっている．
- □肩鎖関節の関節裂隙（正常では 2～4 mm，左右差は 3 mm 以内）の確認
- □烏口突起～鎖骨間距離（正常では 11～13 mm，左右差は 5 mm 以内）の確認
- □鎖骨は肩峰とほぼ同じ高さにある
- □上腕骨頭の位置異常や骨折の有無
- □骨塩量，骨梁の配列，骨梁構造の境界，骨皮質，骨端線，骨輪郭の確認
- □限局した透亮像，硬化像の有無
- □骨膜剝離や肥厚の有無
- □軟部組織の腫脹（特に関節周囲），異物，石灰化の有無（特に関節周囲）
- □ストレス撮影ではじめて異常がみられることがあるので注意

撮影体位

FFD＝100　①患者は立位もしくは座位．上肢をおろして正面とし，手は握らせない．②検側背面をカセッテにつけ，前額面をカセッテに対し平行とする．

中心X線

肩峰に対し，足側から10°でカセッテに斜入

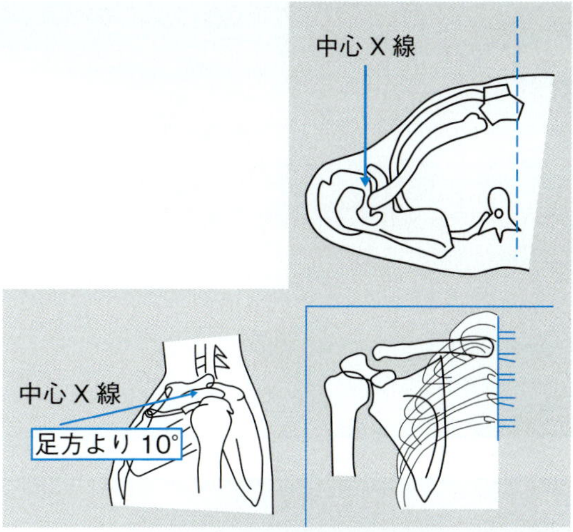

2　斜位

目的　肩鎖関節腔の観察

描出部位　同上

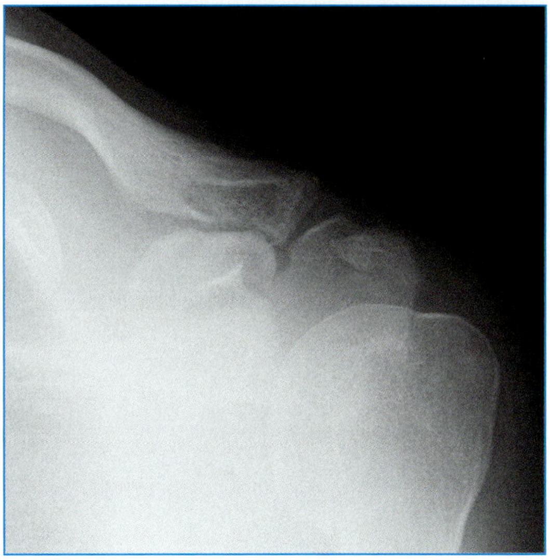

画像のチェックポイント

- □鎖骨の肩峰端関節面が直線上に，関節間隙が描出され，肩峰下面と鎖骨下縁が一直線上に描出されている．
- □肩鎖関節腔が十分に観察でき，肩峰が過露光にならないコントラストである．

読影時のチェックポイントと Pitfall

- □損傷 Grade 鑑別のため，荷重時撮影を行うことが多い．そのとき，手を握らせずに手首に荷重をかけるのが正しい．
- □ときには荷重時・非荷重時両側同時撮影されることがある．
- □肩鎖関節の前後の位置関係を見るには，肩関節軸位撮影が大変有用である．

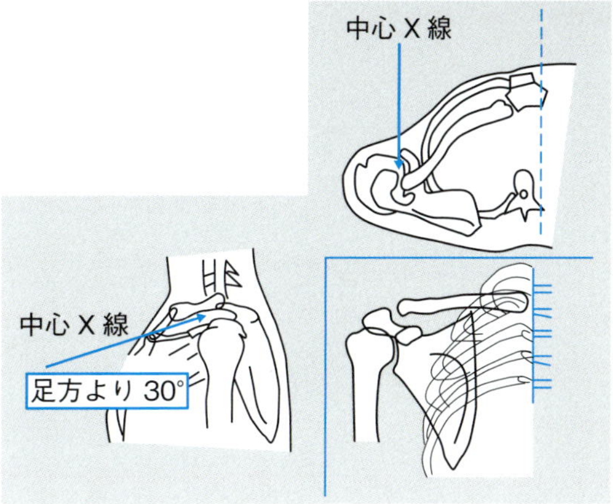

撮影体位

FFD＝100　患者は立位もしくは座位．上肢をおろして正面とし，手は握らせない．検側背面をカセッテにつけ，前額面をカセッテに対し平行とする．

中心X線

肩峰に対し，足側から30°でカセッテに斜入

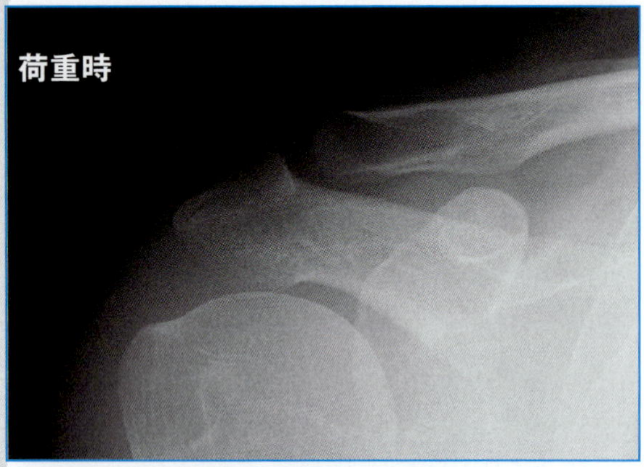

3 肩鎖関節　立位正面荷重時撮影

目的　肩鎖関節亜脱臼，烏口鎖骨靱帯損傷の程度の分類

描出部位　同上

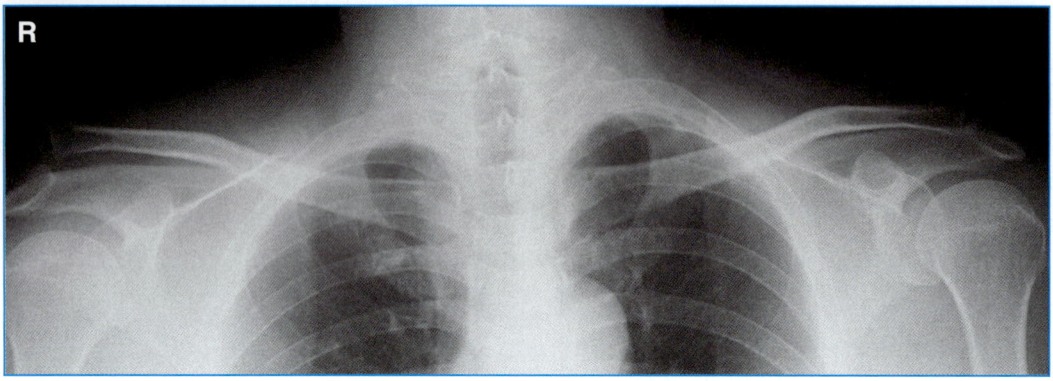

画像のチェックポイント

- □鎖骨の肩峰端関節面が直線上に関節間隙が描出され，肩峰下面と鎖骨下縁が一直線上に描出されている．
- □肩鎖関節腔が十分に観察でき肩峰が過露光にならないコントラストである．

読影時のチェックポイントと Pitfall

- □肩鎖関節の前後の位置関係を見るには，肩関節軸位撮影が大変有用である．
- □重りは 5 kg，手に持たせずに上肢を弛緩させた状態での撮影が重要である．
- □一般的に，両側同時荷重し，両側同時撮影を行う．
- □ときには荷重時・非荷重時を両側同時撮影されることがある．
- □肩鎖関節の前後の位置関係を見るには，肩関節軸位撮影が大変有用である．
- □Allman の分類により脱臼の程度を示す．

撮影体位

FFD＝100　患者は立位もしくは座位．上肢をおろして自然位とし，手は握らせない．重りを手首に装着する．検側背面をカセッテにつけ，前額面をカセッテに対し平行とする．

中心Ｘ線

肩峰に対し，足側から10°でカセッテに斜入

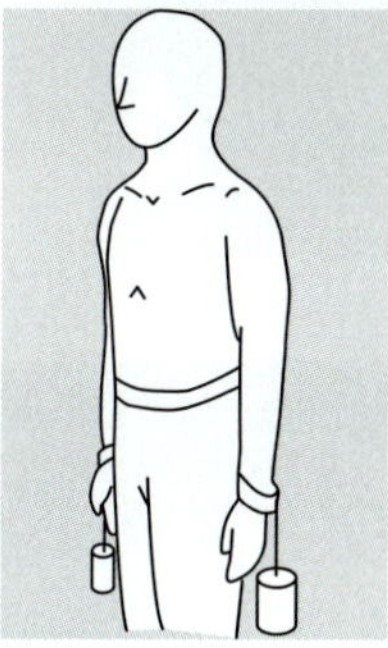

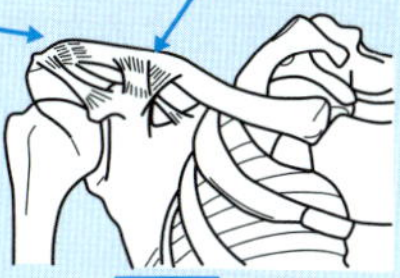

烏口鎖骨靱帯
菱形靱帯
円錐靱帯
肩鎖靱帯
正常

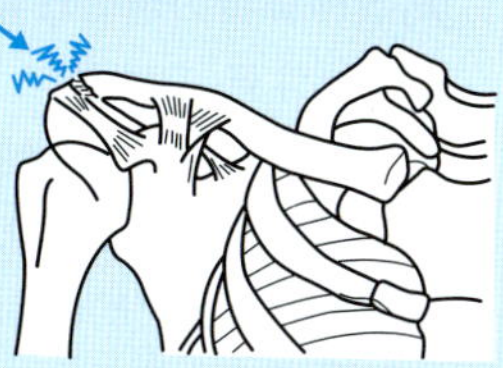

Grade Ⅰ
軽度の圧痛と腫脹

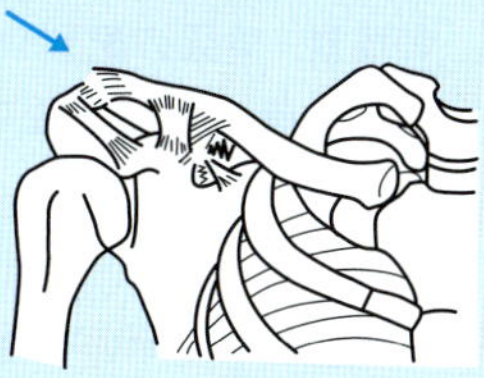

Grade Ⅱ（亜脱臼）
肩鎖靱帯と関節包が断裂する

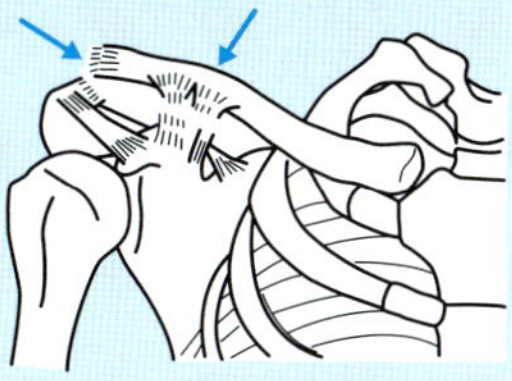

Grade Ⅲ（脱臼）
肩鎖靱帯と烏口鎖骨靱帯の両方が断裂する
手術適応となる

Allman の分類

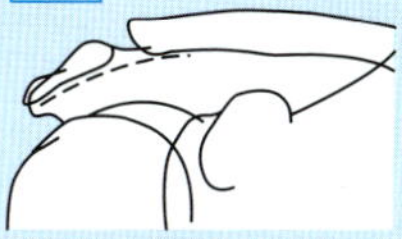

正常
鎖骨下縁は肩峰突起下縁の延長線上にある

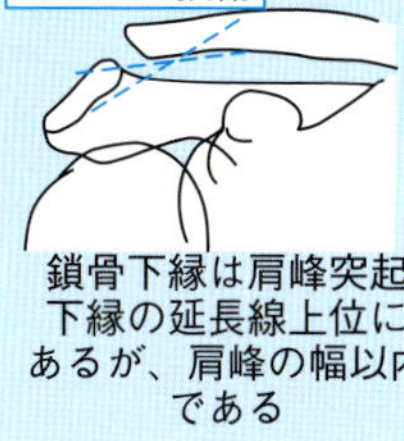

Grade Ⅱ 損傷
鎖骨下縁は肩峰突起下縁の延長線上位にあるが、肩峰の幅以内である

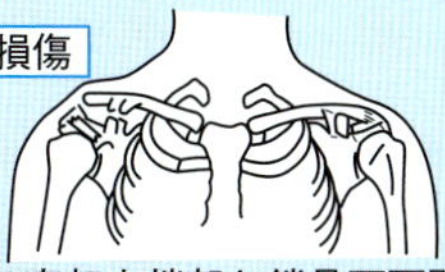

Grade Ⅲ 損傷
烏口突起上端部と鎖骨下面間が健側に比べて 40～50％増加していれば Grade Ⅲ 損傷を疑う

4 上腕骨

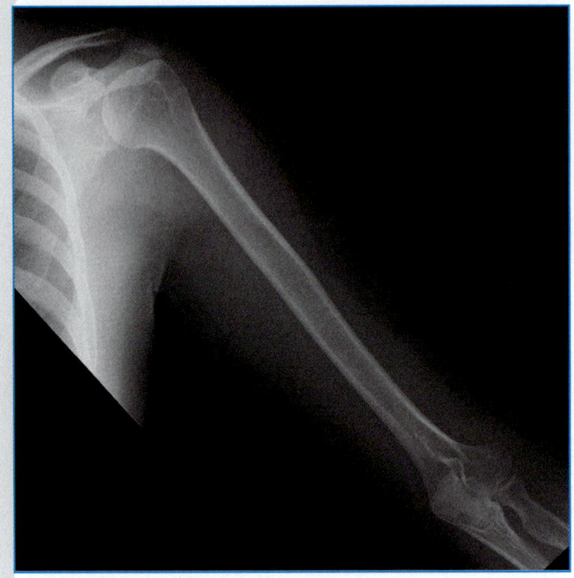

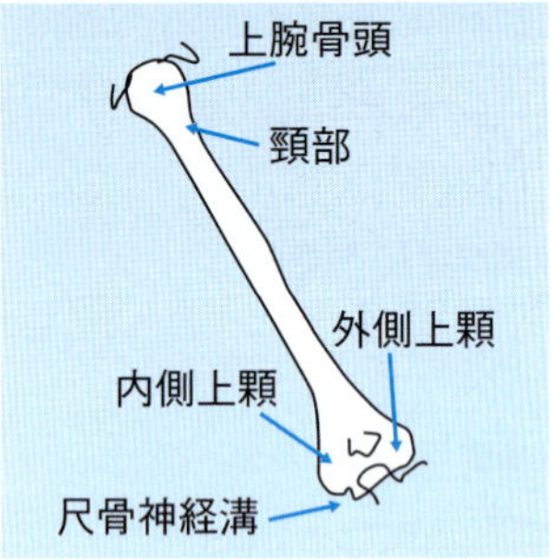

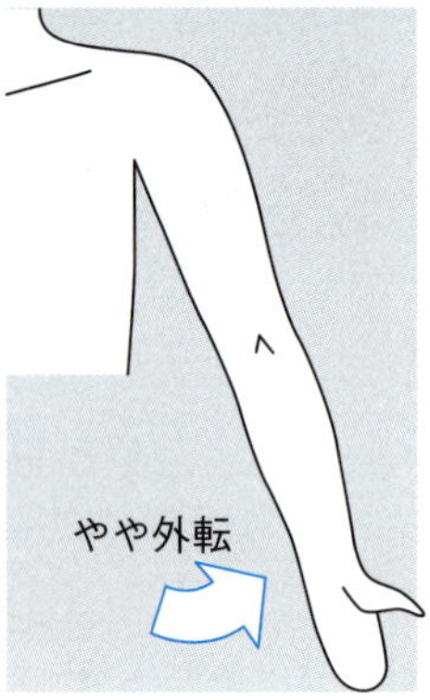

撮影体位

FFD＝100　患者は立位もしくは臥位．掌面を正面とし，30°くらい外転する．

中心X線

肩関節と肘関節の中点に対し，カセッテに垂直に入射

1 正面

目的　上腕骨全体の観察

描出部位　同上

画像のチェックポイント

- □肩関節と肘関節が十分に含まれている．
- □遠位の肘関節部が正面像に近くなる体位であること．
- □上腕骨大結節が広く描出され，また上腕骨頭と関節窩との重積がわずかである．
- □外側上顆と内側上顆がともに広く描出されている．
- □動きによる不鋭がなく，骨辺縁および骨梁が鮮鋭である．
- □上腕骨近位と遠位部で大きな濃度差を生じず，大結節，内・外側上顆が過露光とならないコントラストである．

読影時のチェックポイントと Pitfall

- □開放性骨折の場合は高率に神経断裂を合併するため注意
- □長い管状骨なので，軸の屈曲や骨折を確認
- □肘関節の角度（正常で約162°），肘関節との関節裂隙（正常で約3 mm）を確認
- □上腕骨頭の位置の異常の有無
- □骨塩量，骨梁の配列や構造の境界，骨皮質（幅は上腕骨中央部で5～10 mm），骨の輪郭を確認
- □限局した透亮像，硬化像の有無
- □骨膜剝離や肥厚の有無
- □軟部組織の腫脹（特に関節付近），異物，石灰化の有無

2 側面

目的 上腕骨全体の側面像の観察

描出部位 同上

画像のチェックポイント

- □肩関節と肘関節が十分に含まれている.
- □遠位の肘関節が，側面像に近くなる体位であること.
- □小結節が内側に描出されて関節窩の下部と重積し，両側の上顆が重積する.
- □烏口突起および上腕骨全体が描出されている.
- □動きによる不鋭がなく，骨辺縁および骨梁が鮮鋭である.
- □上腕骨近位と遠位部で大きな濃度差を生じないコントラストである.

読影時のチェックポイントと Pitfall

- □側面像での上腕骨頭は球形に見え，骨幹部は直線上に観察される.
- □長い管状骨で，軸の屈曲や骨折を確認
- □肘関節との関節裂隙（正常では 3 mm）を確認
- □上腕骨頭の位置の異常の有無
- □骨塩量，骨梁の配列や構造の境界，骨皮質（幅は上腕骨中央部で 5～10 mm），骨の輪郭を確認
- □限局した透亮像，硬化像の有無
- □骨膜剝離や肥厚の有無
- □軟部組織の腫脹（特に関節付近），異物，石灰化の有無

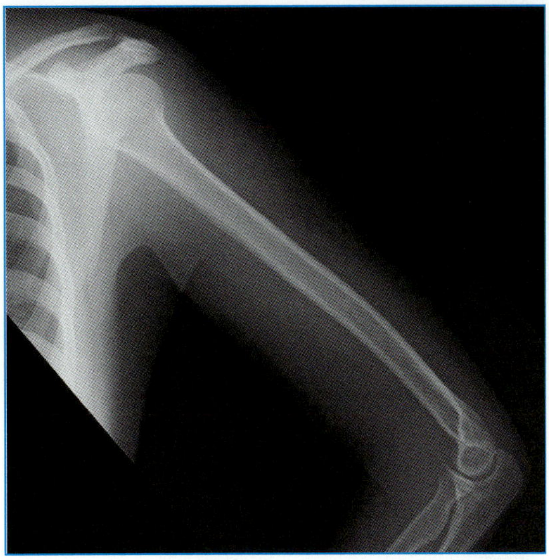

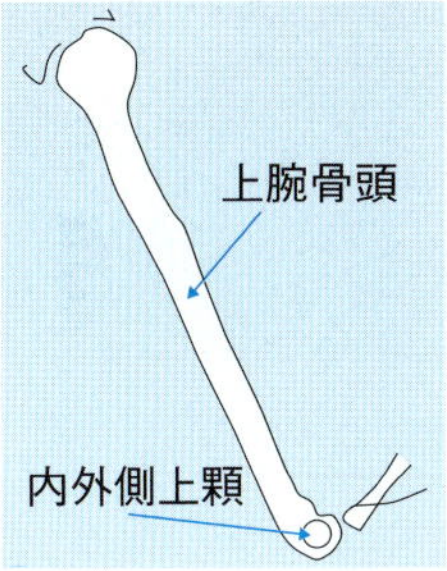

撮影体位

FFD＝100　①患者は立位もしくは臥位．肘を 90° 屈曲させ，上腕骨を外旋させる．②患者は立位もしくは臥位．肘を 90° 屈曲，上腕骨を内旋させ手背を腰にあてる．

中心 X 線

肩関節と肘関節の中点に対し，カセッテに垂直に入射

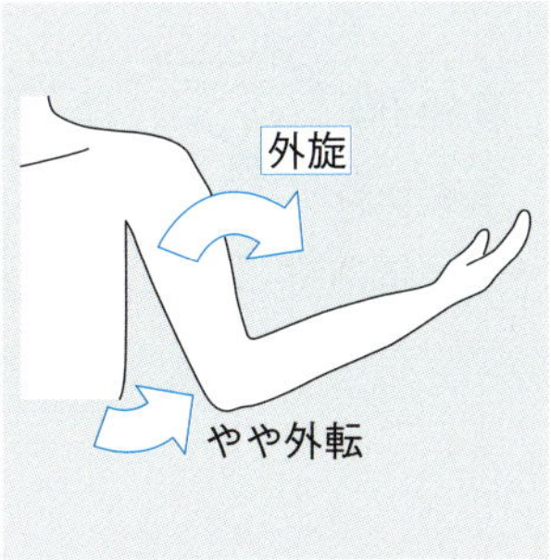

5 肘関節

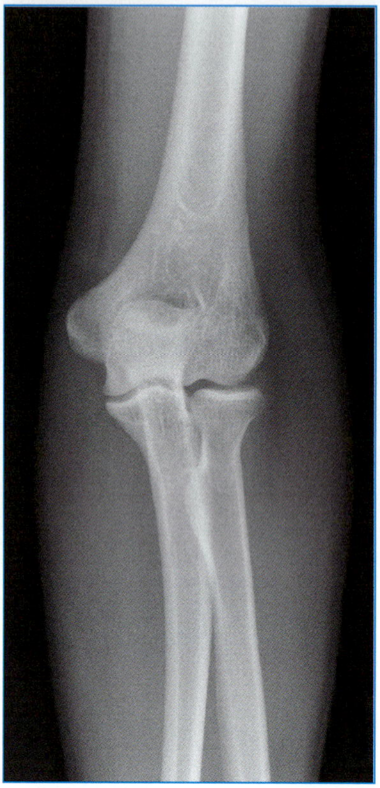

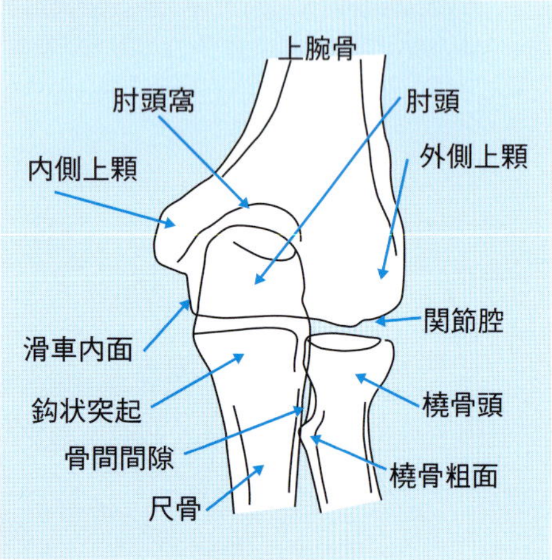

1 正面

目的　上腕骨遠位端，肘関節腔および橈尺骨の近位端の観察

描出部位　同上

画像のチェックポイント

- □前腕の長軸とカセッテの長軸が一致し，肘関節がカセッテの中央に位置し，関節腔が広く描出される．
- □上腕骨の内・外側上顆が描出され，橈骨頭と橈骨頸の一部は尺骨の一部と重積している．
- □肘頭は上腕骨の内・外側上顆のほぼ中央に描出されている．
- □動きによる不鋭がなく，骨辺縁および骨梁が鮮鋭に描出されるコントラストである．

読影時のチェックポイントと Pitfall

- □上腕骨顆上骨折は小児で頻度が高い．成人では同様の受傷機転で顆部骨折となる．
- □軟骨損傷が多いため，軟部陰影に着目する．
- □橈骨近位端骨折など，関節内骨折が疑わしい場合は CT 検査が有用
- □肘関節（3 mm），橈骨手根関節（2〜2.5 mm）の確認
- □肘関節の角度（162°）の確認
- □軟部組織の異常，関節内部および周囲の石灰化の有無
- □骨硬化像およびエロージョンの有無
- □内外上顆，肘頭窩，小頭，橈骨頭が観察できる．
- □肘頭は滑車に重なる．
- □顆上，顆間骨折の有無
- □内外上顆，小頭背側，滑車内側，橈骨頭外側の骨折の有無
- □内外反肘，上腕骨遠位の第 2 骨化の有無

撮影体位

FFD＝100　肘関節を肩関節と同じ高さにし，伸展して掌面を上にしてやや外旋位とする．上腕骨内・外側顆を結ぶ線がカセッテと平行となるようにする．

中心X線

肘の曲がり皺の中点から遠位端に1.5 cm，尺骨側に1 cmの点にカセッテに垂直に入射

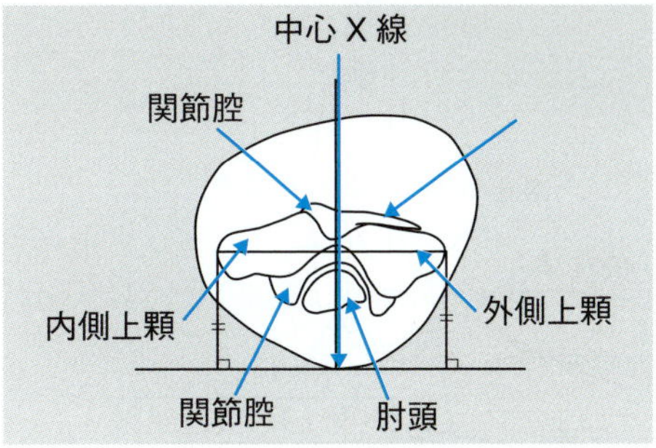

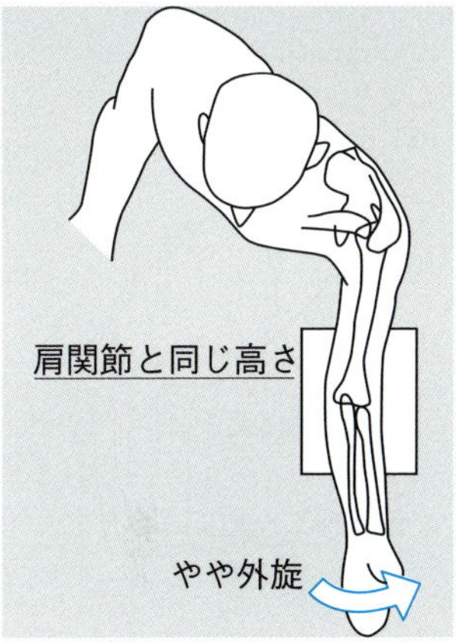

2　側面

目的　上腕骨遠位端，前腕骨近位端および肘頭の側面像の観察

描出部位　同上

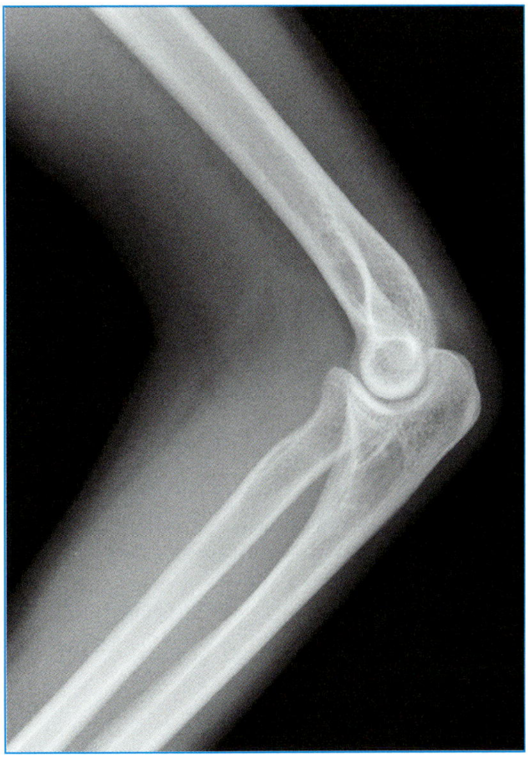

画像のチェックポイント

- □前腕の長軸とカセッテの長軸が一致し肘関節腔が広く描出されている．
- □上腕骨滑車溝，上腕骨小頭縁と滑車縁，尺骨滑車切痕が同心円状の弧となり，両側の上顆が重積する．
- □肘頭，橈骨頭，尺骨鉤状突起の関節面も一致して描出されている．
- □動きによる不鋭がなく，骨辺縁および骨梁が鮮鋭に描出され軟部も過露光にならないコントラストである．

読影時のチェックポイントとPitfall

- □上腕骨顆上骨折は小児で頻度が高い．

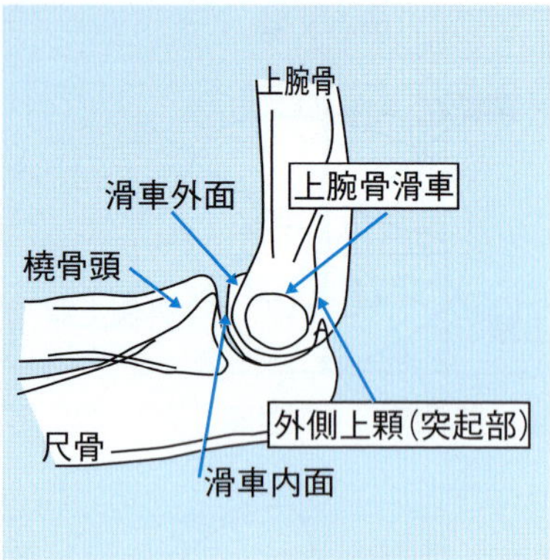

□軟骨損傷が多いため，軟部陰影に着目する．Fat pad sign が診断に有用
□軟部組織の異常，関節内部および周囲の石灰化の有無
□骨硬化像およびエロージョンの有無
□顆上，顆間骨折の有無
□橈骨頭前面，肘頭突起の骨折の有無
□橈骨頭および肘関節の脱臼の有無
□関節液（fat-pad sign）の確認
□回外筋の脂肪線の確認

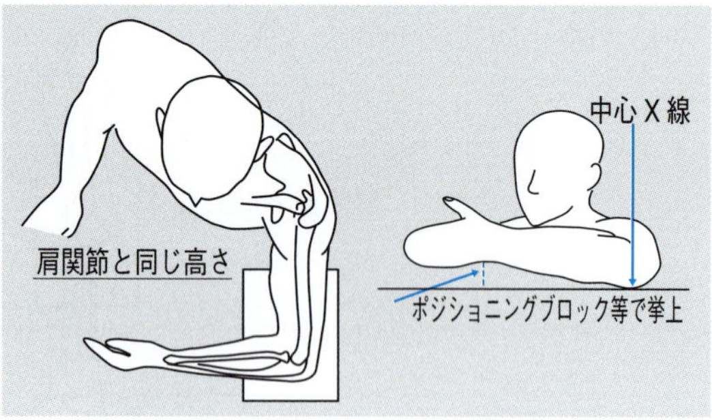

撮影体位

FFD＝100　①肘関節を肩関節と同じ高さとし，肘を直角に曲げる．②掌面を垂直にし，手関節を2横指ほど浮かせ，上腕骨の内・外側上顆を貫く軸を垂直にする．上腕骨内側外側顆を結ぶ線がカセッテに垂直となるようにする．

中心X線

上腕骨外側上顆に対し，カセッテに垂直に入射

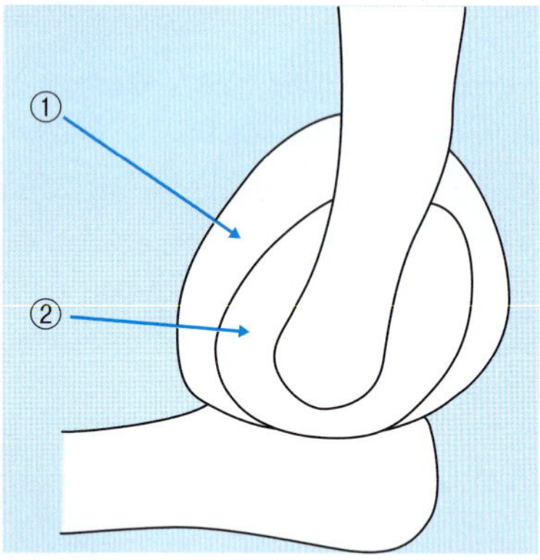

MEMO

肘関節の外傷で後脂肪層（fat pad sign）の描出があれば，骨折線が明らかでなくても骨折を疑う．

fat pad sign
①脂肪層
②血腫

このサインは肘関節側画像で観察でき，関節内血腫により脂肪層が偏位していることがわかる．

fat pad sign（＋）であれば関節内血腫が存在し，関節内骨折が疑われる．

また骨折が明らかでありながら fat pad sign（－）であれば骨折部の不安定性が疑われる．

3　斜位（内旋位）

目的　尺骨鉤状突起の観察

描出部位　同上

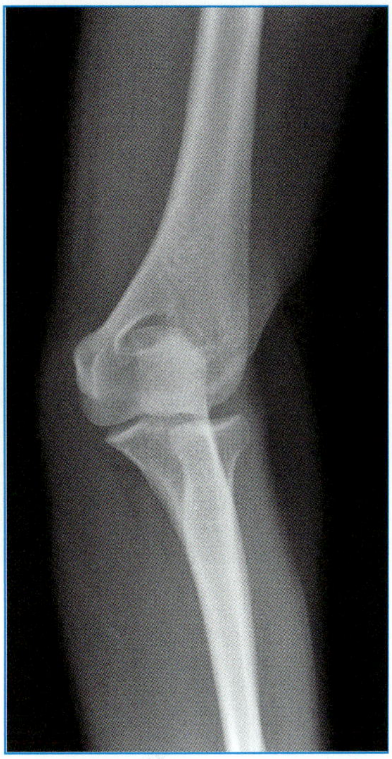

画像のチェックポイント

内旋位

□正面の体位から 45° 内旋して撮影する.

□尺骨鉤状突起が観察でき，上腕骨内・外側上顆が過露光とならないコントラストである.

撮影体位

FFD＝100　肘関節を肩関節と同じ高さにし，進展して 45° 内旋位，手掌を下向きにする.

中心 X 線

肘の曲がり皺の中点から遠位端に 1.5 cm の点に，カセッテに垂直に入射

4　斜位（外旋位）

目的　橈骨頭と，橈骨頚の観察

描出部位　同上

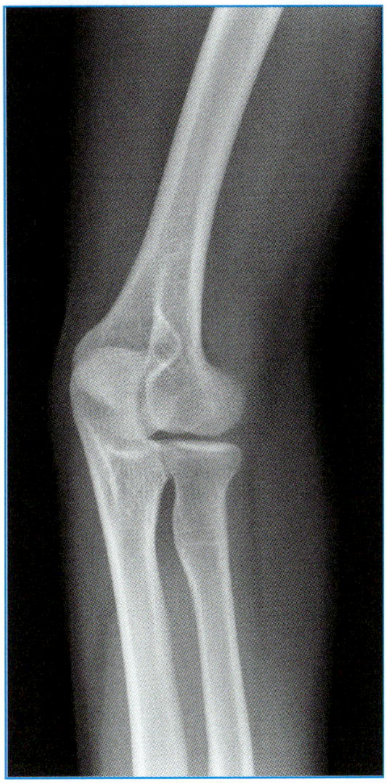

画像のチェックポイント

外旋位

□正面の体位から 45° 外旋して撮影する.

□橈骨頭・頚が観察でき，上腕骨内・外側上顆が過露光とならないコントラストである.

撮影体位

FFD＝100　肘関節を肩関節と同じ高さにし，進展して 45° 外旋位，手掌を上外側に向ける.

中心 X 線

肘の曲がり皺の中点から遠位端に 1.5 cm の点に，カセッテに垂直に入射

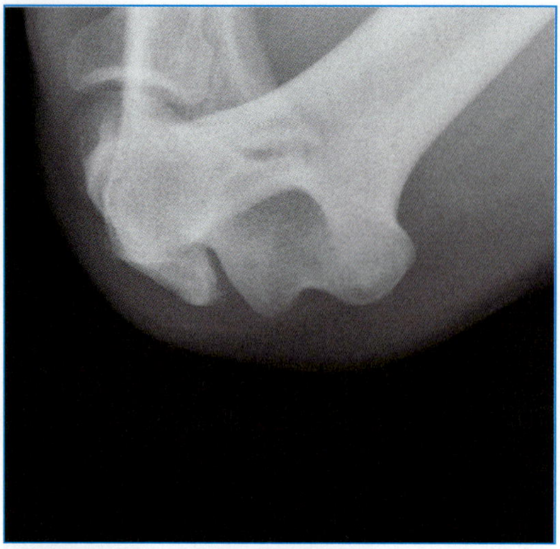

5 尺骨神経溝 I

目的　尺骨神経溝の観察

描出部位　同上

画像のチェックポイント

- □尺骨神経溝が接線状に描出されている.
- □動きによる不鋭がなく，骨辺縁や軟部組織まで観察できるコントラストである.

読影時のチェックポイントと Pitfall

- □骨の性状，位置の確認
- □骨折，脱臼の有無
- □関節遊離体，骨棘形成の有無
- □軟部組織の異常の確認

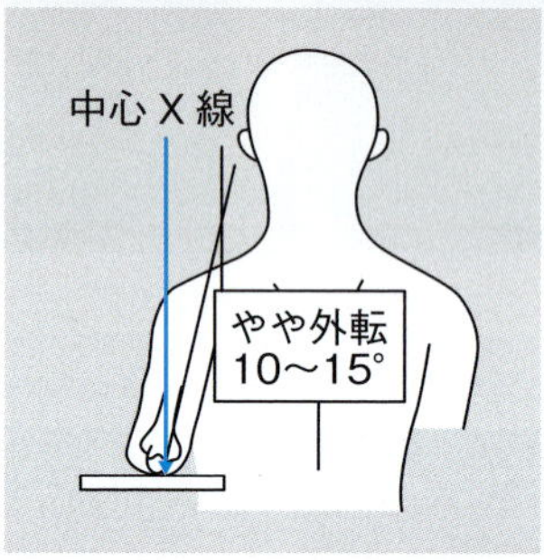

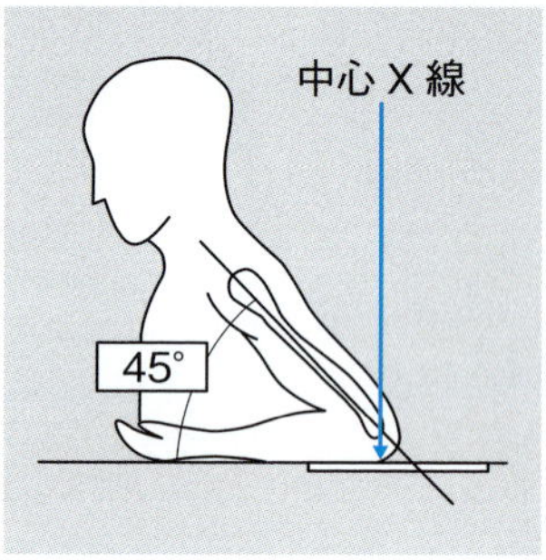

撮影体位

FFD＝100　患者を座位とし，肘関節を 135° 屈曲させ上腕骨がカセッテに対し 80～75° になるように肩関節を 10～15° 外転，前腕と手背をカセッテにつける.

中心 X 線

上腕骨内側上顆の 1 横指内側に向けてカセッテに垂直に入射

6 尺骨神経溝Ⅱ

目的 尺骨神経溝の観察

描出部位 同上

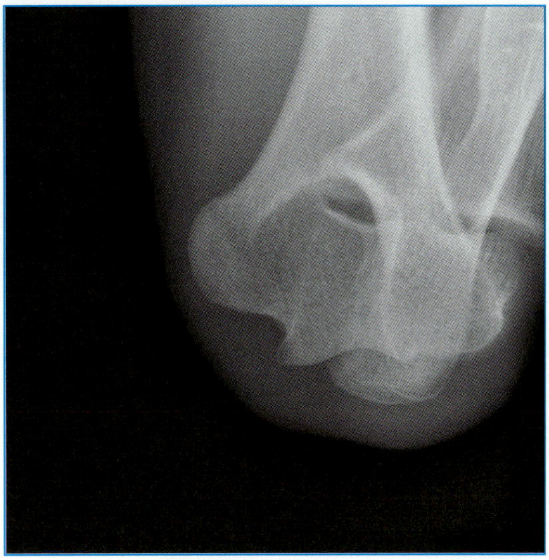

画像のチェックポイント

- □尺骨神経溝が接線状に描出されている.
- □動きによる不鋭がなく，骨辺縁や軟部組織まで観察できるコントラストである.

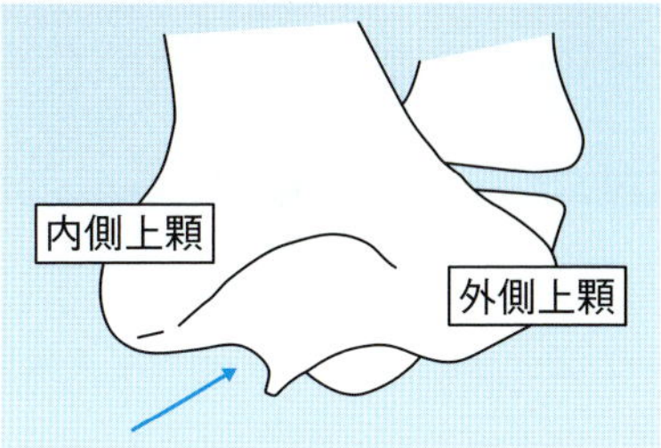

撮影体位

FFD＝100 ①患者を座位とし，上腕骨をカセッテにつける．②肘関節を，掌面を上にして140°屈曲させ，上腕骨を30°外旋させる．

中心X線

上腕骨内側上顆の1横指内側に向けて，カセッテに対し60°で斜入させる．

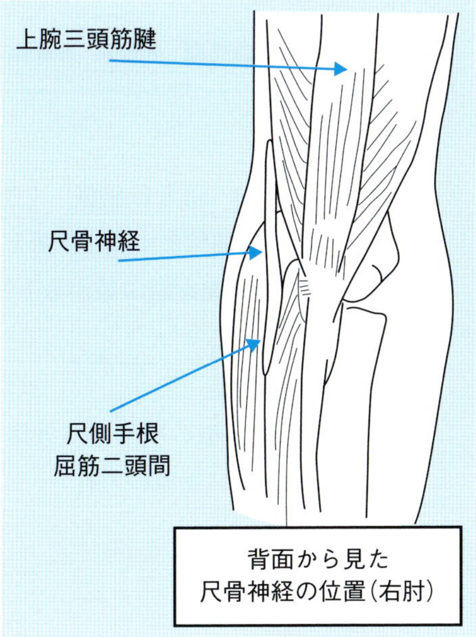

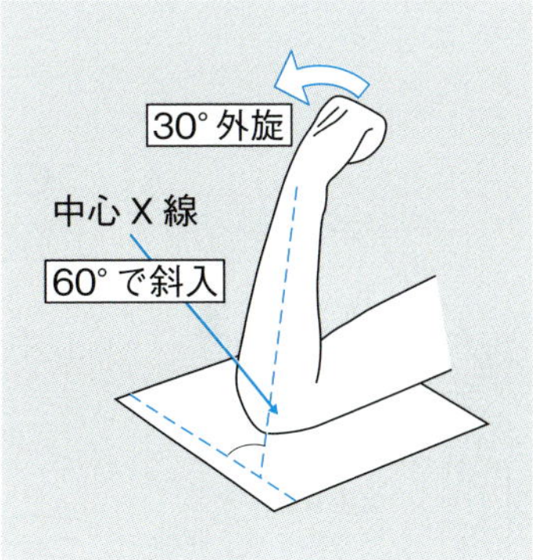

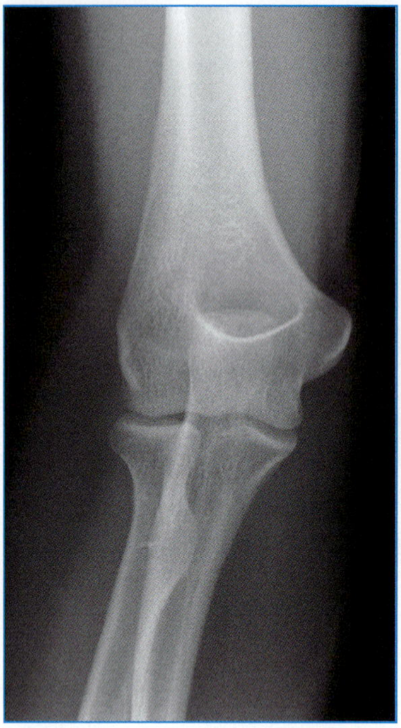

7 Tangential view

目的 肘関節における離断性骨軟骨炎の診断

描出部位 肘関節外側の上腕骨小頭および内側上顆

画像のチェックポイント

- □動きによる不鋭がなく，骨辺縁や軟部組織まで観察できるコントラストである.

読影時のチェックポイントと Pitfall

- □離断性骨軟骨炎は軟骨下骨の一部が壊死に陥り，その表面を覆う関節軟骨とともに周囲から分離し，関節内に遊離体を形成する.
- □肘関節では少年野球選手，特に投手に多く見られ，投球時に圧迫力と剪断力の発生する上腕骨小頭部に好発
- □病巣は上腕骨軸に対し 45° 前方に生じるため，肘関節 45° 屈曲位で正面像を撮影すると，正確な病体が描出される.
- □内側上顆剥離骨折では，60° 屈曲位での撮影で上腕骨前面の小骨片が正確に描出される.（→次頁）
- □病態は，透亮期・分離期・遊離期に分類される.

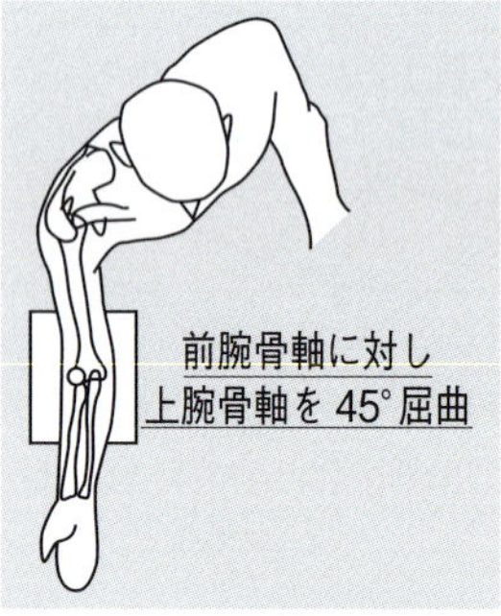

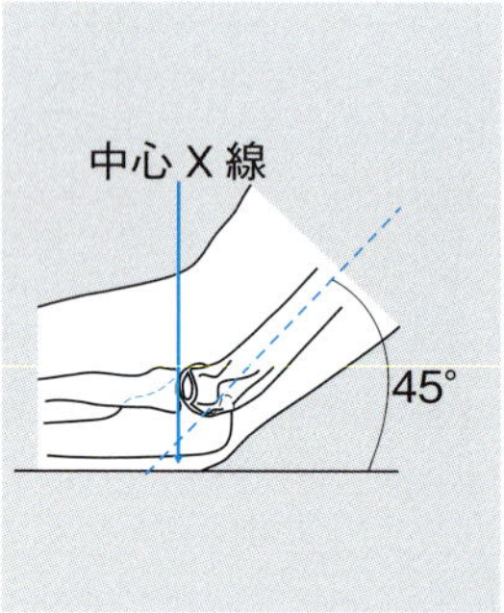

撮影体位

FFD＝100　患者は座位．上腕骨に対し前腕を 45° の屈曲位とする．掌面を上に向け，上腕骨内・外側顆を結ぶ線がカセッテと平行となるようにする．

中心 X 線

肘の曲がり皺の中点から外側に 1.5 cm の点にカセッテに垂直に入射

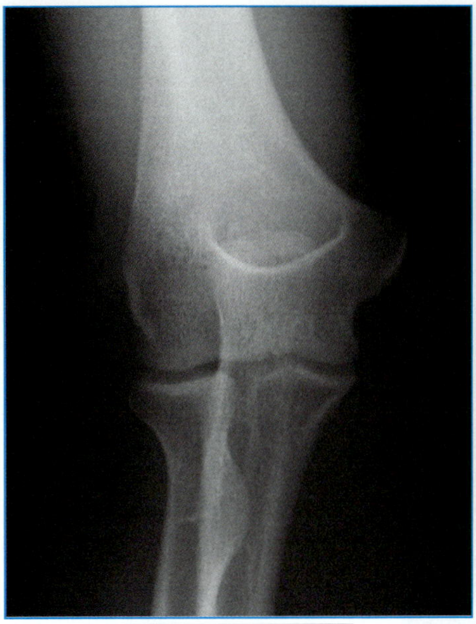

Tangential view 45°

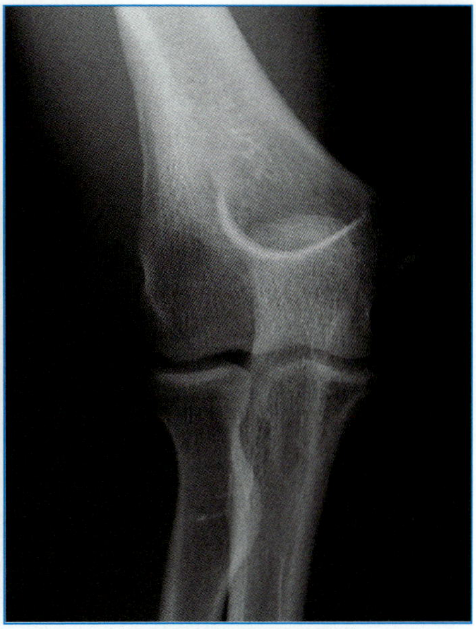

Tangential view 60°

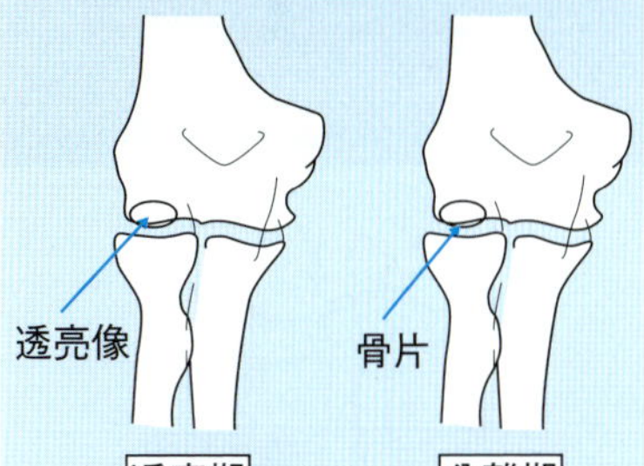

右肘離断性骨軟骨炎

6 前腕骨

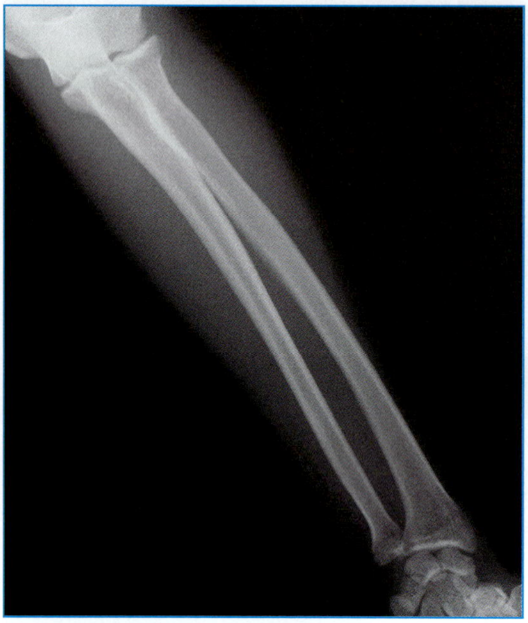

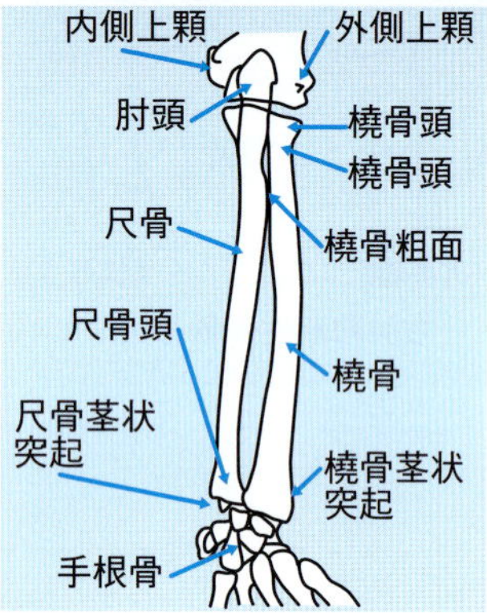

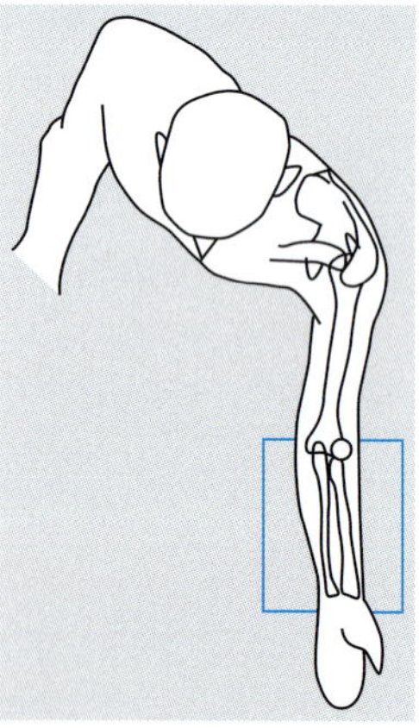

1 正面

目的　橈骨と尺骨の全体，手根骨近位列，肘関節および上腕骨遠位端の観察

描出部位　同上

画像のチェックポイント

- □前腕の長軸とカセッテの長軸が一致し，手根骨から上腕骨遠位端が描出されている．
- □上腕骨の内・外側上顆の輪郭が描出され，橈骨頭・頸・橈骨粗面が尺骨に重積して描出される．
- □肘関節と，手関節の関節面はX線の広がりのため部分的しか描出できない．
- □動きによる不鋭がない，骨辺縁および骨梁が鮮鋭である．
- □橈尺骨の遠位と近位端に大きな濃度差を生じず，尺骨茎状突起が過露光とならないコントラストである．

読影時のチェックポイントとPitfall

- □尺骨骨折例では橈骨頭脱臼が見逃されやすい．必ず全例肘関節を含めた2方向撮影が必要
- □肘関節（3 mm）橈骨手根関節（2～2.5 mm）の確認
- □肘関節の角度（162°），手関節の角度（72～95°）の確認
- □関節裂隙の幅の確認
- □関節を構成する骨の相互位置関係
- □軟部組織の異常の有無
- □骨折，脱臼の有無

撮影体位

FFD＝100　肘関節を伸展し，掌面を上にしてやや外旋する．

中心X線

肘関節と手関節の中点に対し，カセッテに垂直に入射

2 側面

目的　橈骨と尺骨の全体，手根骨近位列，肘関節および上腕骨遠位端の観察

描出部位　同上

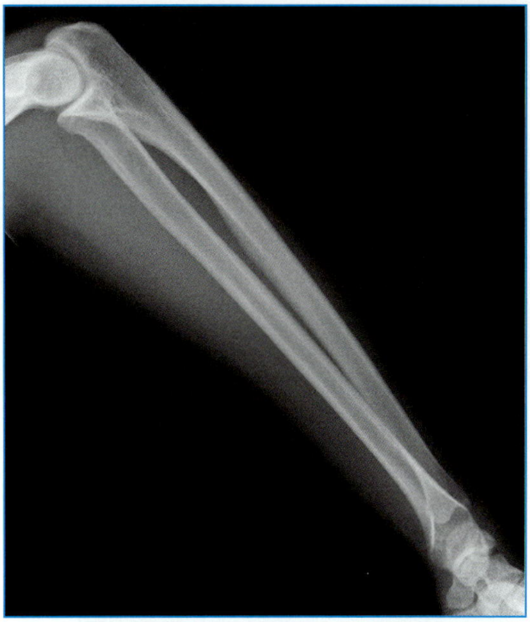

画像のチェックポイント

- □前腕の長軸とカセッテの長軸が一致し，手根骨から上腕骨遠位端が描出されている．
- □尺骨遠位端が橈骨遠位端のほぼ中央に重積して描出されている．
- □上腕骨内・外顆が重積像となる．
- □肘関節と，手関節の関節面は，X 線の広がりのため部分的しか描出できない．
- □動きによる不鋭がない，骨辺縁および骨梁が鮮鋭である．
- □橈尺骨の遠位と近位端に大きな濃度差を生じず，橈骨茎状突起が過露光とならないコントラストである．

読影時のチェックポイントと Pitfall

- □尺骨骨折例では橈骨頭脱臼が見逃されやすいので注意して観察する．
- □関節裂隙の幅の確認
- □関節を構成する骨の相互位置関係
- □軟部組織の異常の有無
- □骨折，脱臼の有無

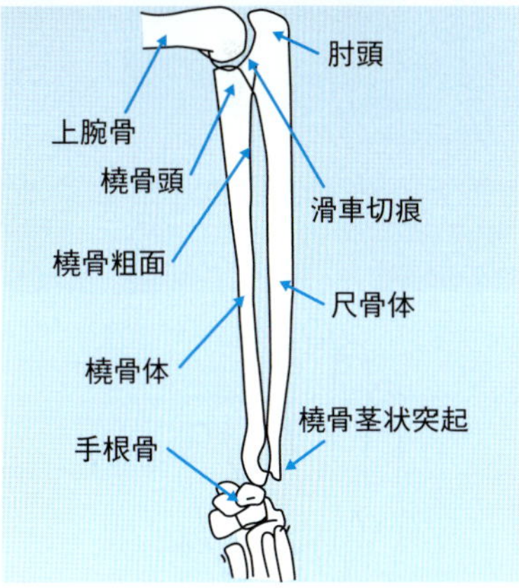

撮影体位

FFD＝100　①肘関節を 90° 屈曲して肘関節と肩を同じ高さにする．②掌面を垂直にし，やや内旋位とする．

中心 X 線

肘関節と手関節の中点で，背側皮膚面に対し，カセッテに垂直に入射

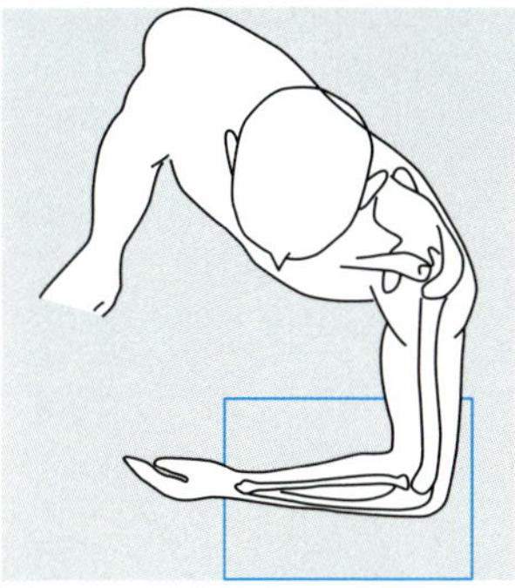

7 手関節

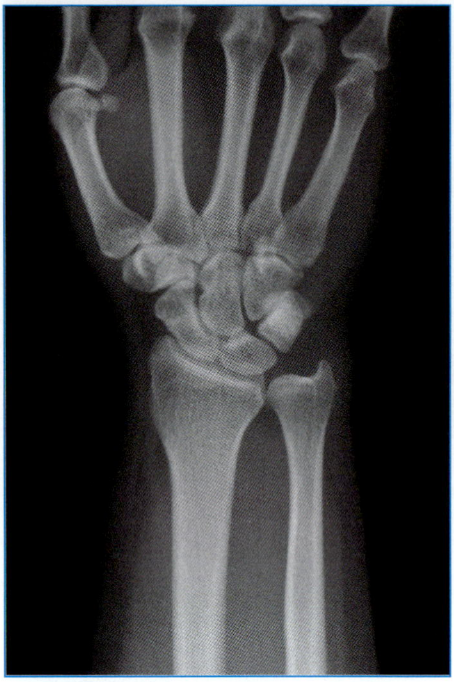

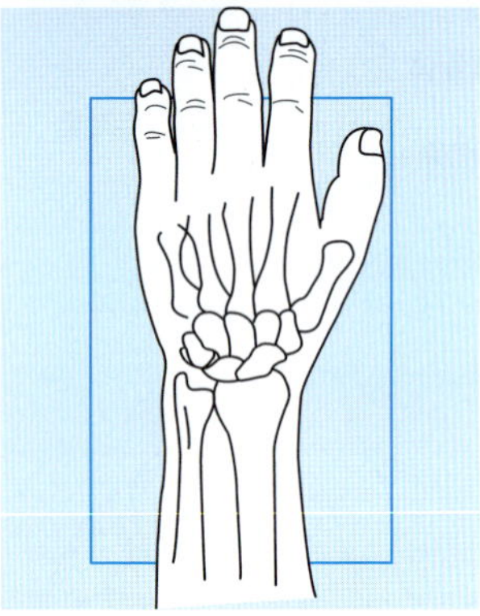

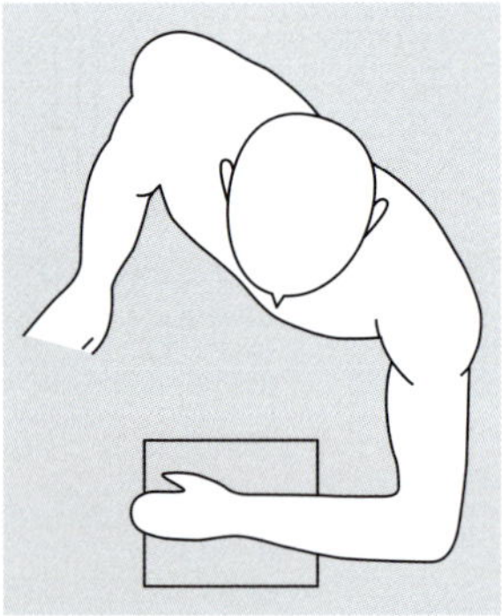

1 正面

目的 中手骨近位端，手根骨，橈尺骨遠位端およびそれらの関節の観察

描出部位 同上

画像のチェックポイント

- □手根骨，中手骨近位端および橈骨と尺骨の遠位端が明瞭に描出されている．
- □正しい正面であれば，橈骨と尺骨の遠位端の重なりが最小である．
- □橈尺関節が明瞭に描出され，茎状突起が外側に位置する．
- □動きによる不鋭がなく，軟部組織から尺骨茎状突起まで明瞭に観察できるコントラストである．

読影時のチェックポイントと Pitfall

- □Colles 骨折例ではしばしば尺骨茎状突起骨折や手根骨骨折を合併するので周辺も含め注意して観察する．
- □手関節の角度（72～95°），橈骨の角度（約 30°）の確認
- □軟部組織の異常の有無
- □関節内部および周囲の石灰化の有無
- □骨硬化およびエロージョンの有無
- □種子骨の位置
- □Ulner variance 評価（zero variant 2 mm 以下）
- □橈骨手根骨（2～2.5 mm），手根間関節（1.5～2 mm）の確認

撮影体位

FFD＝100 ①肘関節を 90° 屈曲し，手掌と肩を同じ高さにする．②掌面を下にし，指を軽く屈曲させる．

中心 X 線

橈骨，尺骨の遠位端を結ぶ中点に，カセッテに垂直に入射

2　側面 1

目的　重積した中手骨近位端，手根骨，橈尺骨遠位端および手関節の観察

描出部位　同上

画像のチェックポイント

- □中手骨近位端，手根骨および橈骨尺骨の遠位端が明瞭に描出されている．
- □正しい側面であれば，尺骨遠位端の像が橈骨遠位端の像に，近位に渡ってほぼ重積する．
- □尺骨茎状突起が回旋し，尺骨遠位端の径がやや短縮して描出される．
- □動きによる不鋭がなく，軟部組織から橈骨像に重積した尺骨像まで鮮鋭に描出されるコントラストである．

読影時のチェックポイントと Pitfall

- □手関節の角度（79〜94°），Scaph-lunateangle（30〜60°）の確認
- □橈骨―月状骨―有頭骨の骨軸は一直線上にある．
- □手根中手骨関節（1〜2 mm），手根間関節（1.5〜2 mm）．橈骨手根関節（2〜2.4 mm）の確認
- □軟部組織の異常の有無
- □関節内部および周囲の石灰化の有無
- □骨硬化およびエロージョンの有無
- □種子骨の位置

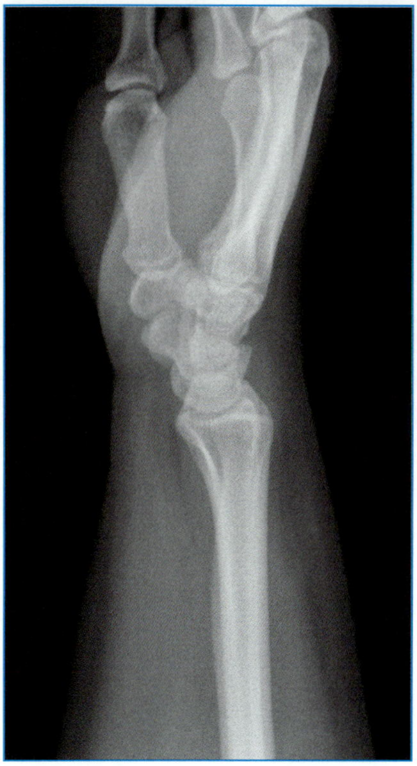

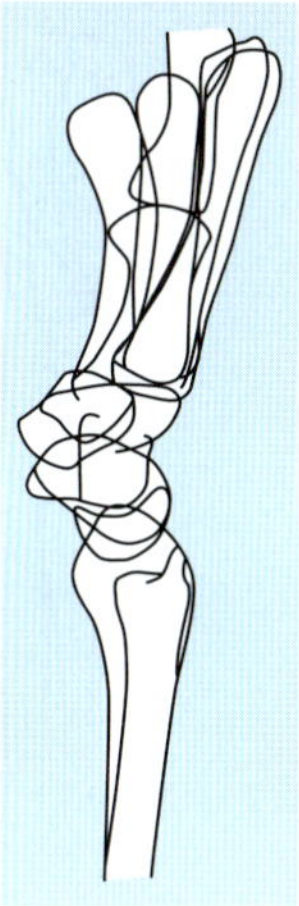

撮影体位

FFD＝100　患者は座位．①中間位から肘関節を 90° 屈曲し，前方へ出す．②掌面を立て指を軽く伸ばして，掌面を 7° 外旋する．

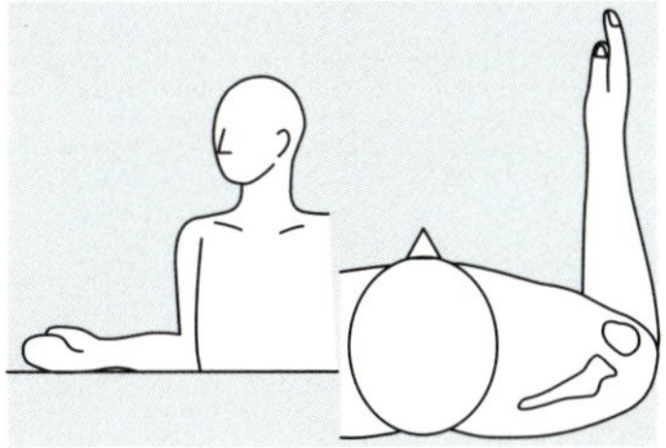

中心 X 線

橈骨茎状突起に対し垂直に入射

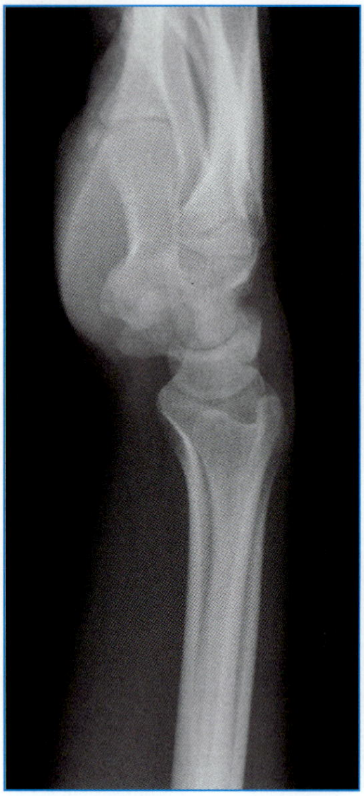

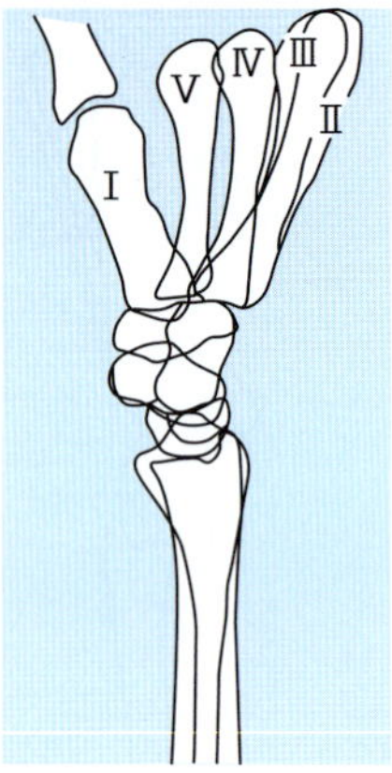

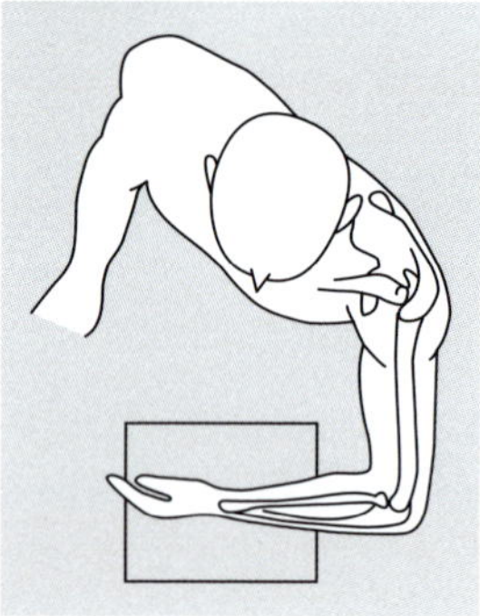

3　側面 2

目的　重積した中手骨近位端，手根骨，橈尺骨遠位端および手関節の観察

描出部位　同上

画像のチェックポイント

- □中手骨近位端，手根骨および橈骨尺骨の遠位端が明瞭に描出されている．
- □正しい側面であれば，尺骨遠位端の像が橈骨遠位端の像に重積するが，近位端は重積しない．
- □尺骨遠位端の短径が広く描出される．
- □動きによる不鋭がなく，軟部組織から橈骨像に重積した尺骨像まで鮮鋭に描出されるコントラストである．

撮影体位

FFD＝100　患者は座位．肩関節と同じ高さにする．①肘関節を 90° 屈曲する．②掌面を立て指を軽く伸ばして，掌面を 7° 外旋する．

中心X線

橈骨茎状突起に対し垂直に入射

4　斜位

目的　正面像で他の手根骨と重積する大菱形骨と舟状骨との観察

描出部位　同上

画像のチェックポイント

- □手根骨，中手骨近位端および橈骨と尺骨の遠位端が明瞭に描出されている．
- □動きによる不鋭がなく，軟部組織から橈骨像に重積した尺骨像まで鮮鋭に描出されるコントラストである．

撮影体位

FFD＝100　①45°回内位では，側面位から内旋し第1指を外転させ関節腔を開く．②45°回外位では側面位から外旋し第1指を外転させ関節腔を開く．

中心X線

橈骨，尺骨の遠位端を結ぶ中点に，カセッテに垂直に入射

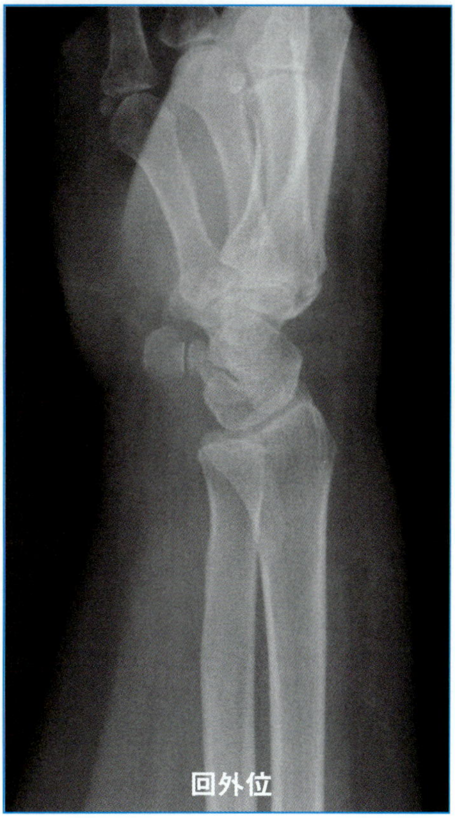

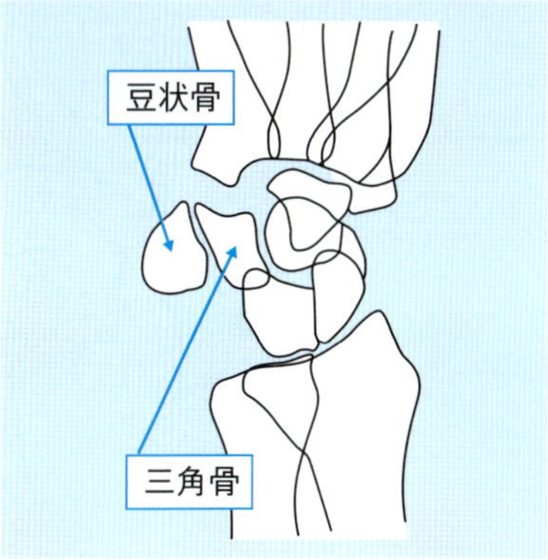

II 上肢領域

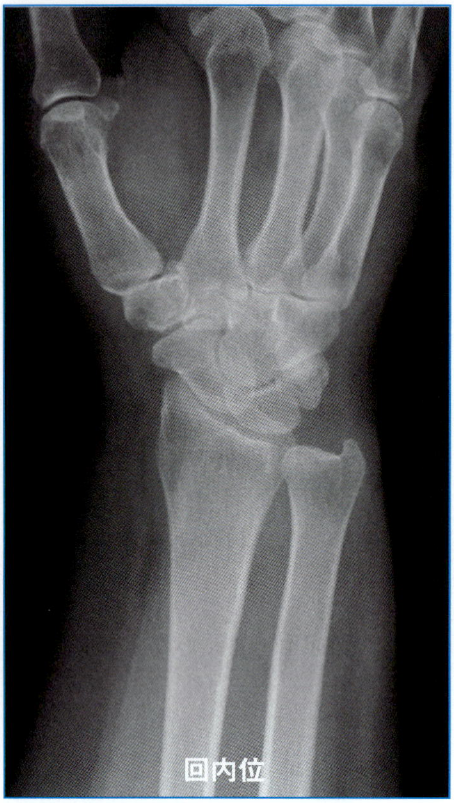
回内位

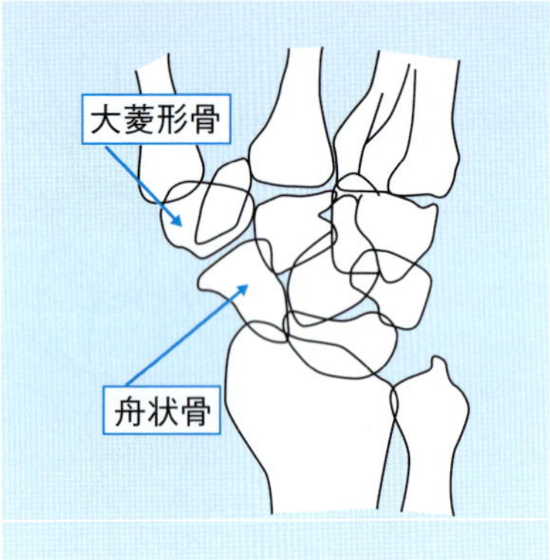
大菱形骨
舟状骨

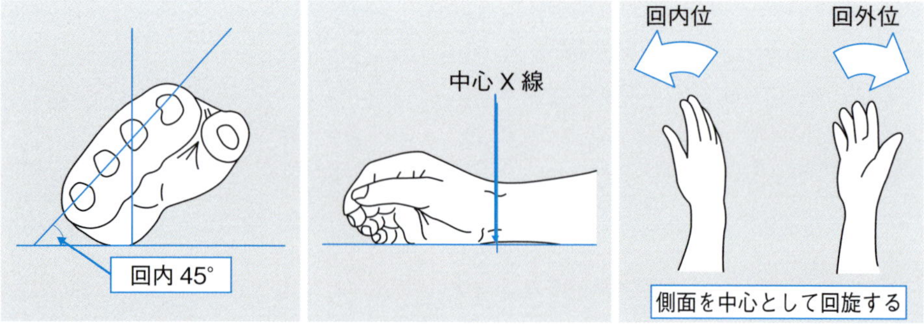
回内 45°
中心 X 線
回内位
回外位
側面を中心として回旋する

8 手根骨

1 正面

目的 手根骨の正面像およびそれらの関節の観察

描出部位 同上

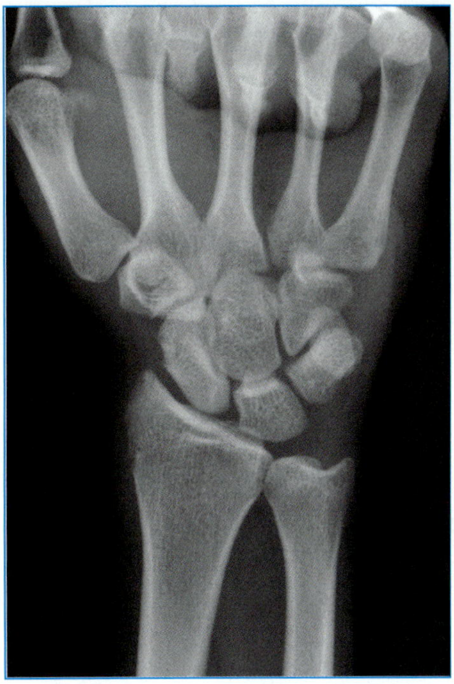

画像のチェックポイント

- □手根骨，中手骨近位端および橈骨と尺骨の遠位端が明瞭に描出されている．
- □最大限，手根骨が分離して描出されている．
- □正しい正面であれば，橈骨と尺骨の遠位端の重なりが最小である．
- □動きによる不鋭がなく，軟部組織から尺骨茎状突起まで明瞭に観察できるコントラストである．

読影時のチェックポイントと Pitfall

- □靭帯損傷に伴うものは受傷早期にには動きに伴い手痕骨の配列異常が生じ，通常の 2 方向撮影では異常を検出できないことがあるので注意が必要
- □TFCC 損傷では遠位橈尺関節の開大が確認できる．

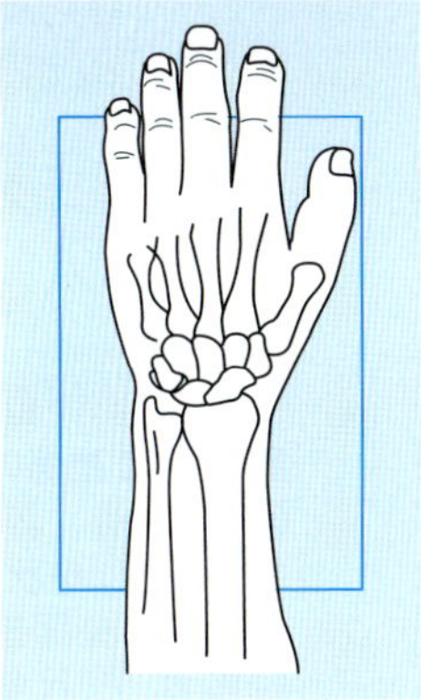

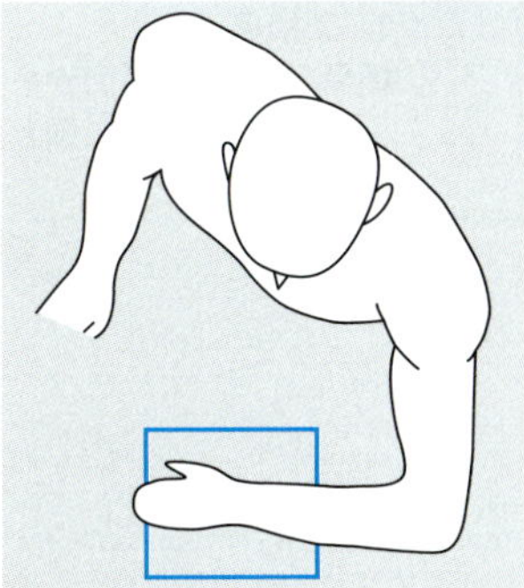

撮影体位

FFD＝100 ①肘関節を 90° 屈曲し，手掌と肩を同じ高さにする．②掌面を下にし指を軽く屈曲させる．

中心X線

橈骨，尺骨の遠位端を結ぶ中点に，カセッテに垂直に入射

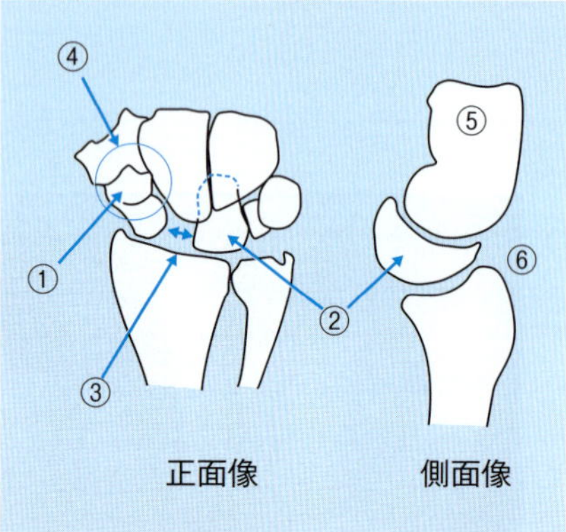

舟状・月状骨離開
①舟状骨　②月状骨　③月状舟状骨間　④cortical sign　⑤有頭骨
手根骨正面像で月状舟状骨間③が 3 mm 以上拡大していれば骨間靱帯の損傷を考える．（Terry Thomas サイン）
また cortical ring サイン④の存在にも注意．側面像では月状骨が背屈していること⑥が確認できる．

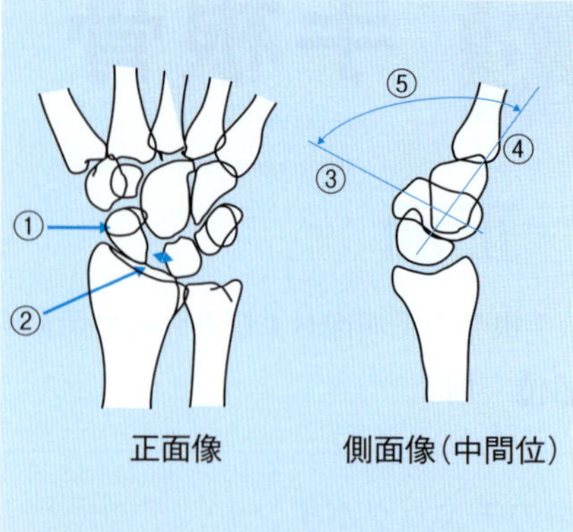

手根不安定症（舟状骨月状骨間解離）の X 線所見
①舟状骨の短縮 cortical ring sign　②3 mm 以上の間隔　③舟状骨の掌屈　④月状骨の背屈　⑤SL 角の増大（70° 以上）

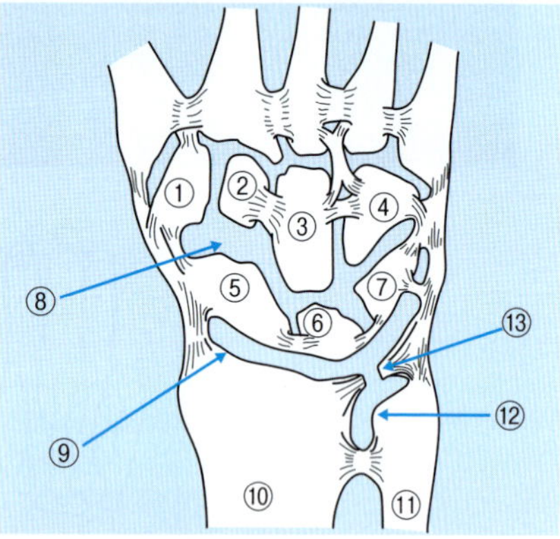

固有 TFC 損傷の模式図
①大菱形骨　②小菱形骨　③有頭骨　④有鈎骨　⑤舟状骨　⑥月状骨　⑦三角骨　⑧手根中央関節　⑨橈骨手根骨間関節　⑩橈骨　⑪尺骨　⑫遠位橈尺関節　⑬TFC 損傷
橈骨手根骨間関節から造影剤を注入すると遠位橈尺関節に漏れる．

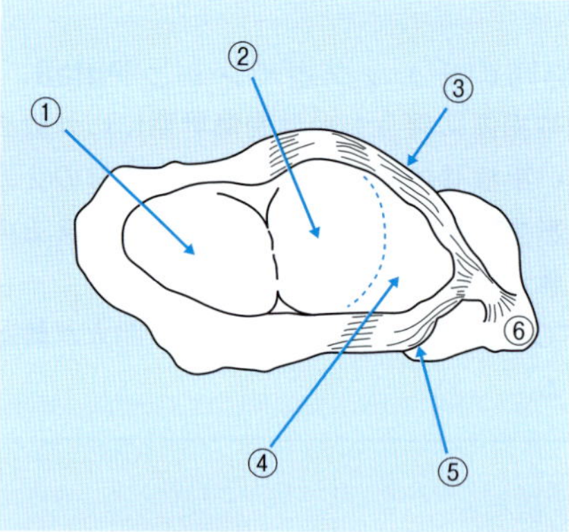

橈骨の手根関節図
①橈骨舟状骨窩　②橈骨月状骨窩　③掌側遠位橈尺靱帯　④三角線維軟骨（TFC）この部分に橈骨起始部よりやや内側で穿孔が生じる　⑤背側遠位橈尺靱帯　⑥尺骨茎状突起

2 側面

目的 橈骨月状骨関節および手根骨の位置関係の観察

描出部位 同上

画像のチェックポイント

- □橈骨月状骨関節腔が明瞭に描出され，舟状骨，三角骨と橈尺骨の位置関係が把握できる．
- □中手骨近位端，手根骨および橈骨尺骨の遠位端が明瞭に描出されている．
- □正しい側面であれば尺骨遠位端の像が橈骨遠位端の像に重積するが，近位端は重積しない．
- □動きによる不鋭がなく，軟部組織から橈骨像に重積した尺骨像まで鮮鋭に描出されるコントラストである．

読影時のチェックポイントと Pitfall

- □尺骨遠位端の短径が広く描出される．
- □TFCC 損傷では掌背側への尺骨の転位が確認できる．

撮影体位

FFD＝100 ①肘関節を 90° 屈曲する．②掌面を立て指を軽く伸ばして，掌面を 7° 外旋する．③第 1 指（母指）を，他の指と重積しないように外転位

中心 X 線

橈骨茎状突起に対し垂直に入射

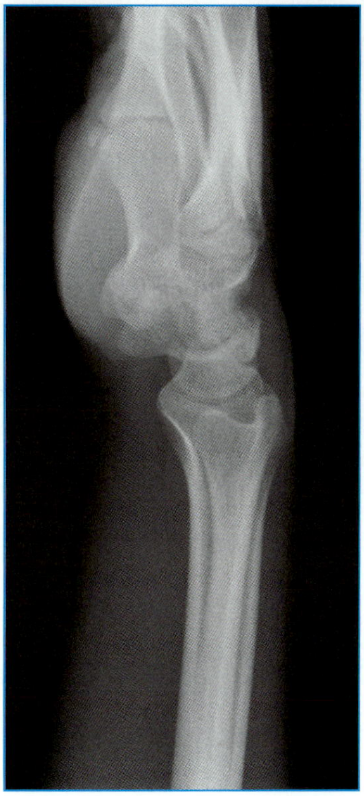

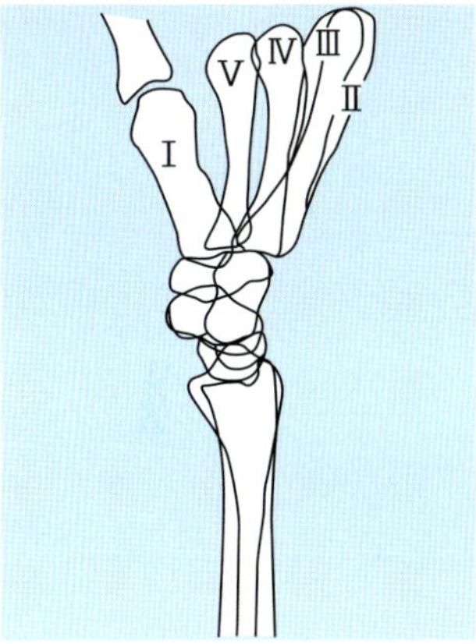

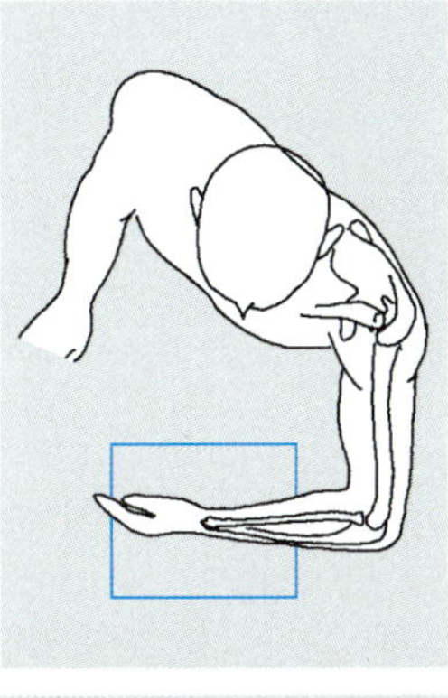

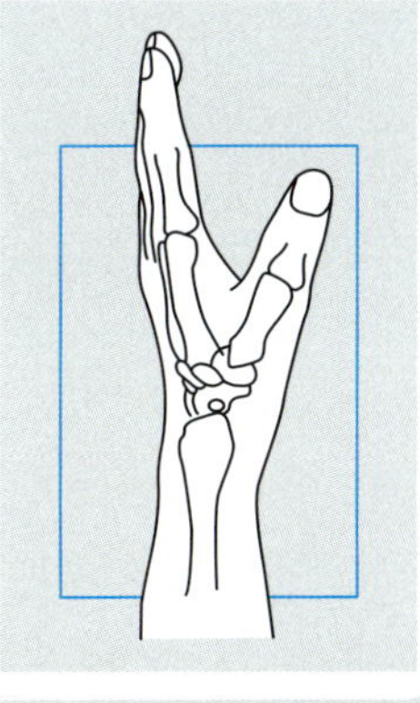

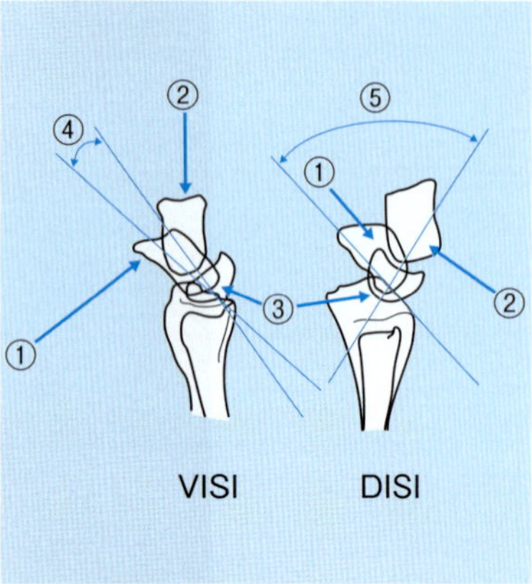

手根骨側面像で月状骨と舟状骨のなす角度（SL 角）
①舟状骨　②有頭骨　③月状骨
④30° 以下　⑤70° 以上
正確な SL 角を計測し，30° 以下であれば static VISI 変形を，70° 以上では DISI 変形を疑う.

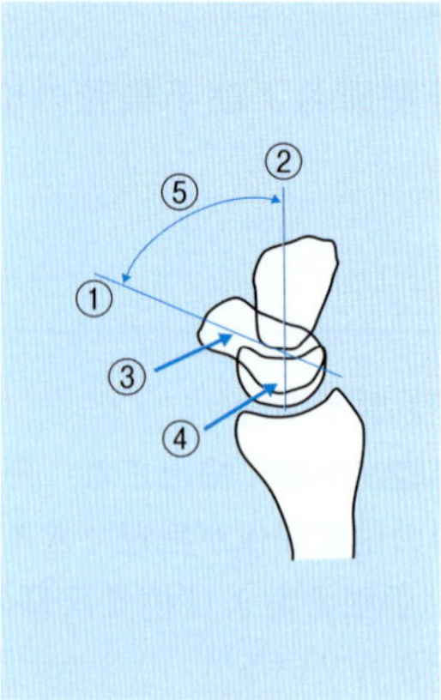

scapholunate angle（SL 角）
①舟状骨長軸　②月状骨水平軸　③舟状骨　④月状骨　⑤正常の SL 角（30～60°）
SL 角＝舟状骨長軸と月状骨水平軸のなす角度（正常 30～60°）
70° 以上は手根不安定症

3　斜位

目的　45° 回内位では，舟状骨と大菱形骨の観察，45° 回外位では豆状骨と三角骨の観察

描出部位　同上

画像のチェックポイント

- □最大限，手根骨が分離して描出されている．
- □舟状骨骨折例では 60° 回内位として撮影すると，より観察されやすい．
- □舟状骨・大菱形骨・豆状骨・三角骨が明瞭に描出され，関係が把握できること．

撮影体位

FFD＝100　①45° 回内位では，側面位から内旋，第 1 指を外転させて関節腔を開く．②45° 回外位では側面位から外旋，第 1 指を外転させて関節腔を開く．

中心 X 線

橈骨，尺骨の遠位端を結ぶ中点に，カセッテに垂直に入射

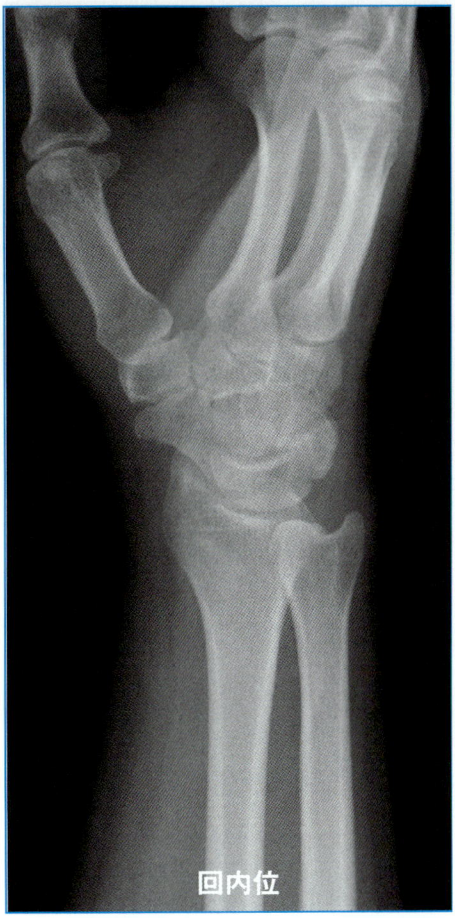

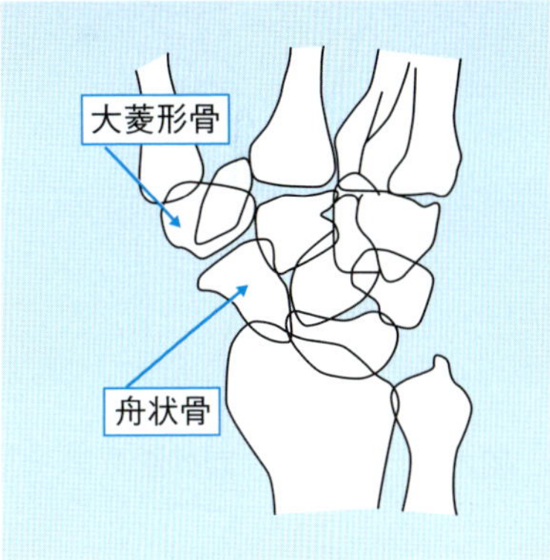

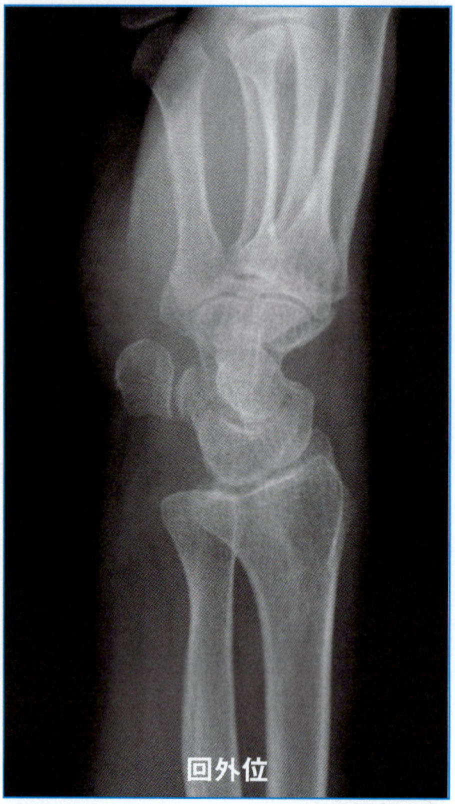
回外位

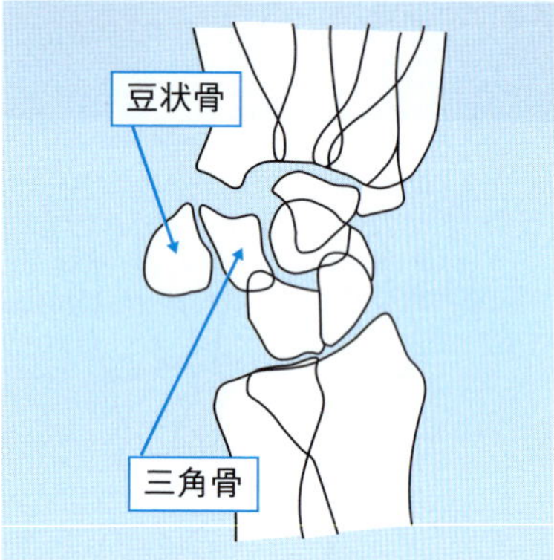
豆状骨
三角骨

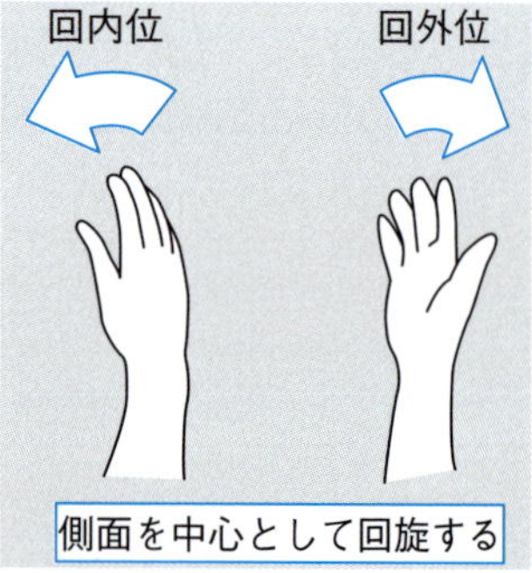
回内位
回外位
側面を中心として回旋する

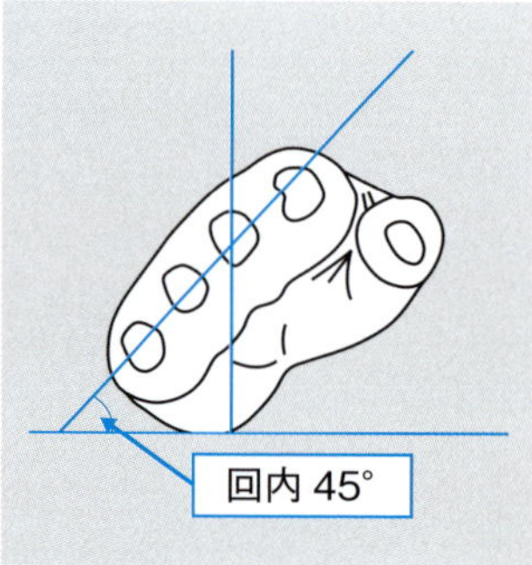
回内 45°

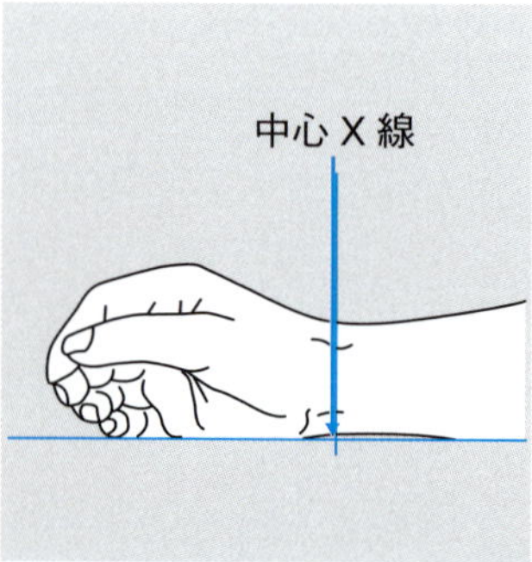
中心 X 線

4 尺屈位

目的 舟状骨の観察

描出部位 同上

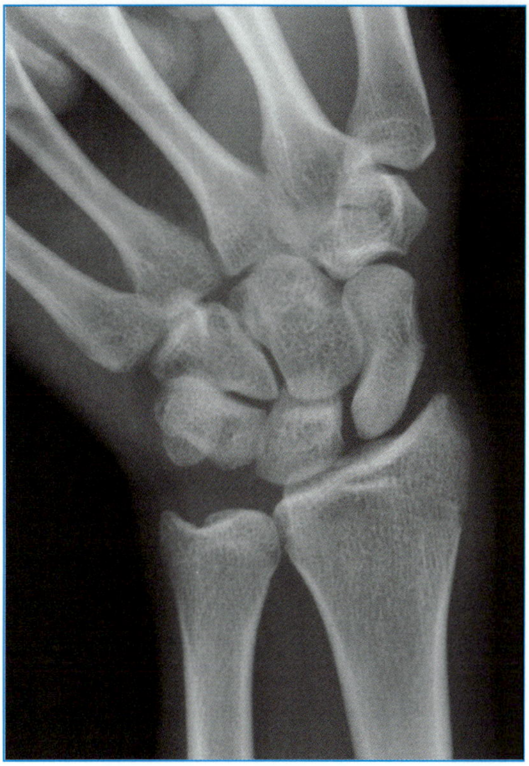

画像のチェックポイント

尺屈位

- □手根骨，中手骨近位端および橈骨と尺骨の遠位端が明瞭に描出されている.
- □舟状骨は周囲手根骨との重積が少なく，橈骨茎状突起および関節腔が広く描出されている.
- □動きによる不鋭がなく，軟部組織から橈骨茎状突起まで明瞭に観察できるコントラストである.

読影時のチェックポイントと Pitfall

- □この撮影法で舟状骨の真の正面像が撮影できる.
- □舟状骨骨折でも転位が少ないものは通常の 4 方向撮影では骨折線を同定できないことがある.
- □初診時に舟状骨骨折が確認できない例でも，2 週間ほどで骨折部が明瞭となり診断できることもある.
- □尺屈位を撮影し骨折線が確認できなくても臨床症状から疑われる場合は，積極的に CT・MRI を活用する.

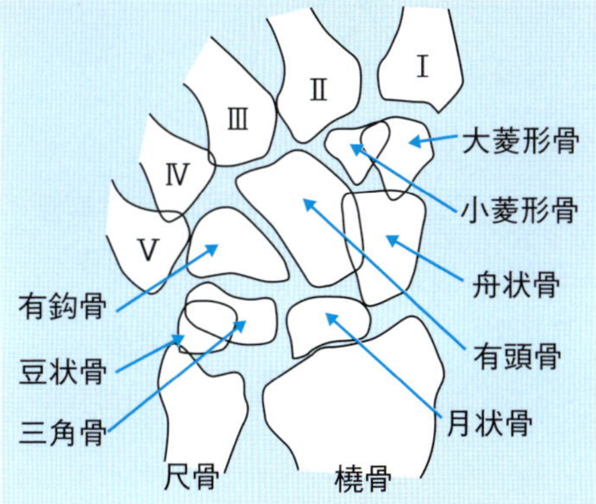

撮影体位

FFD＝100 ①肩関節 90°外転位，肘関節を 90°屈曲位とする．②前腕を回内 70°とし，手関節を最大尺屈位にする.

中心 X 線

舟状骨に対し，カセッテに垂直に入射

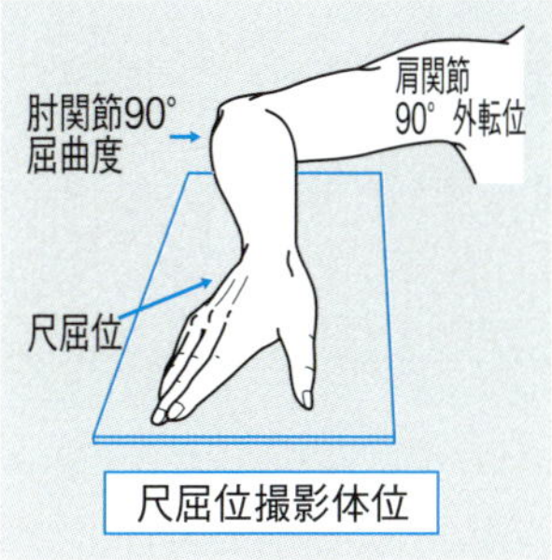

尺屈位撮影体位

MEMO

手根骨骨折の約 6 割は舟状骨骨折である．受傷直後は骨折線が明瞭ではなく，10〜14 日後，骨吸収が起きて骨折線が判明する例も多い．MRI では受傷直後から異常所見が出ることより，疑わしい場合すぐに MRI を施行して骨折の可能性を除外し，無用な固定を避けるという考え方もある.

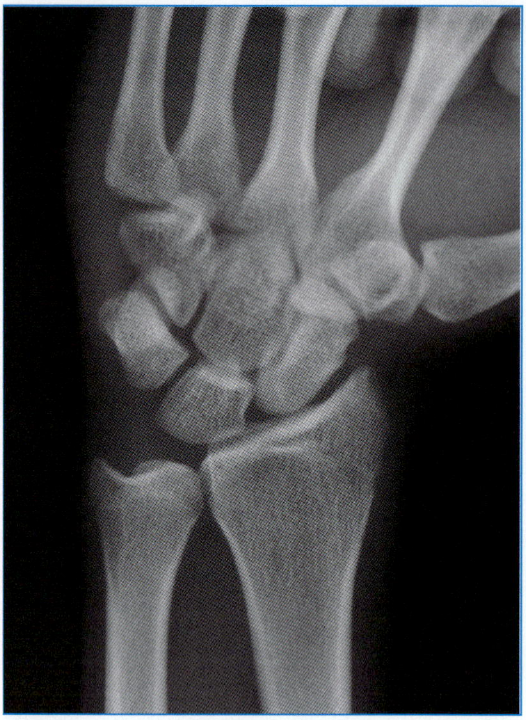

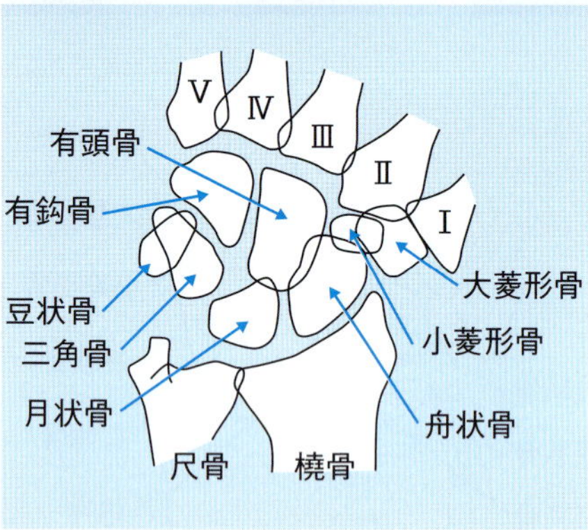

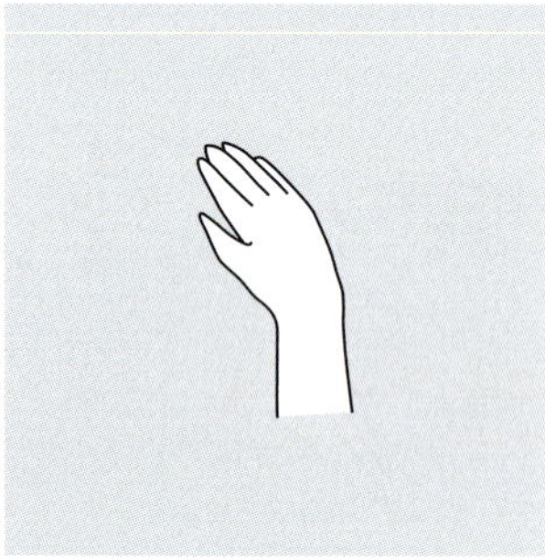

5 橈屈位

目的　月状骨，有鉤骨の観察

描出部位　同上

画像のチェックポイント

橈屈位

- □手根骨，中手骨近位端および橈骨・尺骨遠位端が明瞭に描出される．
- □月状骨は周囲手根骨との重積が少なく，尺骨茎状突起および関節腔が広く描出されている．
- □動きによる不鋭がなく，軟部組織から尺骨茎状突起まで明瞭に観察できるコントラストである．

撮影体位

FFD＝100　①肘関節を90°屈曲し，手掌と肩を同じ高さにする．②掌面を下にし，指を軽く屈曲させる．③最大外転位とし，月状骨の周囲関節腔を開くようにする．

中心X線

月状骨に対し，カセッテに垂直に入射

6 手根管

目的 手根溝の接線像の観察

描出部位 同上

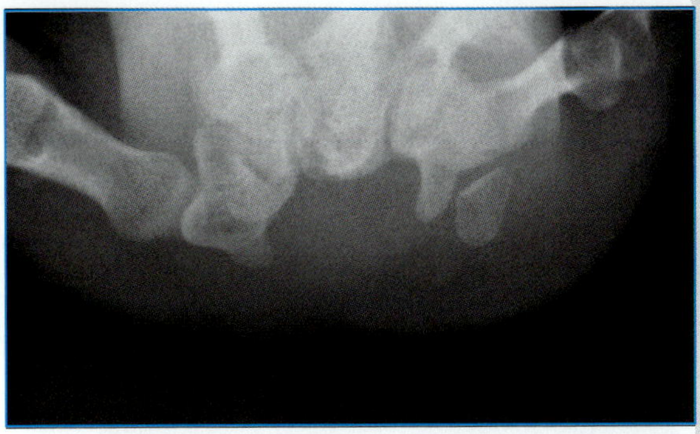

画像のチェックポイント

- □大菱形骨，舟状骨結節，小菱形骨，有頭骨，有鉤骨鉤，三角骨，および豆状骨のそれぞれの手掌面で形成される手根管が，アーチ状に描出される．
- □豆状骨と有鉤骨鉤が重積せず，小菱形骨の丸みを帯びた手掌面と，それに重積する舟状骨結節が確認できる．

読影時のチェックポイントと Pitfall

- □骨のエロージョンの有無
- □骨棘形成，変形，骨折などの有無
- □手根管領域の種子骨の有無
- □軟部組織の異常

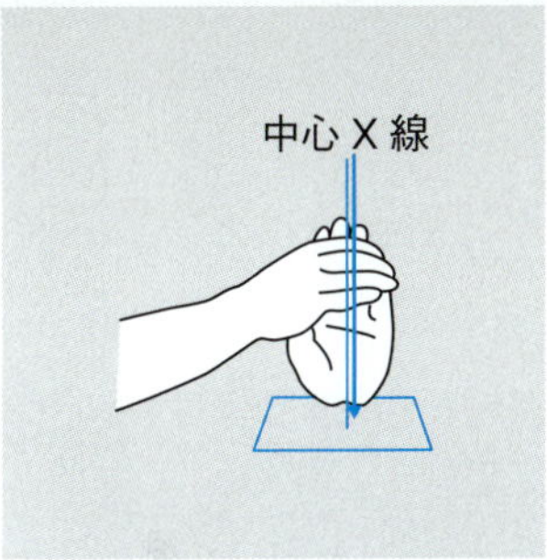

撮影体位

FFD＝100　患者は座位．検側手関節をカセッテに置き，90°背屈とする．反体側の手で検側手指を垂直に保持させる．

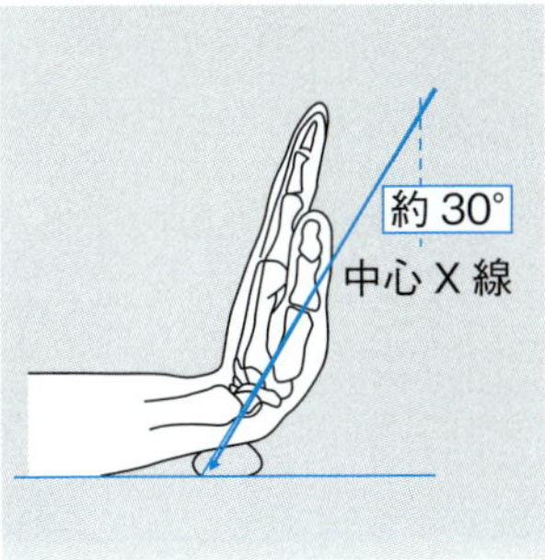

中心 X 線

カセッテに対し手掌側から 30°で斜入する．

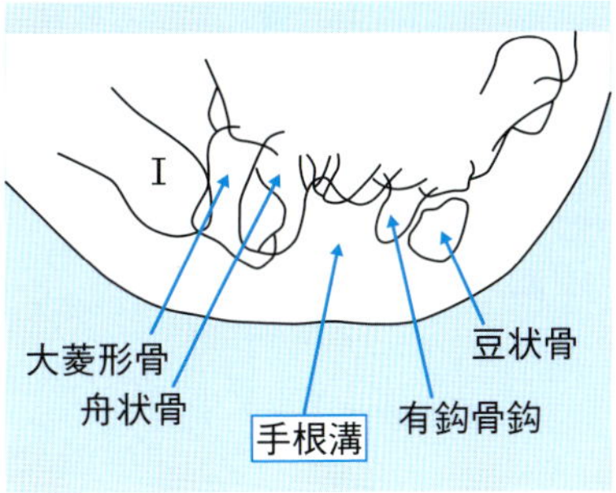

9 手掌

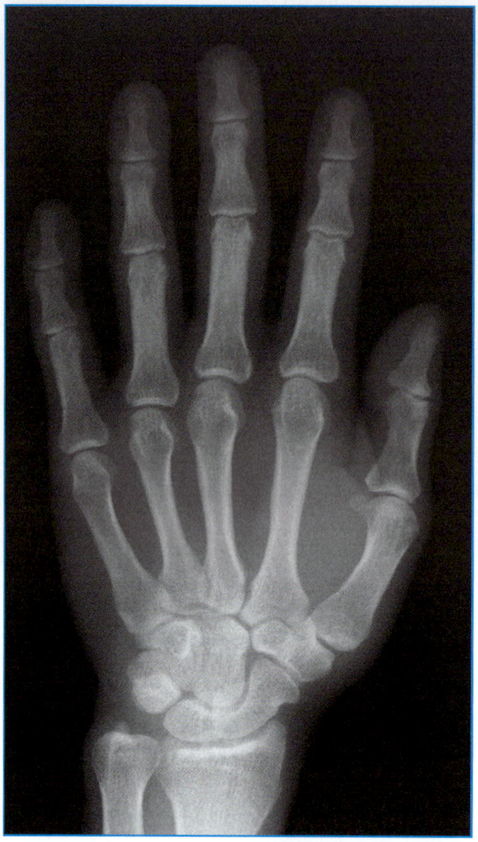

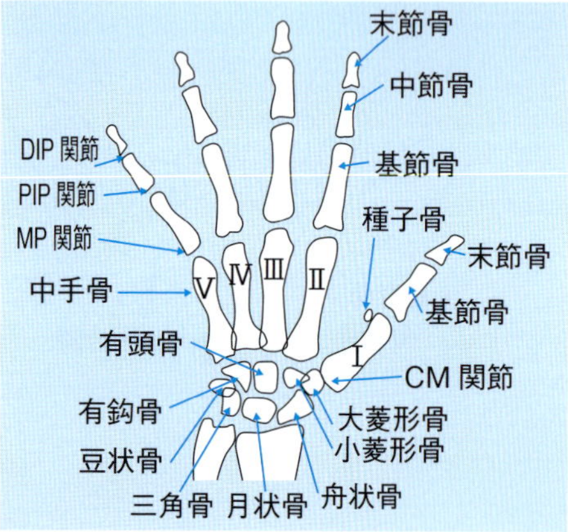

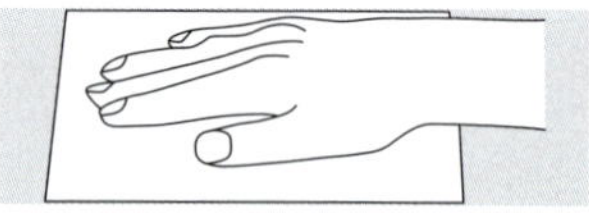

1 正面

目的 指節，中手骨，手根骨の正面像およびそれらの関節の観察

描出部位 同上

画像のチェックポイント

- □第 1～5 指の末節骨，基節骨，中手骨，第 2～5 指の中節骨，手根骨，橈尺骨遠位端が明瞭に観察できる．
- □手掌にねじれがなければ，第 2～5 指中手骨幹部の緻密骨の弯曲したラインがそれぞれの骨軸に対し左右対称である．
- □第 3 指の骨軸と，橈骨軸が一致している．
- □動きによる不鋭がなく，軟部組織から骨梁までが鮮鋭に描出されるコントラスト

読影時のチェックポイントと Pitfall

- □両側を一度に撮影する場合は，やや尺屈位となる．
- □手関節の角度（72～95°），橈骨の角度（約 30°）の確認
- □軟部組織の石灰化の有無
- □関節内部および周囲の石灰化の有無
- □骨硬化およびエロージョンの有無
- □種子骨の位置の確認
- □第 2 基節骨の緻密骨の厚さ（正常 4～5 mm）の確認
- □骨年齢判定の場合はアトラスを参照

撮影体位

FFD＝100　掌面を下に，指を伸展させる．

中心 X 線

第 3 指 MP 関節に対し垂直に入射

2 斜位

目的 指節，中手骨，手根骨およびそれら関節の斜位の観察

描出部位 同上

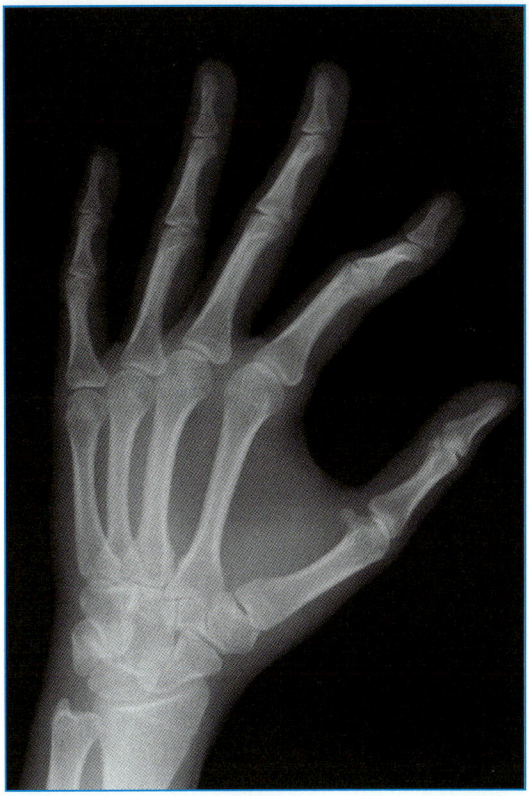

画像のチェックポイント

- □第 1〜5 指の末節骨，基節骨，中手骨，第 2〜5 指の中節骨，手根骨，橈尺骨遠位端が明瞭に観察できる．
- □第 3 指の骨軸と，橈骨軸が一致している．
- □手掌が正しく斜位像になっていれば，第 3，4，5 中手骨の幹部は重積しない．
- □動きによる不鋭がなく，軟部組織から骨梁までが鮮鋭に描出されるコントラストである．

読影時のチェックポイントと Pitfall

- □橈骨および尺骨遠位は重なって描出される
- □月状骨，有頭骨および橈骨の関係が観察しやすい．
- □配列の異常が評価でき，骨折がある場合は掌背側への転位を観察する．
- □軟部組織の異常の有無
- □関節内部および周囲の石灰化の有無
- □骨硬化およびエロージョンの有無
- □種子骨の位置の確認

撮影体位

FFD＝100 掌面を下に，指を軽く曲げて手掌を 45° 斜位とする．母指はカセッテにつける．

中心 X 線

第 3 指 MP 関節に，カセッテに垂直に入射

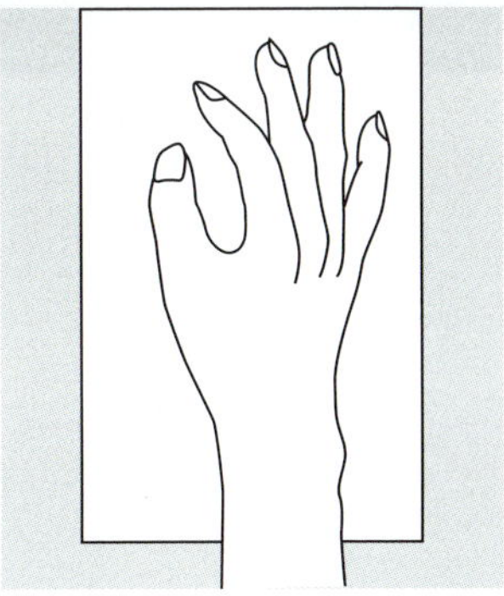

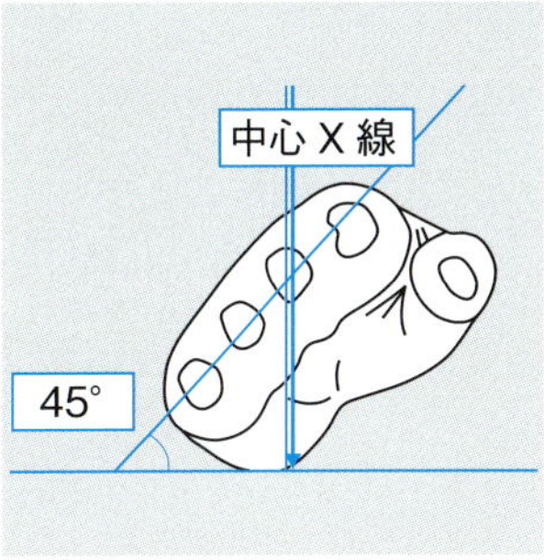

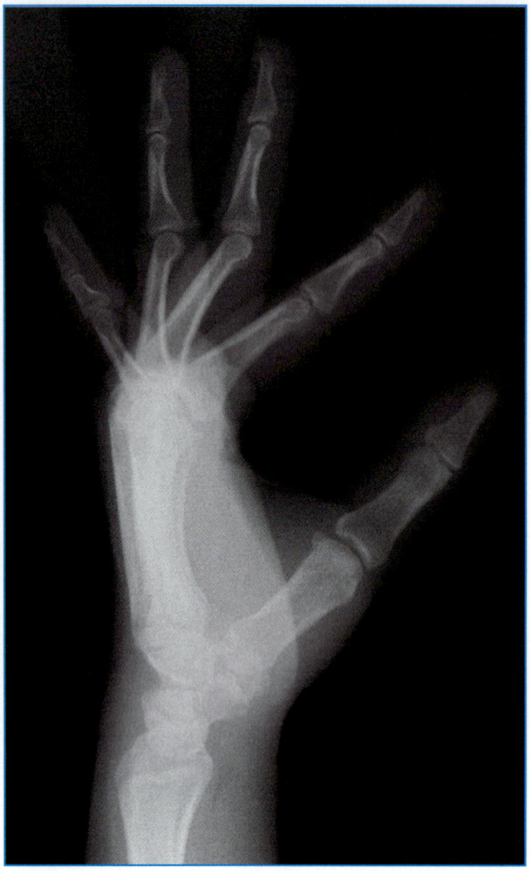

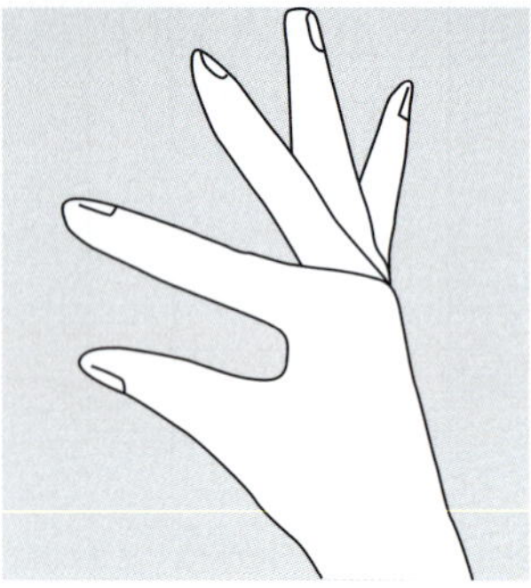

3 側面

目的 指節，中手骨，手根骨およびそれら関節の側面の観察

描出部位 同上

画像のチェックポイント

- □第1指は斜位像，2〜4指はほぼ側面となる．
- □掌・背屈されていなければ，2〜4指の中手骨の骨軸は，橈骨軸と一致する．
- □各指節のほぼ側面像が観察され，末節骨が過露光にならないコントラストである．

読影時のチェックポイントと Pitfall

- □中手骨がほぼ重積して描出されるが，指節間関節は評価しやすい．
- □骨のエロージョンや限局した透亮像の確認
- □骨折，骨遊離体，脱臼の有無
- □軟部組織の異常の有無

撮影体位

FFD＝100　掌面を側面とし，指をできるだけ進展させたまま放射状に開かせる．

中心X線

第2指 MP 関節に，カセッテに垂直に入射

10 母指

1 正面

目的 指骨および IP・MP・CM 関節の観察

描出部位 同上

画像のチェックポイント

□正しい正面像である．

□末節骨が過露光にならず，CM 関節まで観察できるコントラストである．

読影時のチェックポイントと Pitfall

□ベネット骨折例では掌側の強靱な靱帯に付着した三角骨片が元の位置にとどまり，母指中手骨全体は橈背側へ脱臼する．

□よって CM 関節部の撮影では中手骨基部に対する正確な 2 方向撮影が必須

□第 1 中手骨および指骨の異常の有無

□骨のエロージョンや限局した透亮像の有無

□骨折，骨遊離体，脱臼の有無

□軟部組織の異常の有無

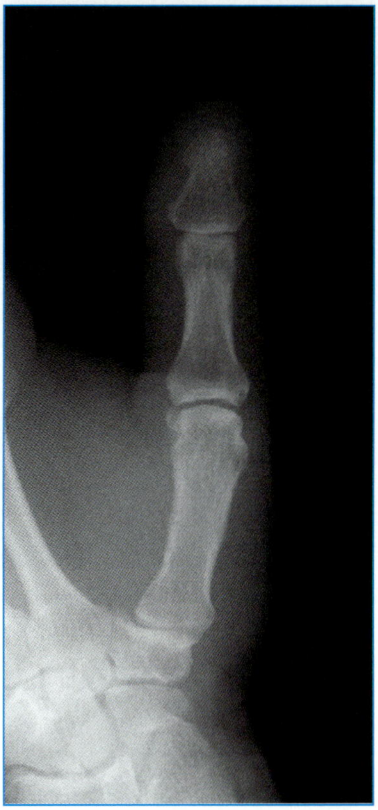

撮影体位

FFD＝100 カセッテに対し母指を正しい正面像とする．AP 法では手掌を回内する．

中心 X 線

MP 関節に向け垂直に入射

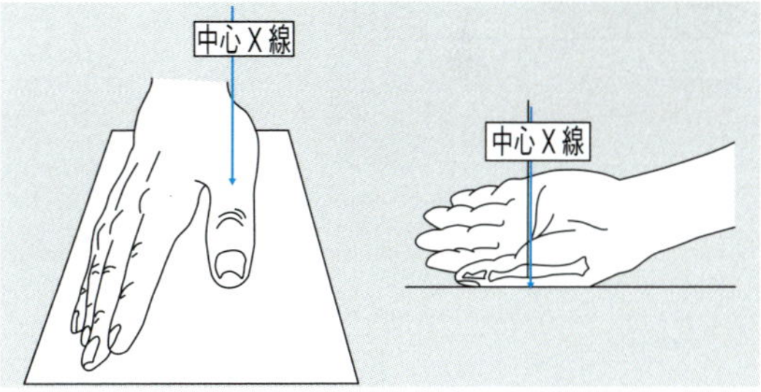

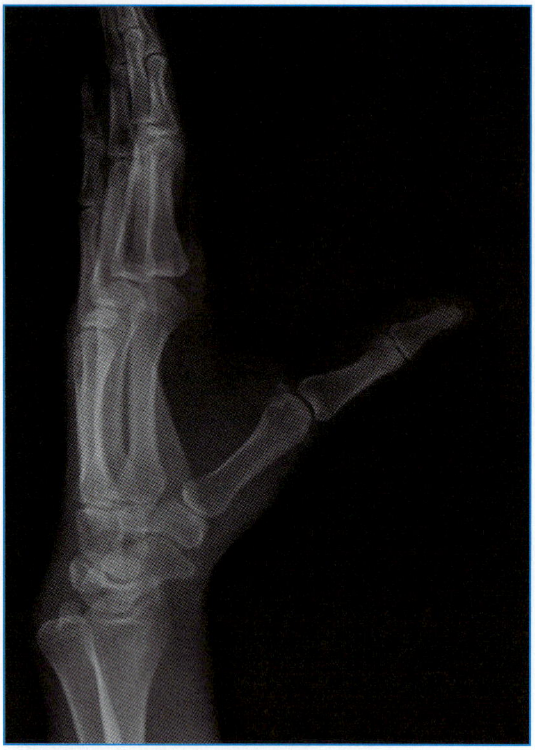

2　Robert 法

目的　母指 CM 関節部（手根中手関節）の観察
描出部位　同上

画像のチェックポイント

□第 1 中手骨中手骨基部と大菱形骨が重複せず，CM 関節部の関節列隙が鮮明に観察されるコントラストである．

読影時のチェックポイントと Pitfall

□母指は正しい正面像となることが望ましいが，無理な場合もあるので留意すること．
□経時的に観察するために撮影補助具を必ず用い，再現性の良好な画像が必要である．
□ベネット骨折例では掌側の強靱な靱帯に付着した三角骨片が元の位置にとどまり，母指中手骨全体は橈背側へ脱臼する．
□よって CM 関節部の撮影では中手骨基部に対する正確な 2 方向撮影が必須

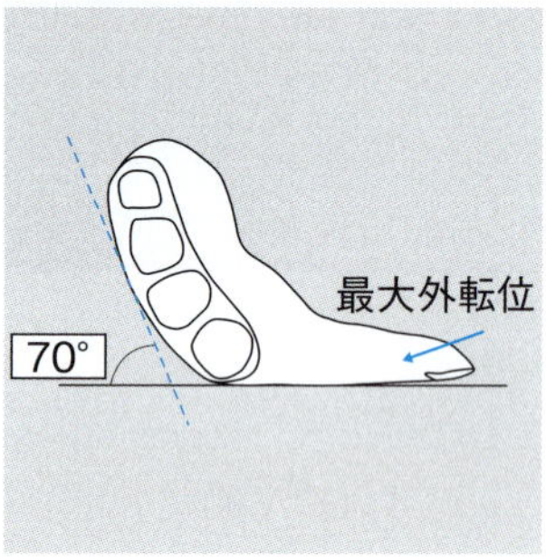

撮影体位

FFD＝100　患者は立位もしくは座位．前腕を強内旋位とし，手背面をカセッテに対し 70°とする．母指は最大外転位とする．

中心 X 線

母指 CM 関節部に対し，カセッテに垂直に入射

3　側面

目的　指骨および IP・MP・CM 関節の観察

描出部位　同上

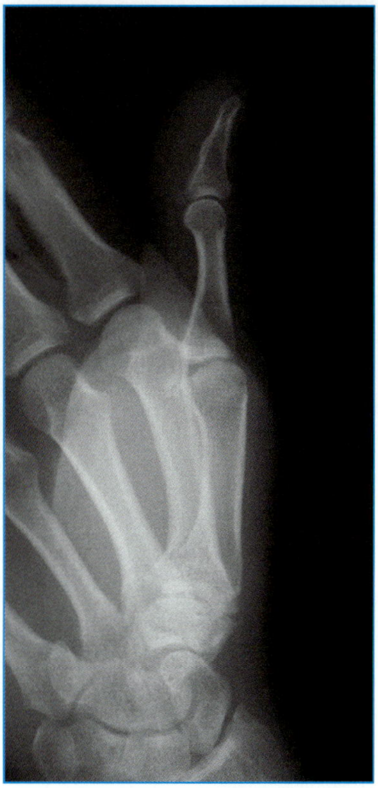

画像のチェックポイント

- □母指が正しい側面像である.
- □CM 関節部側面像も同時に観察される.
- □末節骨が過露光にならず，第 1 中手骨近位端まで観察できるコントラストである.

読影時のチェックポイントと Pitfall

- □第 1 中手骨および指骨の異常の有無
- □骨のエロージョンや限局した透亮像の有無
- □骨折，骨遊離体，脱臼の有無
- □軟部組織の異常の有無

撮影体位

FFD＝100　手掌を回内し，カセッテに対し母指を正しい側面像とする.

中心 X 線

MP 関節に向け垂直に入射

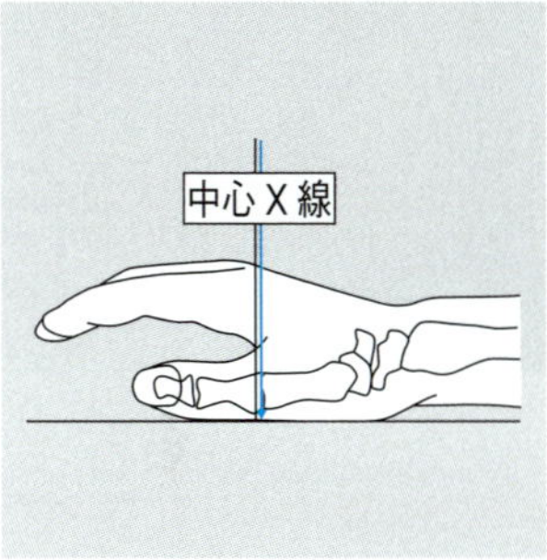

11 指骨（第 2～5 指）

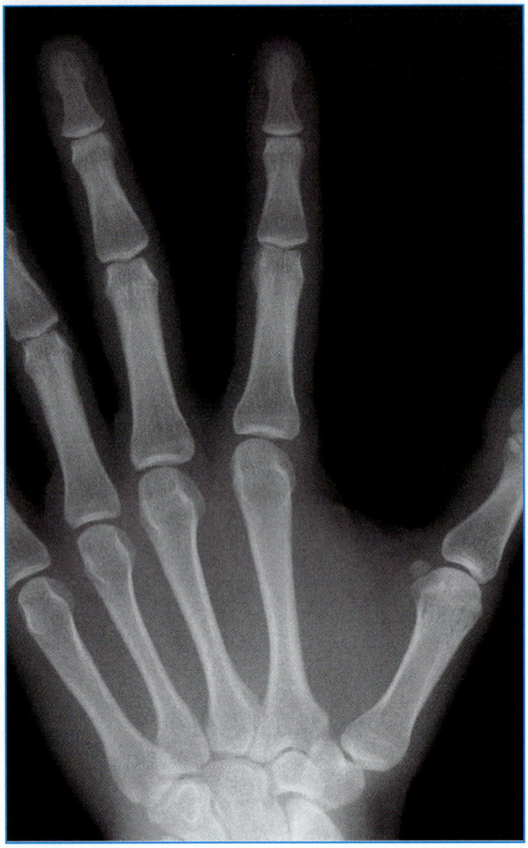

1 正面

目的 指骨および DIP・PIP・MP 関節の観察

描出部位 同上

撮影体位

FFD＝100 カセッテに対し検指を正しい正面とする.

中心 X 線

PIP 関節に向けて垂直に入射

2 側面

目的 指骨および DIP・PIP・MP 関節の観察

描出部位 同上

画像のチェックポイント

- □検指に対して正しい側面像である.
- □中節骨の三角骨片のみならず，陥没骨片も正確に診断できるように，正確な側面を撮影する.
- □末節骨が過露光にならず，MP 関節まで観察できるコントラストである.

読影時のチェックポイントと Pitfall

- □PIP 関節部などの近位指節間関節部の脱臼骨折例では，しばしば関節面の中央に陥没骨片が存在するので注意して観察する.

撮影体位

FFD＝100 カセッテに対し検指を正しい側面とする.

中心 X 線

PIP 関節に向けて垂直に入射

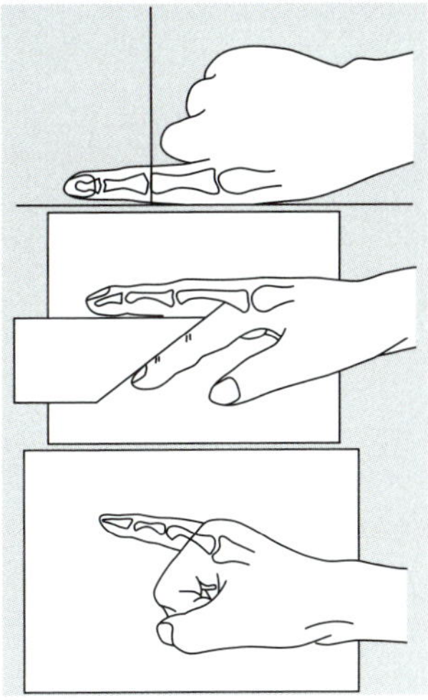

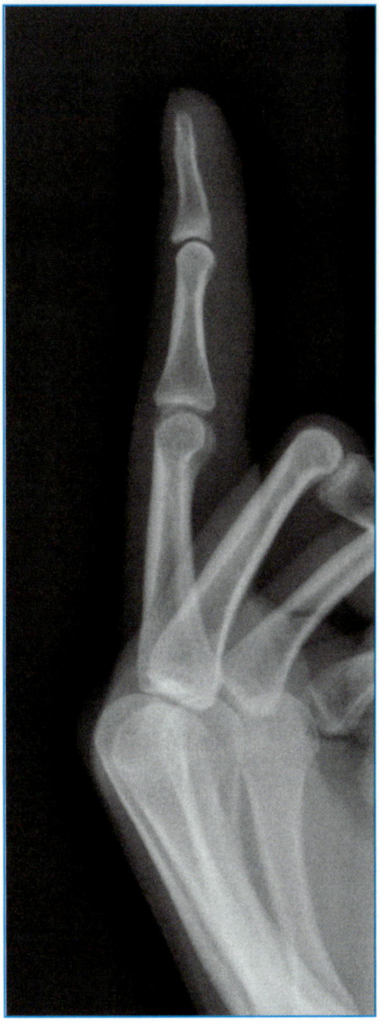

III　胸郭領域

この領域は病変の変化が微細な場合，評価に難渋することが多く，正しく撮影された，きれいな画像がより望まれる．肺野，縦隔陰影との重なりもあり，よりていねいな観察が必要である．たとえば，肋骨骨折の場合，ただ漫然と全体を俯瞰して観察するだけでなく，一本，一本走行に沿っててていねいに指でなぞるように観察，評価することが肝要である．特に外傷の場合，疼痛部位が要注意である．

胸骨では臨床的に病変が強く疑われる場合でも単純写真ではequivocalなことが多く，CTを優先しても良いと思われる．

基本的なことではあるが，胸郭領域の撮影でも，骨ばかりでなく，重なる肺野，縦隔陰影など観察できる範囲はすべて，十分注意をはらう必要がある．

1 鎖骨

1 正面

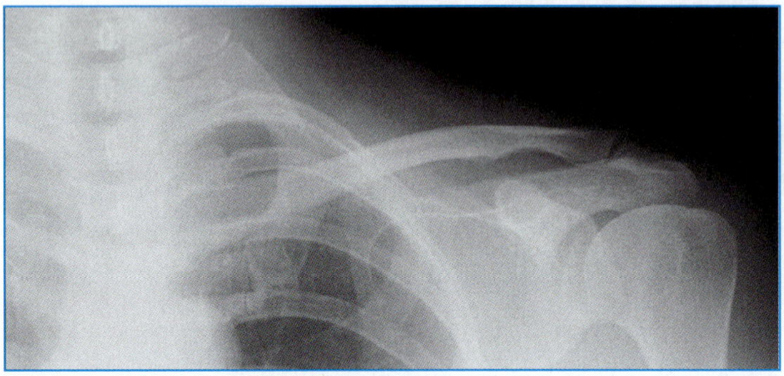

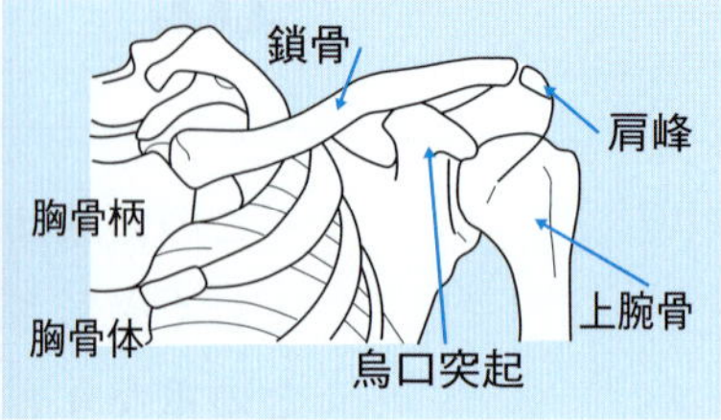

目的 鎖骨全体, 肩鎖関節および胸鎖関節の観察

描出部位 同上

画像のチェックポイント

□肩鎖関節および鎖骨, 胸鎖関節が描出されている.

□中心X線の入射角度が適切であれば, 鎖骨の歪みが少なく, 肩甲骨の上部の一部のみが鎖骨と重積する.

□鎖骨遠位と近位端で大きな濃度差がなく, 肩峰が過露光にならないコントラストである.

読影時のチェックポイントと Pitfall

□鎖骨骨折は, その骨折部位により内1/3, 中1/3, 外1/3に分類される.

□外側1/3骨折は, その程度によりType Ⅰ～Ⅲに分類される. (肩鎖関節の項参照)

□烏口鎖骨靱帯断裂の有無をみるためには, 肩甲骨軸位像を撮影する.

□位置, 配列の確認

□骨折の有無

□肋間腔の幅, 関節裂隙, 軟部組織の異常の有無

□骨塩量, 骨梁の配列, 骨梁構造の境界, 骨皮質, 骨の輪郭の確認

□限局した透亮像, 硬化像の有無

□骨膜剥離や肥厚の有無

□鎖骨遠位端は肩峰と同じ高さである. 近位端と胸骨の位置関係は対側との比較が必要

□胸鎖関節の関節裂隙 (正常では 3～5 mm), 肩鎖関節の関節裂隙 (正常では 2～4 mm) の確認

撮影体位

FFD＝100 患者は立位. 前額面をカセッテに平行とし, 自然体とする.

中心X線

胸鎖関節と肩鎖関節の中点, 鎖骨の中央に対しカセッテに垂直に入射

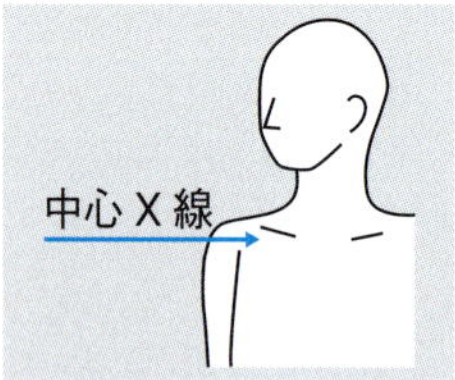

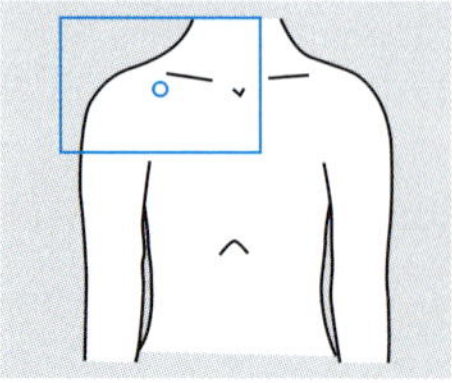

2　斜位

目的　鎖骨全体，肩鎖関節および胸鎖関節の観察

描出部位　同上

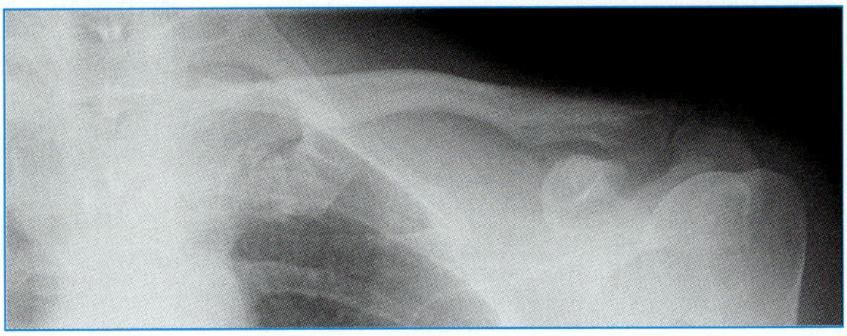

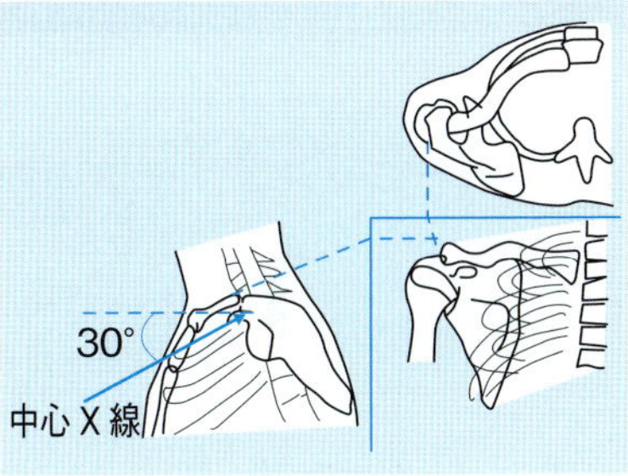

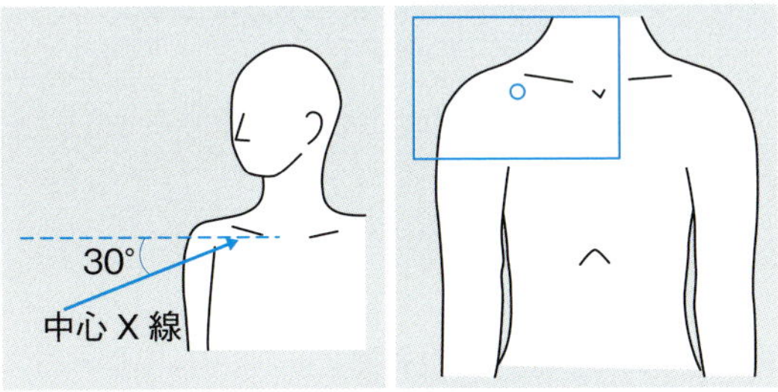

画像のチェックポイント

- □肩鎖関節および鎖骨，胸鎖関節が描出されている.
- □鎖骨と肋骨の間隙，胸鎖関節腔が描出され，胸郭との関係が描出される.
- □入射角度は太った患者ほど大きく，やせるほど小さくすると良い.
- □中心 X 線の入射角度が適切であれば，鎖骨の歪みが少なく，肩甲骨の上部の一部のみが鎖骨と重積する.
- □鎖骨遠位と近位端で大きな濃度差がなく，肩峰が過露光にならないコントラストである.

撮影体位

FFD＝100　患者は立位．前額面をカセッテに平行とし，自然体とする.

中心 X 線

鎖骨の中央に足方から 30° で，カセッテに対し斜入する（体格により変更する）.

3 Rockwood 法

目的　胸鎖関節脱臼の診断，両側鎖骨長軸の関係の観察

描出部位　両側の肩鎖関節から胸鎖関節までの鎖骨全体像

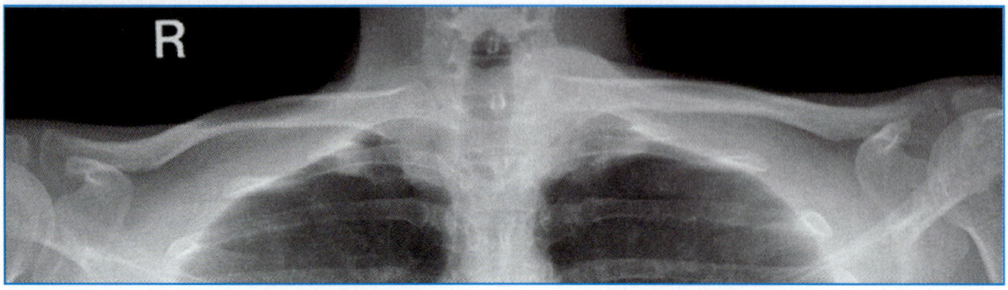
R

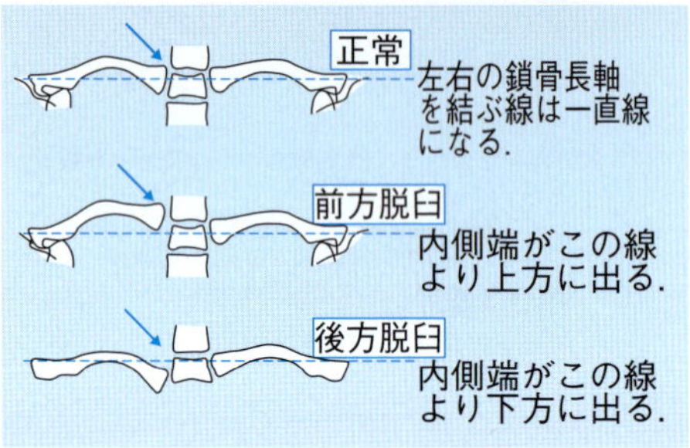
正常
左右の鎖骨長軸を結ぶ線は一直線になる.
前方脱臼
内側端がこの線より上方に出る.
後方脱臼
内側端がこの線より下方に出る.

画像のチェックポイント

- □胸郭に回旋がなく正しい正面像として描出されている.
- □肩鎖関節が過露光にならず，胸鎖関節まで明瞭に観察される.

読影時のチェックポイントと Pitfall

- □胸鎖関節脱臼は比較的稀であり，大多数が前方脱臼とされる．なお後方脱臼は転移した鎖骨近位が胸郭内臓器を圧迫するため早期診断が重要とされる.

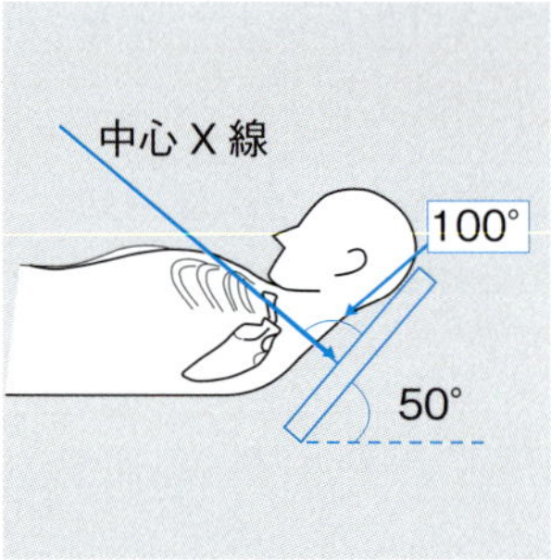
中心 X 線
100°
50°

撮影体位

FFD＝200　患者は背臥位．両上肢は力を抜かせて自然体とする．患者の後頭部から肩までの 50° をなすポジショニングブロックを用いて枕状にする．下顎の重積に注意する.

中心 X 線

両側胸鎖関節の中央に，足方からカセッテに対し 10° で斜入する.

2 胸鎖関節

1 正面

目的　胸鎖関節腔の観察

描出部位　同上

撮影体位

FFD＝60　患者は立位．検側前面をカセッテにつけ，前額面はカセッテに対し 40° とする．

中心 X 線

検側胸骨切痕（胸鎖陥没部）に射出するよう，カセッテに対し垂直に入射

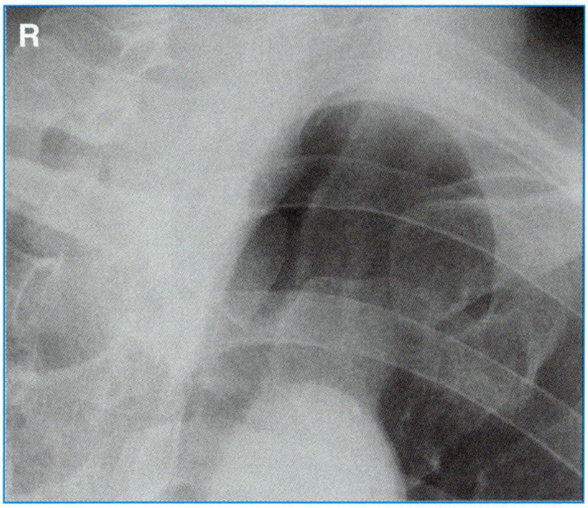

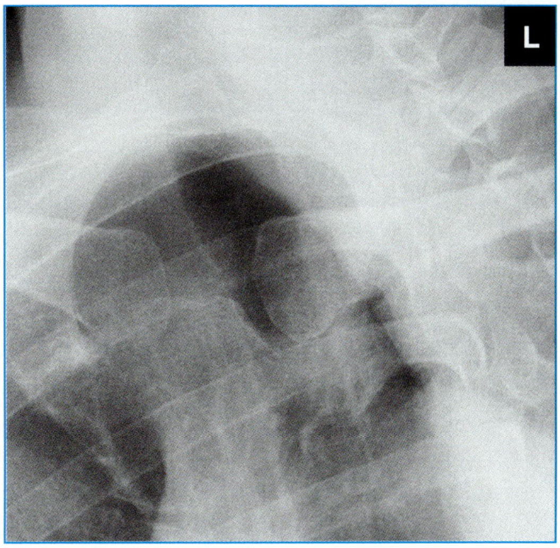

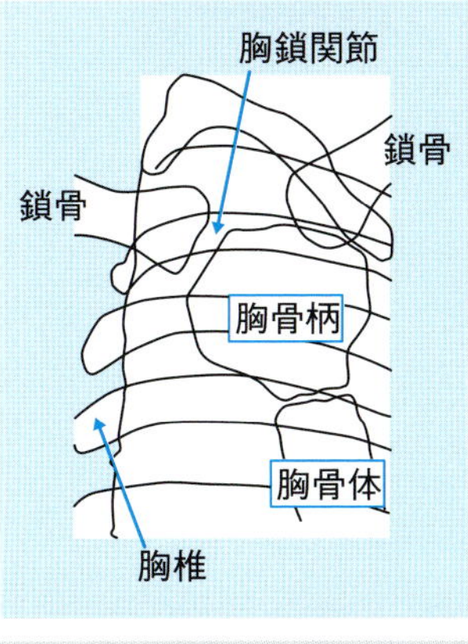

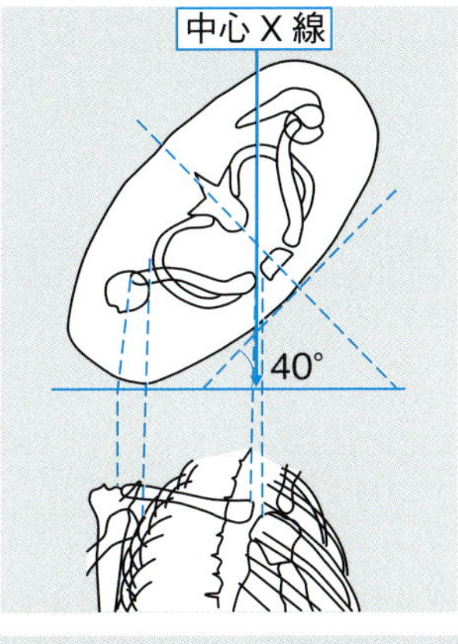

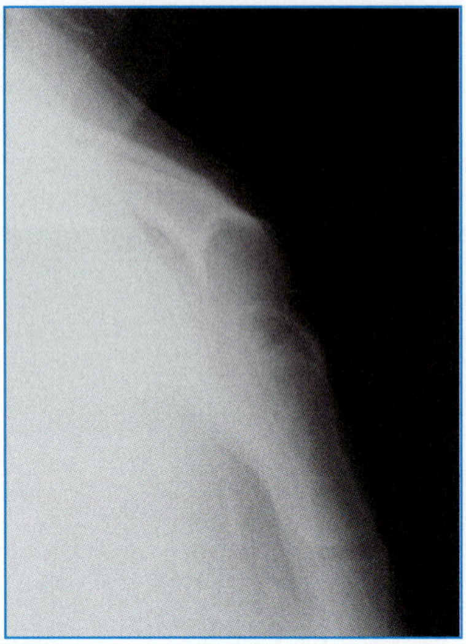

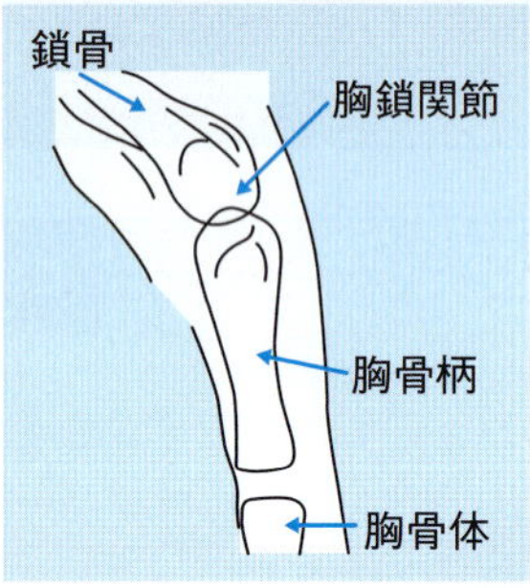

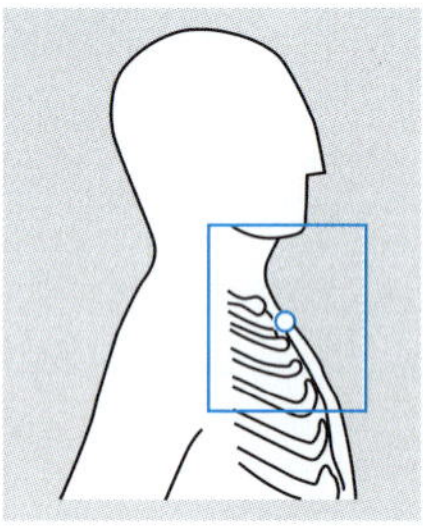

2 側面

目的 胸鎖関節側面像の観察

描出部位 同上

画像のチェックポイント

正面

□胸鎖関節腔は非検側肩甲骨体部および椎体に重複せず，胸郭内に描出される.

□関節部が過露光にならず，関節腔は明瞭に観察できるコントラストである.

側面

□両側の胸鎖関節部（両鎖骨近位端）が重複して描出される.

□皮膚面に近いためハレーションによる過露光にならず，胸骨体部との関係が明瞭に観察できるコントラストである.

読影時のチェックポイントと Pitfall

□胸鎖関節脱臼を疑う場合は，あわせてロックウッド撮影が有用である（108 ページ参照）.

撮影体位

FFD＝100 患者は立位．腕を背面で組ませ，胸を張らせる．正中矢状面をカセッテに平行とする．

中心 X 線

胸鎖関節部の皮膚面から 2 cm 内側に，カセッテに対し垂直に入射

3 胸骨

1 RPO（LAO）

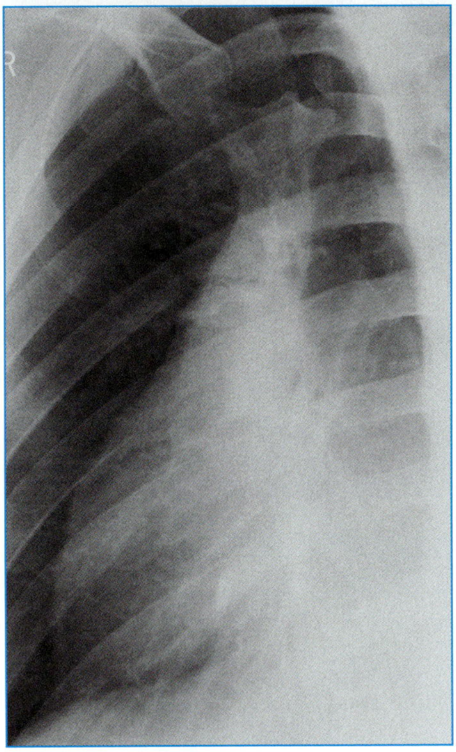

目的　胸骨全体の，正面に近い像を肺陰影に重積させることにより観察する．

描出部位　胸骨柄，体部および剣状突起

撮影体位

FFD＝100　患者は立位もしくは腹臥位．前額面をカセッテに平行とし，前胸壁を密着させる．

中心X線

患者に対し右後方からカセッテに対し20°で胸骨体に向けて斜入する．

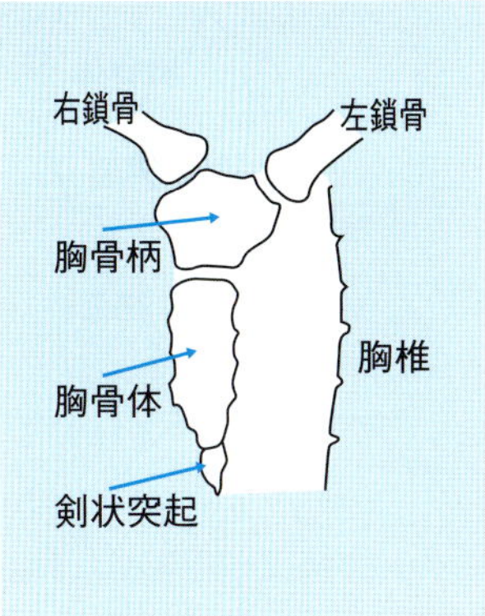

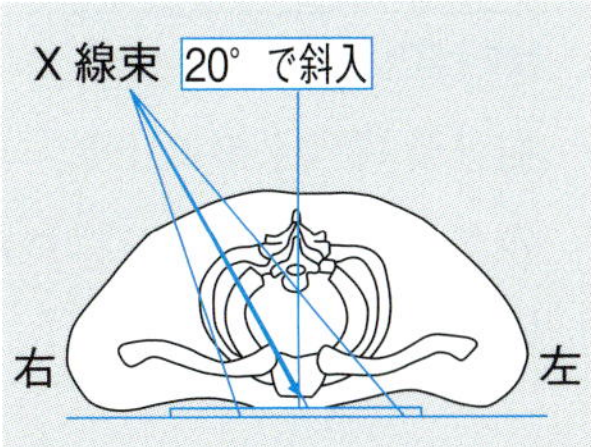

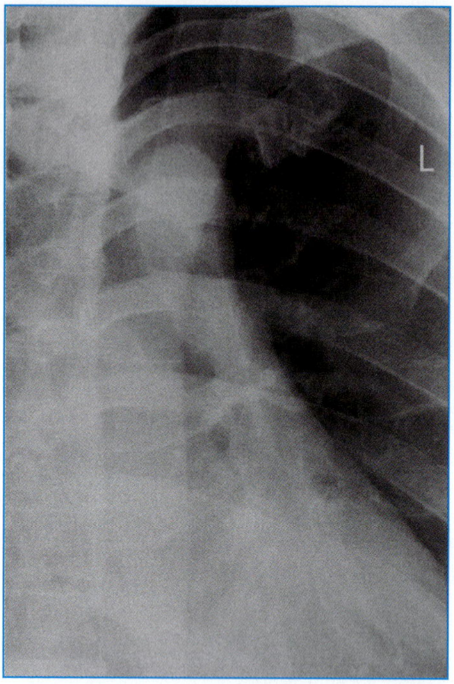

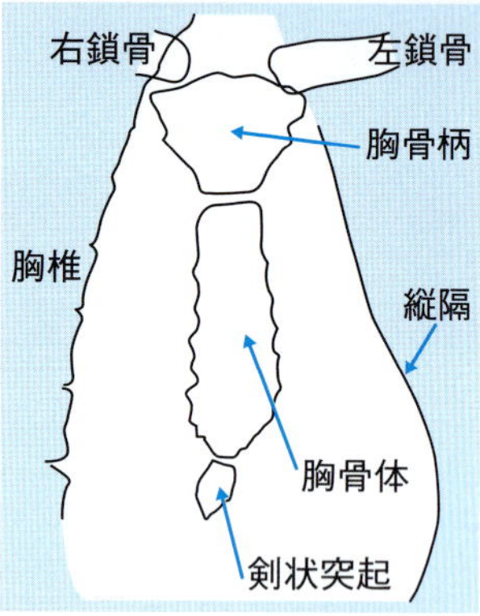

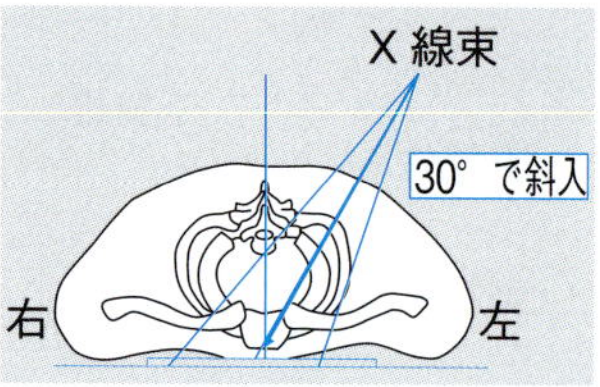

MEMO

胸骨骨折は水平に生じ，前後方向に偏位するので正面に近い像ではわかりにくいことが多い．

2 LPO（RAO）

目的 胸骨全体の，正面に近い像を心陰影に重積させることにより観察する．

描出部位 胸骨柄，体部および剣状突起

画像のチェックポイント

RPO

- □胸骨正面像は，椎体との重積を避けるために斜入射撮影を行う．
- □胸骨全体を肺陰影に重ねて描出し，その他の障害陰影をぼかすために FFD＝100 以下での近接撮影が望ましい．
- □鎖骨近位端，胸骨柄，胸骨体，および剣状突起が描出されている．
- □胸骨全体が，椎体と重積せずに描出されている．

LPO

- □胸骨全体を心陰影に重ねて描出し，その他の障害陰影をぼかすために FFD＝100 以下での近接撮影が望ましい．
- □一般的に，LPO（RAO）方向では，胸骨全体は観察しにくいとされる．

読影時のチェックポイントと Pitfall

- □胸骨の形態，変形，剣状突起の屈曲の確認
- □骨折の有無
- □骨塩量の評価
- □限局した透亮像や硬化像の有無
- □骨皮質，骨の輪郭，上胸骨軟骨結合の境界の確認
- □胸鎖関節の関節裂隙（正常は 3〜5 mm）の確認
- □関節面，関節内の硬化像，周囲の石灰化の有無

撮影体位

FFD＝100．患者は立位もしくは腹臥位．前額面をカセッテに平行とし，前胸壁を密着させる．

中心 X 線

患者に対し左後方からカセッテに対し 30° で胸骨体に向けて斜入する．

3 側面

目的　胸骨全体の側面像の観察

描出部位　同上

画像のチェックポイント

- □胸骨柄，胸骨体，および剣状突起が肋骨および軟部組織と重積せずに描出されている．
- □ねじれのない完全な側面像である．

読影時のチェックポイントと Pitfall

- □胸骨の形態（側面では腹側に凸のアーチ），変形，剣状突起の屈曲の確認
- □骨折の有無
- □骨塩量の確認
- □限局した透亮像や硬化像の有無
- □骨皮質，骨の輪郭，上胸骨軟骨結合の境界の確認

撮影体位

FFD＝100　患者は立位もしくは側臥位．矢状面をカセッテに平行とし，両上肢を後方に引かせ胸を張る．ハレーション防止のため，照射野をできるだけ縮小する．

中心X線

胸骨体の中央で，皮膚面から 3 cm 内側に対し，カセッテに垂直に入射

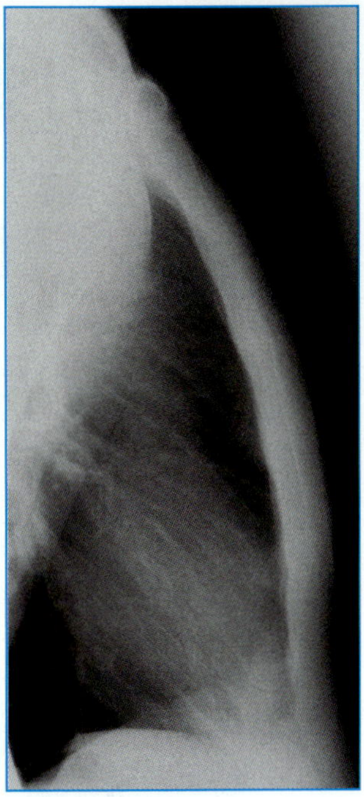

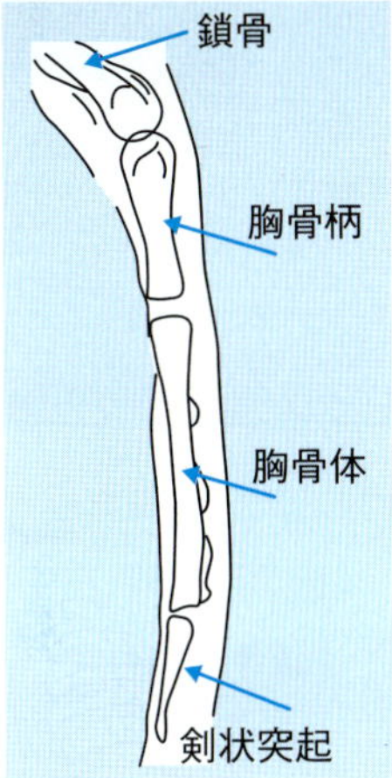

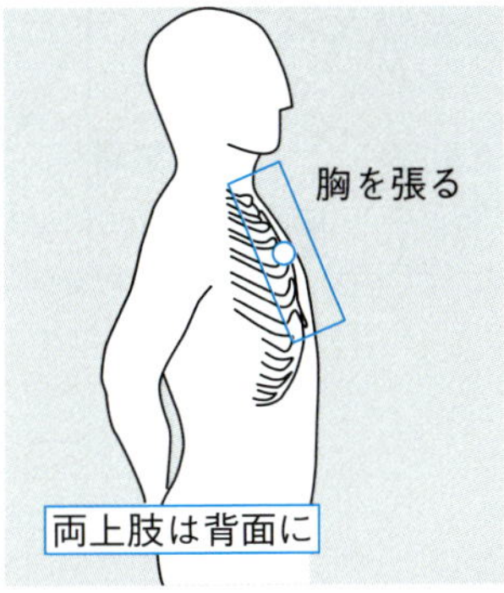

4 肋骨

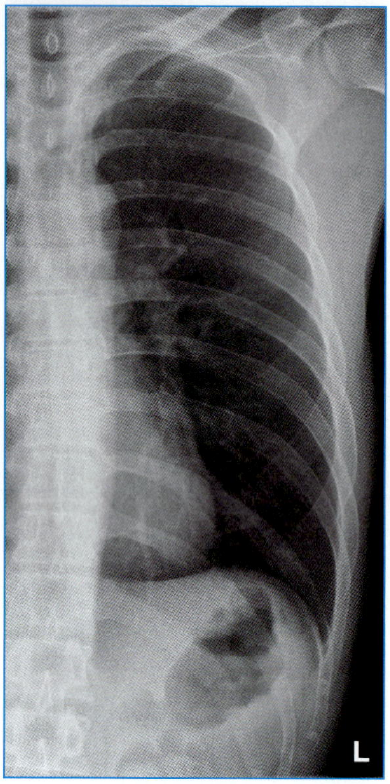

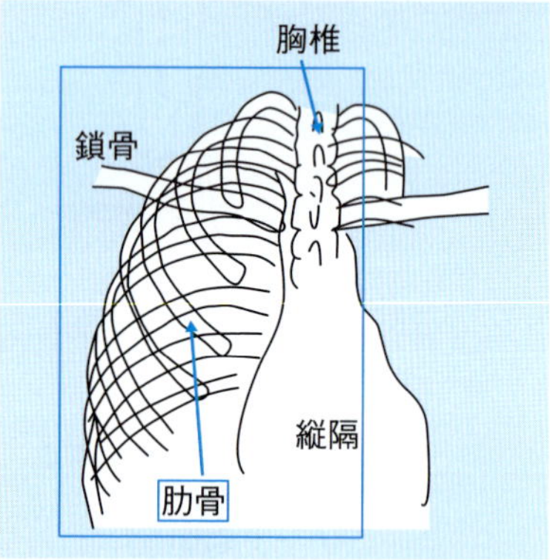

1 正面

目的 背部肋骨正面像および側胸部肋骨軸位像の観察

描出部位 同上

画像のチェックポイント

- □検側肋骨が椎体から前縁まで観察でき，肺野と重積する肋骨が過露光にならず，鮮鋭に描出されている．
- □背部肋骨から側胸部肋骨が正面像で描出されている．
- □主訴のある部位に鉛マークをつけて撮影することもある．

読影時のチェックポイントと Pitfall

- □肋骨が 12 対ある．
- □形態の異常（2 分肋骨，肋骨癒合など），数（ダウン症では 11 対），位置，配列の評価
- □骨折の有無
- □肋間腔の幅の評価
- □骨塩量，骨梁の連続や境界，骨皮質，骨輪郭の評価
- □限局した透亮像，硬化像の有無
- □骨膜剥離や肥厚の有無
- □外傷による皮下組織の腫脹や胸膜病変，肺，縦隔構造，異物や石灰化，気腫などの有無
- □肋骨後下縁から側下縁に沿ってみられる 1～2 mm の整あるいは不正な淡い陰影は，露骨に沿う壁側胸膜と軟部組織でつくられた像で，胸膜肥厚と読み違えやすい．この随伴陰影は第 1・2 肋骨にみられることが多い．
- □肋骨は 1 本ずつ起始部から先端に至るまでなぞって確認する必要がある．
- □外傷の場合は疼痛のある部位に特に注意して観察する．

撮影体位

FFD＝100　患者は立位もしくは背臥位．枕をせずに，前額面をカセッテに平行とする．必ず椎体を撮影範囲に入れ，上部なら第1肋骨から，下部なら第11肋骨前端までが確実に入るような照射野とする．

中心X線

検側肋骨に対し，カセッテに垂直に入射．上部なら吸気で，下部なら呼気で撮影

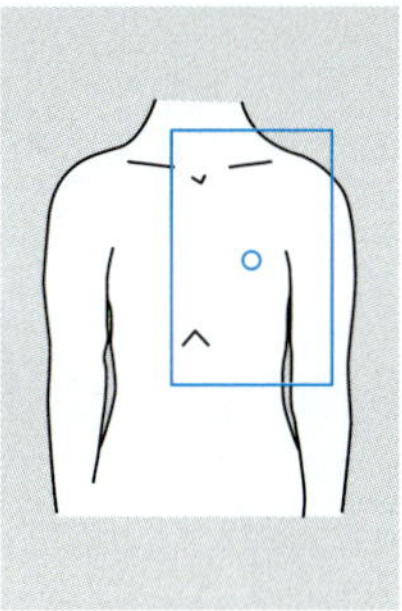

2　斜位

目的　側胸部肋骨正面像および背部肋骨斜位像の観察

描出部位　同上

画像のチェックポイント

- □検側肋骨が椎体から前縁まで観察でき，肺野と重積する肋骨が過露光にならず，鮮鋭に描出されている．
- □側胸部肋骨から背部肋骨が斜位像で描出されている．
- □主訴のある部位に鉛マークをつけて撮影することもある．

読影時のチェックポイントと Pitfall

- □骨折の有無
- □肋間腔の幅の評価
- □骨塩量，骨梁の連続や境界，骨皮質，骨輪郭の評価
- □限局した透亮像，硬化像の有無
- □骨膜剝離や肥厚の有無
- □外傷による皮下組織の腫脹や胸膜病変，肺，縦隔構造，異物や石灰化，気腫などの有無
- □肋骨は1本ずつ起始部から先端に至るまでなぞって確認する必要がある．
- □外傷の場合は疼痛のある部位に特に注意して観察する．

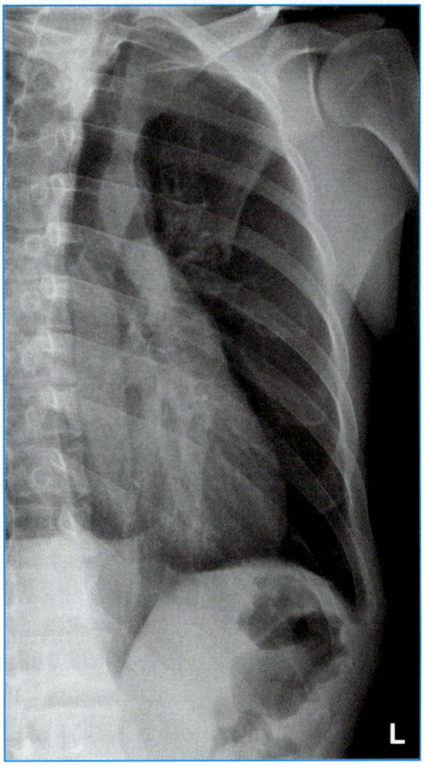

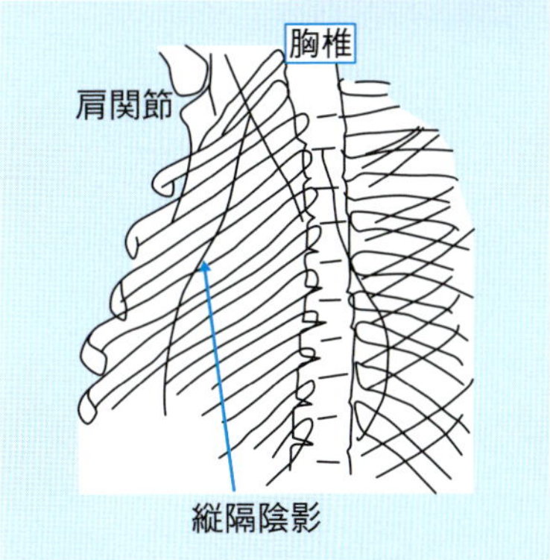

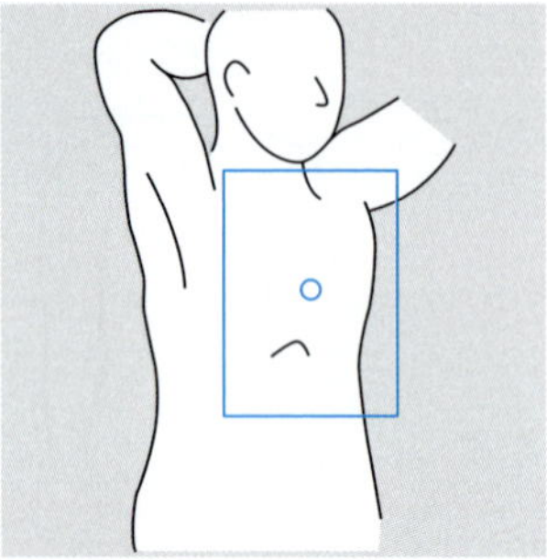

撮影体位

FFD＝100　患者は立位もしくは背臥位．検側上肢は挙上，前額面を検側に約 40°の斜位とする．

中心 X 線

検側肋骨に対し，カセッテに垂直に入射．上部なら吸気で，下部なら呼気で撮影

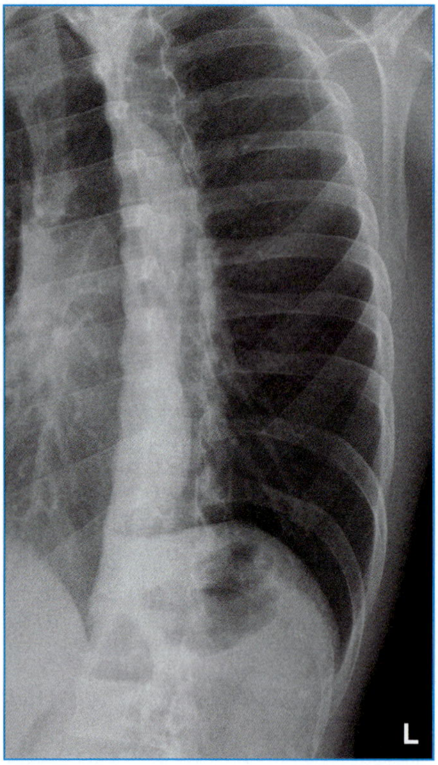

3　逆斜位

目的　側胸部肋骨正面像および前胸部肋骨斜位像の観察

描出部位　同上

画像のチェックポイント

逆斜位

- □検側肋骨が椎体から前縁まで観察でき，肺野と重積する肋骨が過露光にならず，鮮鋭に描出されている．
- □側胸部肋骨から前胸部肋骨が描出されている．
- □主訴のある部位に鉛マークをつけて撮影することもある．

頭側斜入

- □検側肋骨前縁が体軸方向に投影され，肋骨弓が広範囲に観察される．
- □肋骨前縁が過露光にならず，鮮鋭に観察されるコントラストである．
- □主訴のある部位に鉛マークをつけて撮影することもある．

読影時のチェックポイントと Pitfall

- □骨折の有無
- □肋間腔の幅の評価
- □骨塩量，骨梁の連続や境界，骨皮質，骨輪郭の評価
- □限局した透亮像，硬化像の有無
- □骨膜剥離や肥厚の有無
- □外傷による皮下組織の腫脹や胸膜病変，肺，縦隔構造，異物や石灰化，気腫などの有無
- □肋骨は 1 本ずつ起始部から先端に至るまでな

ぞって確認する必要がある．

□外傷の場合は疼痛のある部位に特に注意して観察する．

撮影体位

FFD＝100　患者は立位もしくは背臥位．上肢は重積しない程度で背面におき，前額面を非検側に40°の斜位とする．

中心X線

検側肋骨に対し，カセッテに垂直に入射．上部なら吸気で，下部なら呼気で撮影

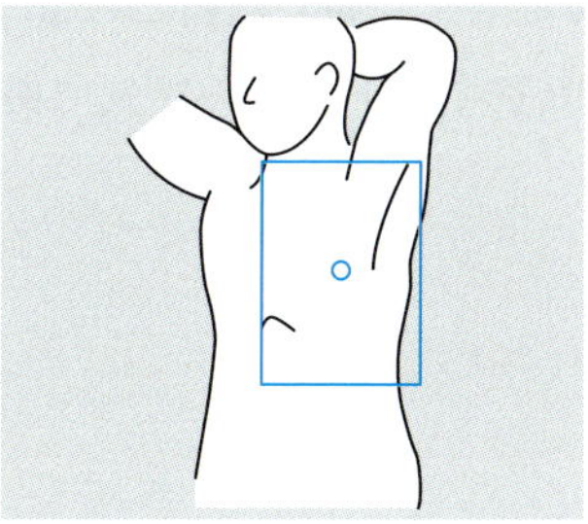

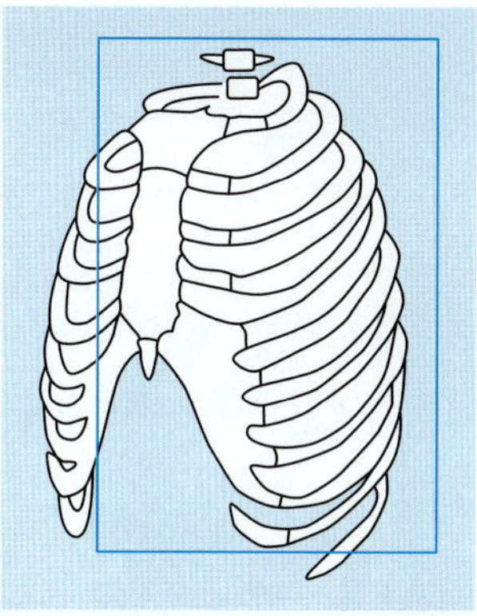

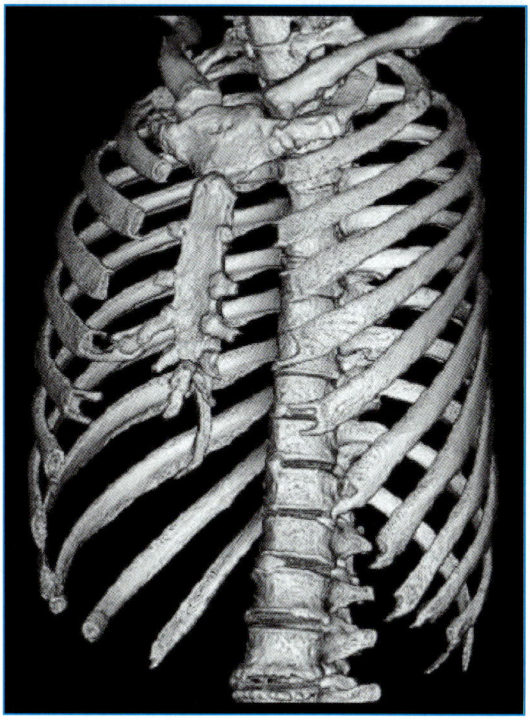

Ⅲ 胸郭領域

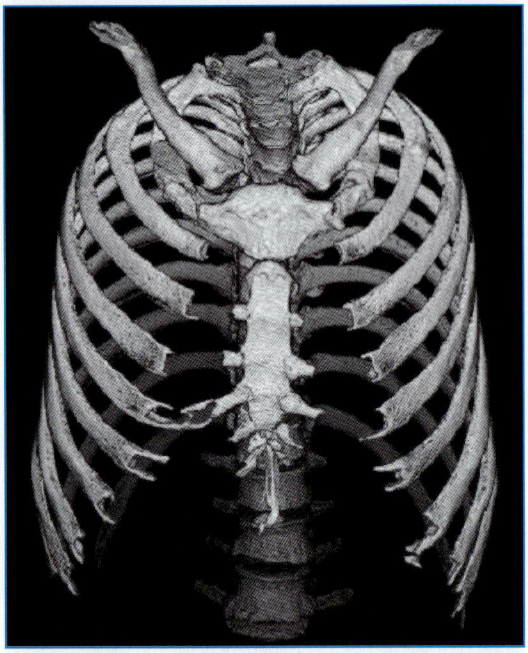

4 頭側斜入

目的　前胸部肋骨の体軸方向の観察

描出部位　同上

撮影体位

FFD＝100　患者は立位もしくは背臥位．枕をせずに，前額面をカセッテに平行とする．必ず椎体を撮影範囲に入れ，上部なら第1肋骨から，下部なら第11肋骨前端までが確実に入るような照射野とする．

中心X線

検側肋骨に対し，カセッテに対し頭側から30°で斜入．上部なら吸気で，下部なら呼気で撮影

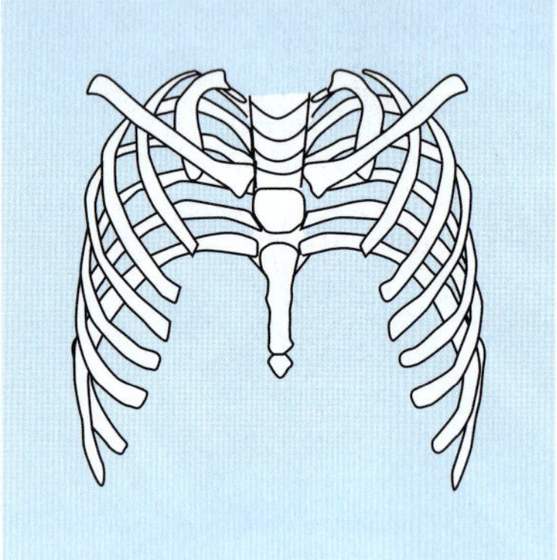

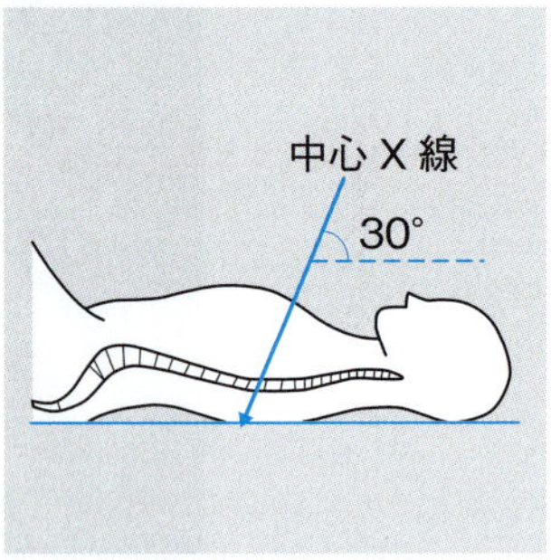

Ⅳ　胸部・腹部領域

胸部単純撮影は胸部画像診断の基本である．通常の胸部疾患で撮影されるほか，検診，ドック，入院時，術前など非常に接する機会の多い画像である．

観察領域は肺・胸膜疾患，心・大血管疾患ばかりでなく，骨格，頸部，横隔膜，上腹部まで網羅される．

通常，立位背腹方向の撮影が行われる．正面像では心陰影に重なる部分など盲点もあり，必要に応じ側面像も撮影されるべきである．以前は肺野病変の確認，心，大血管の評価のためにしばしば斜位像撮影が用いられてきたが，肺野病変の確認にはCT，心・大血管の評価には心エコー図あるいはCT施行が妥当であり，有用性は減じてきている．

小児の場合，体動や啼泣によりしばしば良好な画像が得られないこともある．特に強く反った状態で撮影された場合，肺尖撮影様に撮られることがある．この場合，異常心陰影と間違えられる可能性があり，心エコー図など不必要な検査がなされる恐れが生じる．小児やいわゆるポータブル撮影などの場合は特に，どのような体位，条件で撮影されたのかよく考慮して読影しなくてならない．

腹部単純撮影は腹部画像診断の基本ではあるが，超音波やCTの発達により，費用対効果，被ばくなどを考慮すると，ルーチン検査やスクリーニングとしての役割はなくなってきている．適応としては，急性腹症，結石・石灰化・異物の評価，イレウスの評価などが一応挙がるであろう．腸管内ガス像，周囲脂肪層とのコントラストによって描出される各臓器の輪郭の観察が重要である．脊柱，骨盤骨，胸郭下部など骨格，肺底区域の観察も忘れてはならない．

撮影は背臥位像が基本である．背臥位像の方が立位像より得られる情報は圧倒的に多い．立位像の比較的得意とする腹腔内遊離ガス(free air)，イレウスの評価に囚われて立位像のみの撮影に終わることは避けたい．

1 胸部

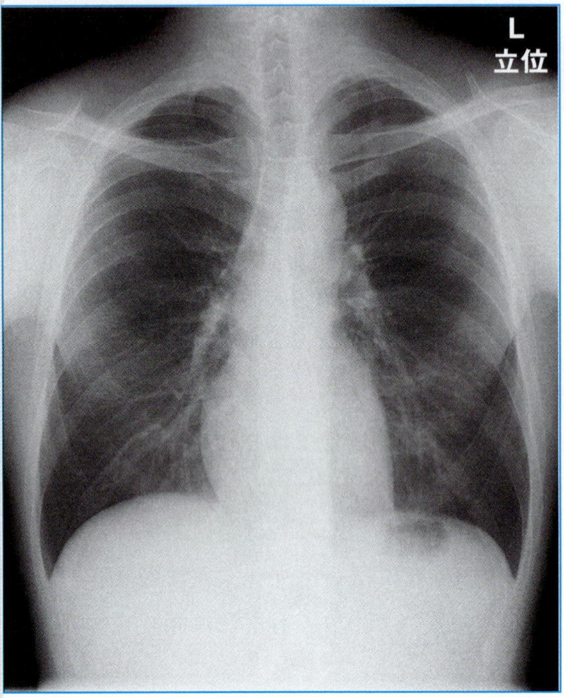

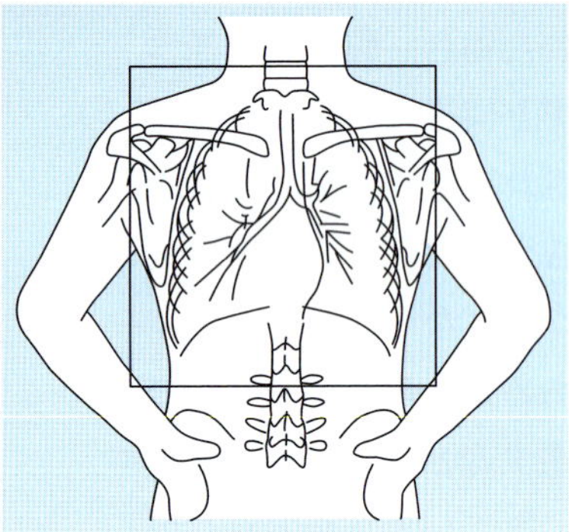

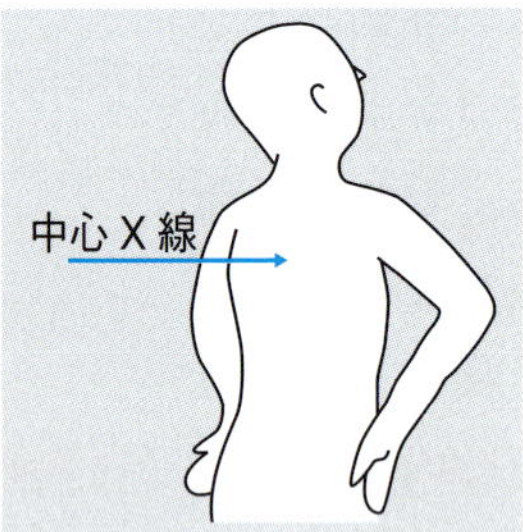

1 正面

目的 胸部撮影全般の共通であるが，肺野および縦隔陰影の変化の描出

描出部位 肺野および肺紋理，肺尖，気道，気管，心臓および太い血管，横隔膜，縦隔陰影

画像のチェックポイント

- □両側胸鎖関節から椎体が等距離にある，撮影体位にねじれがない．
- □肩甲骨陰影が肺野外にある
- □肺尖から肋横角まで肺野全体が描出されている．
- □横隔膜および肺野陰影に動きによる不鋭がない．
- □吸気での撮影である．
- □小児なら，十分に吸気にて撮影されていれば，第8肋骨まで横隔膜が下がっている．
- □肺紋理が十分に観察でき，心臓や縦隔に隠れた胸椎および肋骨の後縁がかすかに認識できるコントラストである．

読影時のチェックポイントと Pitfall

- □心臓の位置，大きさ，形態，縦隔拡大の有無
- □大血管の位置，大きさ，形態，（小児で大動脈が確認困難な場合には気管の偏位から推定）
- □肺門の位置（正常では左が高い），大きさ
- □肺のふくらみの程度を判定し，肺野の濃度，左右差，異常陰影の有無を確認
- □横隔膜の位置（正常では右が高い），形態
- □胸膜の異常の有無（特に肋骨横隔膜角）
- □頸部の異常の有無（特に気管偏位の有無）
- □上腹部の異常の有無（腹腔内遊離ガスの有無）
- □骨格の異常の有無

撮影体位

FFD＝200　患者は立位．前胸部をカセッテに付け，両肩の力を抜かせ手を腰に，肘を前方

に出す．

中心X線

肩甲骨下縁の高さで，カセッテに垂直に入射

吸気時に撮影

MEMO

いわゆるポータブル撮影（臥位胸部単純X線写真）は救急の現場を中心にしばしば目にする画像である．通常の立位と異なり，呼吸の深さや体位が一定でないこと，撮影条件が悪いこと，患者の病態が短時間で大きく変化する可能性があることなどを十分考慮して所見を解釈する必要がある．

MEMO

肺尖部は少しでも病変が疑われれば積極的にCTに移行するべきである．しかし，その前に陳旧性病変など，臨床的意義の少ない病変を除外するために過去の写真との比較は重要である．

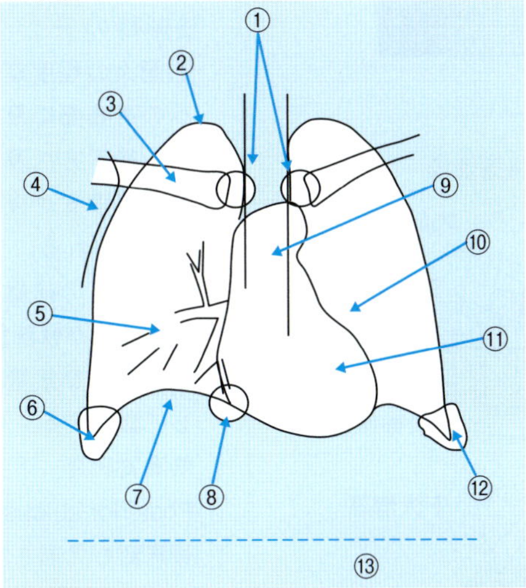

①左右の胸鎖関節間隙は対照で，胸椎棘突起から等距離か
②肺尖は広く抽出されているか
③鎖骨下濃度は適度で，肺紋理が追えるか
④肩甲骨が肺野に可能な限り重積していないか
⑤乳房陰影部の肺紋理も追えるか
⑥横隔膜像に欠損像がなく追えるか
⑦肺と肺の重複部でも肺紋理が観察できるか
⑧心横隔膜角は明瞭か
⑨縦隔陰影もある程度抽出されているか
⑩心臓の動きによる肺紋理のボケがないか
⑪心臓と肺の重複部分で肺紋理が観察できるか
⑫肋骨横隔膜角は明瞭か
⑬生殖腺防護は考慮されているか
⑭十分な吸気での撮影か

Ⅳ 胸部・腹部領域

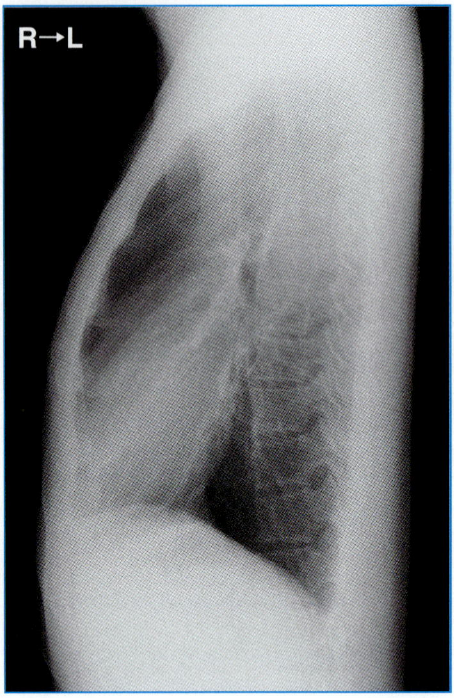

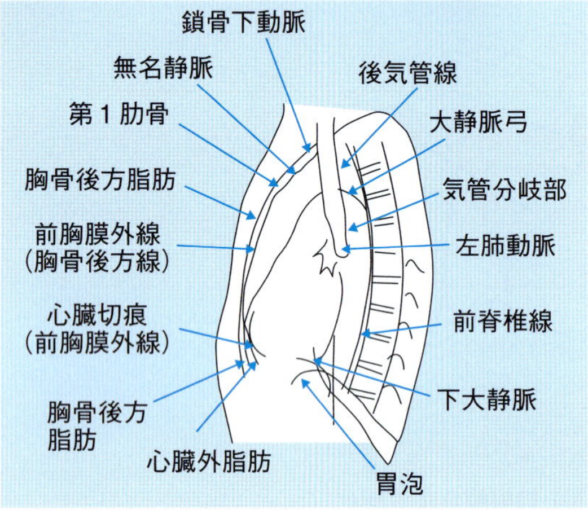

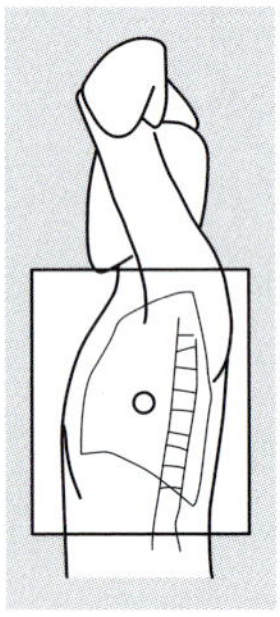

2 側面

目的 大動脈，心臓の辺縁，肺紋理の観察

描出部位 肺野全体，心臓および大血管，横隔膜と後部肋横角および胸椎

画像のチェックポイント

- □左右肋骨後部が重積し，左右肋横角後部が重積している，ポジショニングにねじれがない.
- □両肺尖に他組織陰影が重積しないよう，腕と顎が十分に引き上げられている.
- □肺尖から横隔膜すべてと肋横角が含まれ，両肺門部が中央に位置している.
- □横隔膜および肺野陰影に動きによる不鋭がない.

読影時のチェックポイントと Pitfall

- □心肥大の程度がわかるが，特に心が胸骨後方への透亮部に及んでいる場合は右室肥大が，また後下方へ及んでいる場合は左室肥大が，左主気管支が後方へ圧排されていれば左房肥大が疑われる.
- □胸腺などの前縦隔腫瘍の場合にも，胸骨後方の透亮部が軟部組織陰影で占められる.
- □気管および気管支の狭窄などの異常にも注意して観察する.
- □肺実質病変，下大静脈の異常の有無
- □Posterior sulcus の胸水貯留などに注意する.
- □骨病変も見逃さないようにする.

撮影体位

FFD＝200　患者は立位．基本的には左側面をカセッテに付け，両上肢は挙上する．上半身をやや前傾姿勢とする.

中心 X 線

乳頭の高さで，カセッテに垂直に入射．深吸気時に撮影

MEMO

air bronchogram：肺胞内の空気が浸出液などで置換された場合，気管支内の空気が水の濃度とコントラストを形成し，樹枝状の透亮像として認められるもの．病変が肺内にあることを示す所見

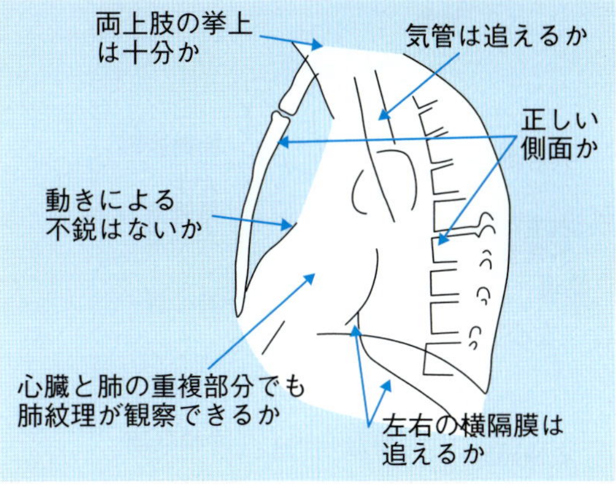

3　第 1 斜位（RAO）

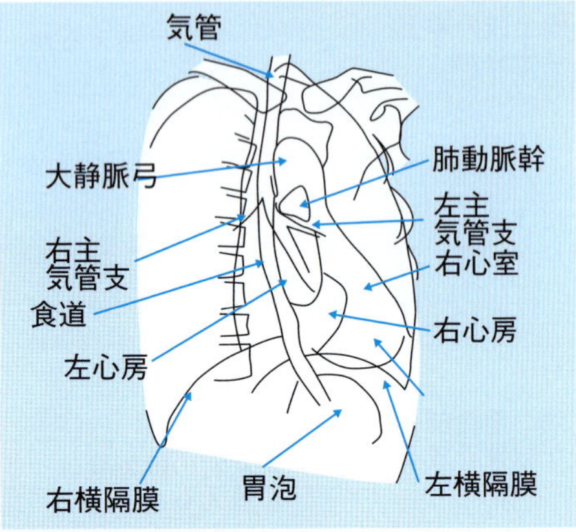

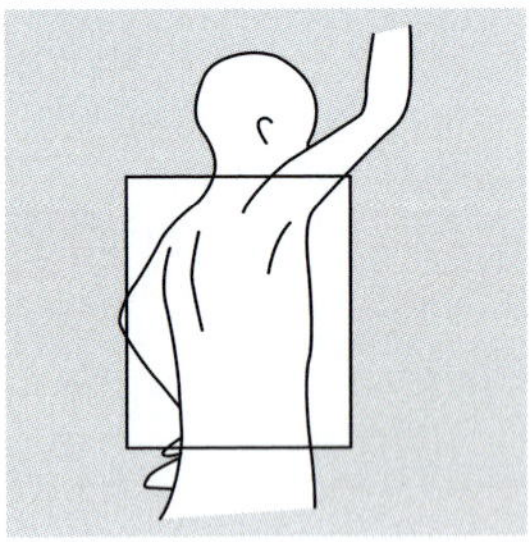

目的　左肺，気管，縦隔の観察（心臓と大動脈が脊椎と分離できる）

描出部位　同上

撮影体位

FFD＝200　患者は立位．両上肢を挙上し，カセッテに右前胸部をつけた 45° の斜位とする．

中心 X 線

肩甲骨下縁の高さで，カセッテに垂直に入射．深吸気時に撮影

4　第 2 斜位（LAO）

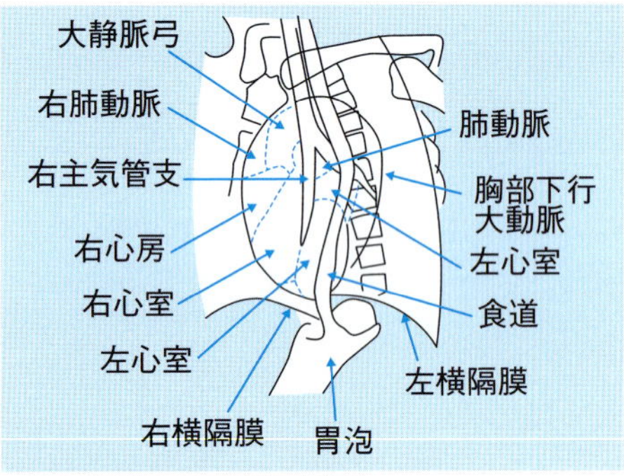

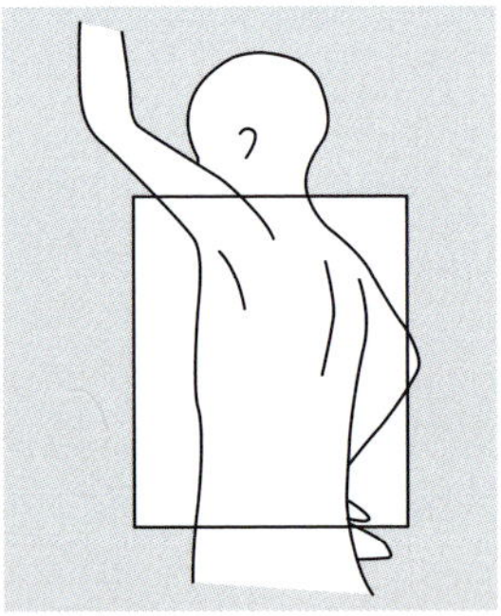

目的　右肺，気管，縦隔，60° の斜位では大動脈の観察

描出部位　同上

撮影体位

FFD＝200　患者は立位．両上肢を挙上し，カセッテに左前胸部をつけた 45° の斜位とする．

中心 X 線

肩甲骨下縁の高さで，カセッテに垂直に入射．深吸気時に撮影

画像のチェックポイント

RAO

正しい 45° の斜位ならば，カセッテから遠ざかった側の肋骨外縁側から脊柱までの距離は，カセッテに近づいた側の肋骨外縁側から脊椎までの距離の 2 倍になる．

- □大動脈弓が広がって観察され，心臓背部の空間が脊柱から離れて投影される．
- □両肺とも，肺尖から肋横角まで含まれている．
- □横隔膜および心臓による動きによる不鋭がない．
- □肺紋理が観察でき，心臓の厚みの厚い部分以外ではかすかに肋骨陰影が観察できる．
- □鎖骨，気管も描出される．

LAO

- □正しい45°の斜位ならば，カセッテから遠ざかった側の肋骨外縁側から脊柱までの距離は，カセッテに近づいた側の肋骨外縁側から脊椎までの距離の2倍になる．
- □大動脈弓が短縮して観察され，心臓背部の空間が脊柱から離れて投影される．また食道が重なりなく観察される．
- □両肺とも，肺尖から肋横角まで含まれている．
- □横隔膜および心臓による動きのよる不鋭がない．
- □肺紋理が観察でき，心臓の厚みの厚い部分以外ではかすかに肋骨陰影が観察できる．
- □鎖骨，気管も描出される．

読影時のチェックポイントと Pitfall

- □心および肺動脈幹，大動脈突出の程度を確認．
- □肺野の腫瘤性病変の場合，その位置を正面/側面像でみられる部位と比較する．
- □縦隔陰影の拡大，気管．気管支の位置や形態の確認．
- □肋骨や胸骨など骨格にも注意して観察する．

斜位では強調される心房や大動脈の突出について注意して観察する．

Ⅳ 胸部・腹部領域

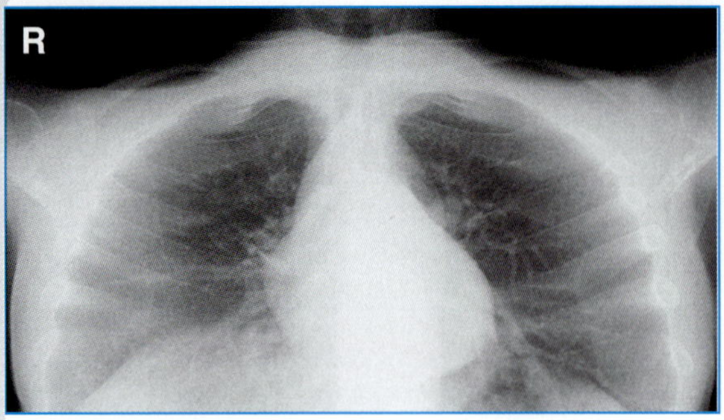

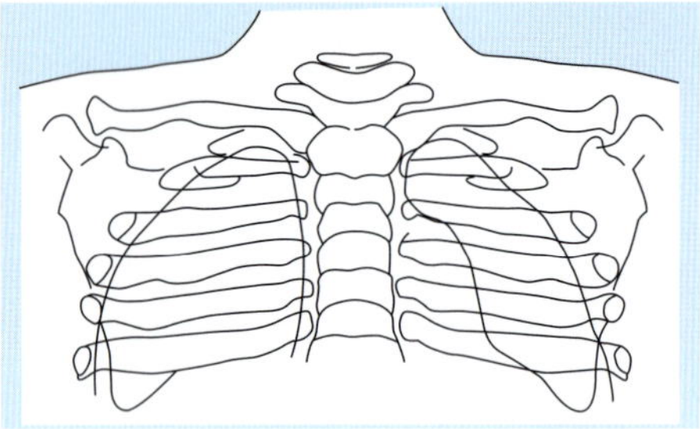

5 肺尖撮影

目的 肺尖部の観察．鎖骨や上部肋骨と重なった肺内の観察

描出部位 鎖骨上の肺尖部，鎖骨，肋骨の陰影ができるだけ重積しないように描出する．

画像のチェックポイント

- □両鎖骨の近位端が胸椎の中心に位置し，鎖骨がほぼ水平となって肺野の上方に位置する．
- □肩甲棘がほぼ左右対称で，心拍・呼吸による不鋭がない．
- □各肋骨はほぼ水平となり，肺尖部が広く観察できる．

読影時のチェックポイントと Pitfall

- □正面，側面像とあわせて撮影し，存在が疑われた病変の性状がどう変化しているか注意して観察する．

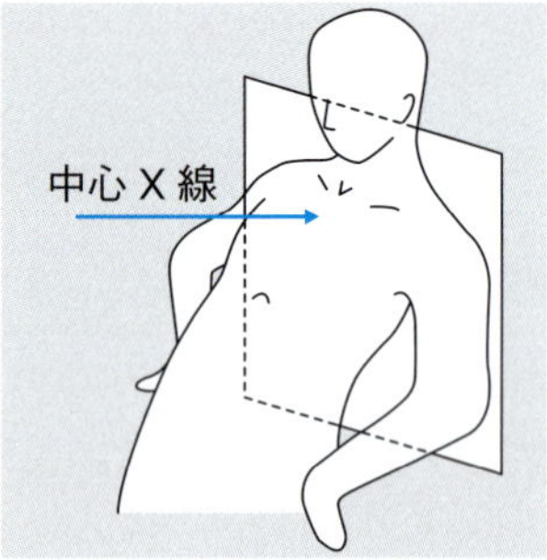

撮影体位

FFD＝200 ①［脊椎後弯法］患者は立位．カセッテを背にして約 30 cm ほど前に立たせ，後ろに反る姿勢を取らせる．このとき，上体の前額面とカセッテは約 30° をなす．両上肢は挙上し頭上で組むか，手背を腰に当て，肘を前方に出させる．②［flaxmann 法］体位は脊椎後弯法に準ずる．

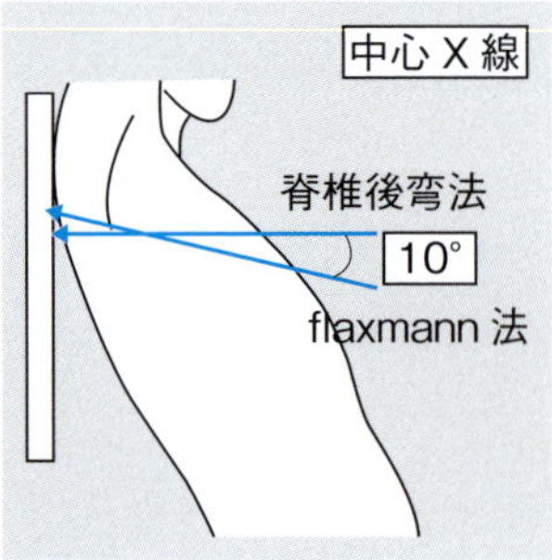

中心 X 線

①正中線上で，胸骨の中央にカセッテに垂直に入射．②正中線上で，胸骨の中央に足方から 10° でカセッテに対し斜入

6 側臥位正面撮影（Lateral Decubitus Projection）

目的　気胸による漏出空気や胸腔内の浸出液，血液などを確認する．

描出部位　両肺，液面陰影

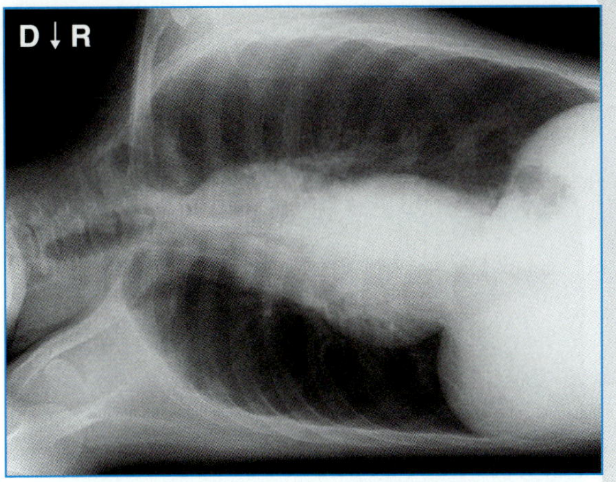

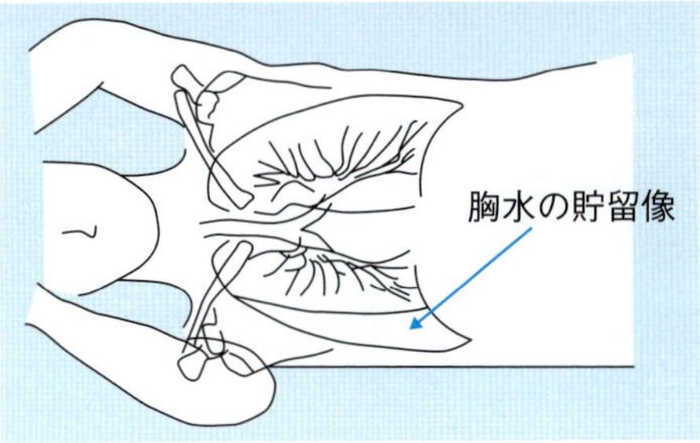

画像のチェックポイント

- □液面が縦隔に隠れず，気胸の場合は空気が縦隔に隠れていない．
- □正面像として撮影されている．
- □撮影目的から，特に遠距離撮影は行わなくても良い．

読影時のチェックポイントと Pitfall

- □立位正面像では描出されにくい少量の胸水の観察に適している．
- □液体貯留が疑われる側を下にするように適切な撮影依頼が大切

撮影体位

FFD＝200　両上肢を挙上し，検側を下にした側臥位とする．

中心 X 線

正中線上で，第 7 胸椎に対しカセッテに垂直に入射．深吸気時に撮影

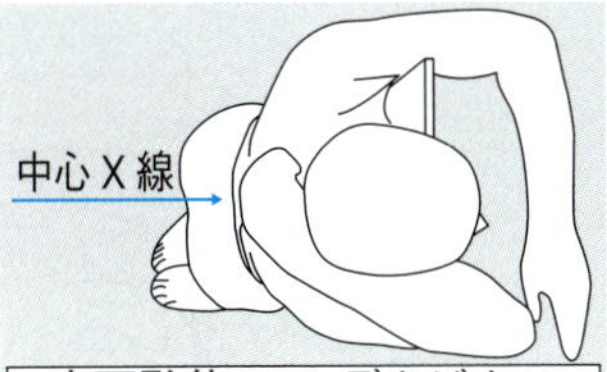

右下臥位 P-A デクビタス

2 腹部

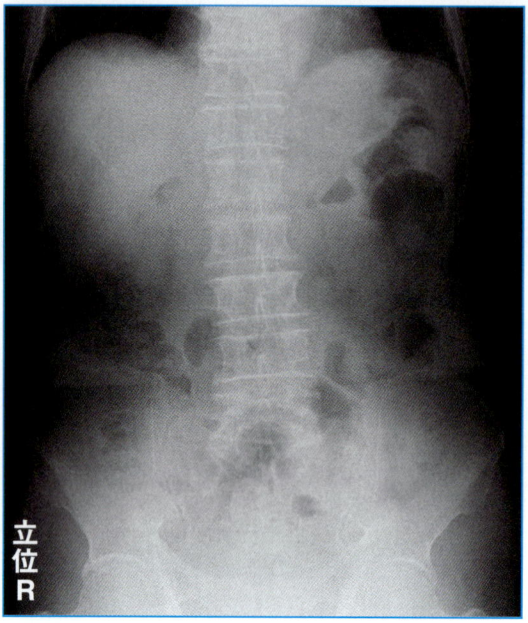

1 立位正面

目的 肝臓，脾臓，腎臓，腫瘤陰影，ガス貯留像および腹腔内遊離ガスの観察

描出部位 肝臓，腎臓，脾臓，横隔膜周囲

画像のチェックポイント

- □脊柱が写真の中央に位置し，脊柱および骨盤が左右対称形である．
- □写真上縁には横隔膜が描出されている．
- □左右の照射野の辺縁は，腹部の構造を欠かすことなく描出している．
- □動きによる不鋭がなく，肋骨や腹腔臓器，ガス像の辺縁が明瞭に観察できる．
- □大腰筋の外縁，腰椎横突起，肋骨，肝臓の辺縁および腎臓の辺縁が観察できる．

読影時のチェックポイントと Pitfall

- □腹腔内遊離ガスが認められれば，横隔膜直下に描出される．
- □遊離ガス（free air）はないか
- □気体液面像（air fluid level niveau）はないか
- □体位変換しても動かないガスはないか
- □腸間壁肥厚を思わせる像はないか
- □肺底部・横隔膜・胸腔内に異常はないか
- □腸管内ガス像の確認
- □腸管外異常ガス像（膿瘍など）の有無
- □実質臓器の腫大，異常腫瘤陰影の確認
- □異常石灰化像の有無（静脈結石など正常例でみられるものと鑑別）
- □腸腰筋陰影の確認（左右差，濃度差）
- □側腹線条の確認（特に液体貯留による傍結腸溝開大の有無）
- □骨格の異常の有無
- □下肺野，皮下組織などの確認

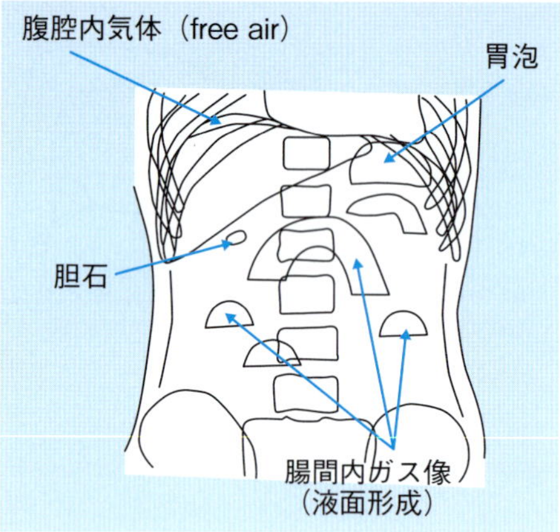

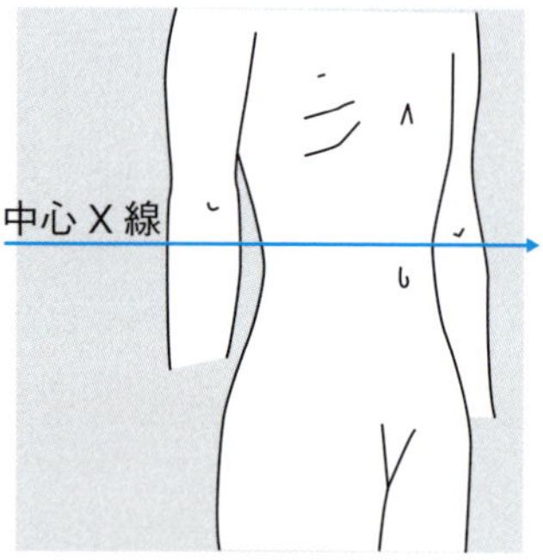

撮影体位

FFD＝130　患者は立位．カセッテを腹部にし，前額面をカセッテに平行とする．P→A で撮影

中心X線

正中線上で，臍の 3 cm 上方に射出するようにカセッテに対し垂直に入射．（横隔膜を欠かさないために，照射野上縁を肩甲骨下縁とする方法もある．）呼気にて撮影

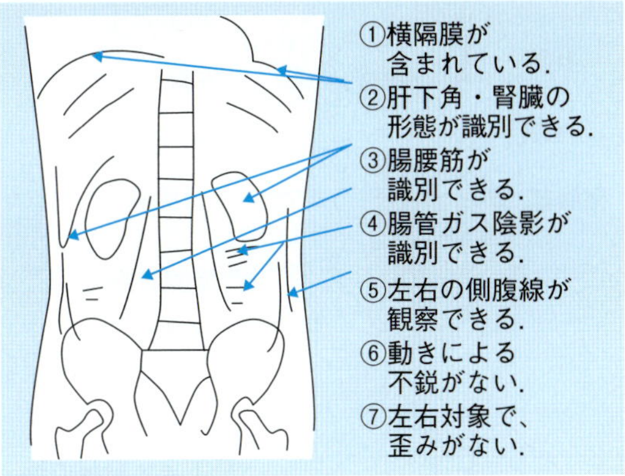

①横隔膜が含まれている．
②肝下角・腎臓の形態が識別できる．
③腸腰筋が識別できる．
④腸管ガス陰影が識別できる．
⑤左右の側腹線が観察できる．
⑥動きによる不鋭がない．
⑦左右対象で，歪みがない．

MEMO

腹部単純写真は胸部に比べ分解能は著しく低い．したがって，腹部単純写真でわかることは大量の液体貯留，ある程度以上の free air，肝臓や脾臓の腫大，腎や腸腰筋陰影の消失，骨折などかなり限定され，しかも equivocal なことがしばしばある．

2　背臥位正面

目的　肝臓，脾臓，腎臓，腫瘤陰影，石灰化像，ガス貯留像，同時に骨盤，腰椎，下部肋骨の観察

描出部位　肝臓，腎臓，脾臓および骨盤内臓器

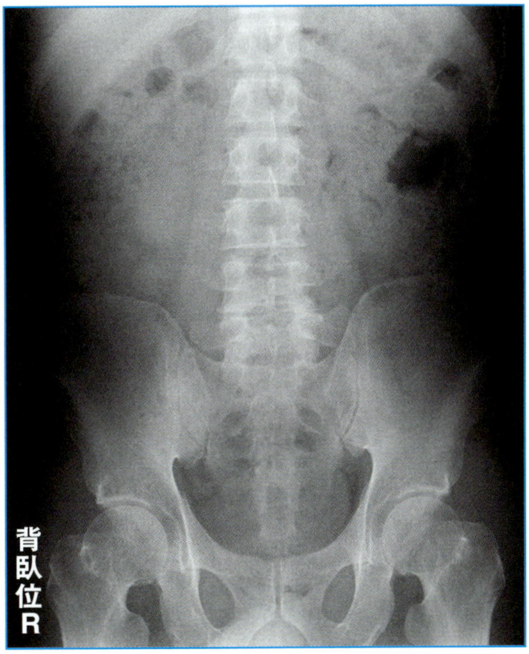

画像のチェックポイント

- □写真下縁には恥骨結合上縁が含まれ，上縁は少なくとも両側腎臓，肝臓の下縁が含まれる．
- □脊柱が写真の中央に位置し，脊柱および骨盤が左右対称形となっている．
- □動きによる不鋭がなく，肋骨やガス像の辺縁が明瞭に観察できる．
- □大腰筋の外縁，腰椎横突起，下部肋骨，肝臓および腎臓の辺縁が観察できるようなコントラストである．

読影時のチェックポイントと Pitfall

- □腹部単純 X 線撮影では，立位よりも臥位正面像の方が圧倒的に読みとれる情報量が多いの

Ⅳ 胸部・腹部領域

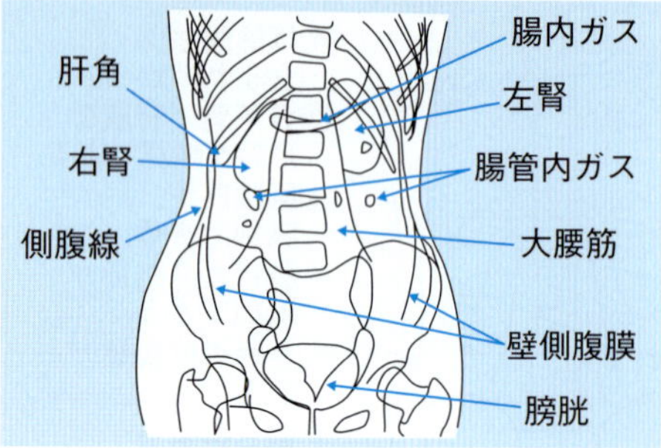

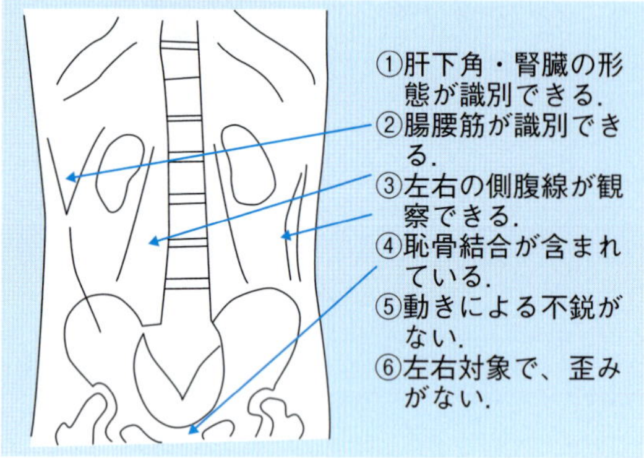

①肝下角・腎臓の形態が識別できる.
②腸腰筋が識別できる.
③左右の側腹線が観察できる.
④恥骨結合が含まれている.
⑤動きによる不鋭がない.
⑥左右対象で、歪みがない.

で注意して観察する.

□脂肪濃度・水の濃度・ガス濃度などの異常を確認
□限局した脂肪透亮像
□側腹線の異常
□骨盤腔内の脂肪像は左右対称か
□液体貯溜
□肝角・脾角・腎・大腰筋の辺縁が追えるか
□軟部腫瘤などはないか
□遊離ガスの有無・体内のものか体外か
□消化管内ガスの分布・形態に異常はないか
□膿瘍などの腸管外異常ガス像の確認
□実質臓器の腫大，異常な腫瘤の有無
□壁肥厚・不整・狭小化や偏位・圧排などはないか
□実質臓器内にガスは認められないか
□異常石灰化影・骨折・転位・脊髄炎・異物などはないか
□肺底部・横隔膜・胸腔内・骨盤・股関節に異常はないか
□腸腰筋陰影の確認（左右差，濃度差）
□側腹線条の確認（特に液体貯留による傍結腸溝開大の有無）
□骨格の異常の有無
□下肺野，皮下組織などの確認

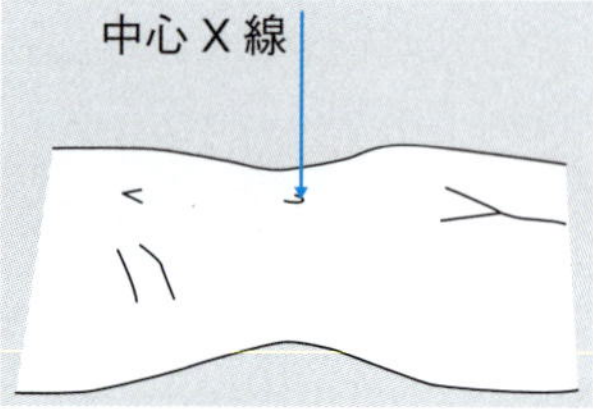

撮影体位

FFD＝130　患者は背臥位．前額面をカセッテに対し水平とする．

中心X線

正中線上で，臍の3 cm上方にカセッテに対し垂直に入射（恥骨結合上縁を欠かさないために，照射野下縁を恥骨中点とする方法もある）．呼気にて撮影

3 側臥位正面（Abdomen Lateral Decubitus Projection）

目的　肝臓，脾臓，腎臓，腫瘤陰影，ガス貯留像および腹腔内遊離ガス・鏡面像の確認

描出部位　肝臓，腎臓，脾臓および側腹壁

画像のチェックポイント

- □立位正面像に準ずる．

読影時のチェックポイントと Pitfall

- □重症患者で，立位や座位のとれない場合の立位正面像の代用
- □横隔膜が十分に含まれている．
- □腹腔内遊離ガスの撮影時には，15 分程度は左下側臥位を保持しガスの移動を待つ．
- □身体にねじれがなく，骨盤および脊柱を中心とする肋骨像が左右対称形である．
- □体側部に関して両側を含むことが不可能な場合，上になっている側が必ず含まれる．
- □腹腔内遊離ガスや液面像（鏡面像）の観察に適するよう，臥位正面よりもやや低濃度の写真である．

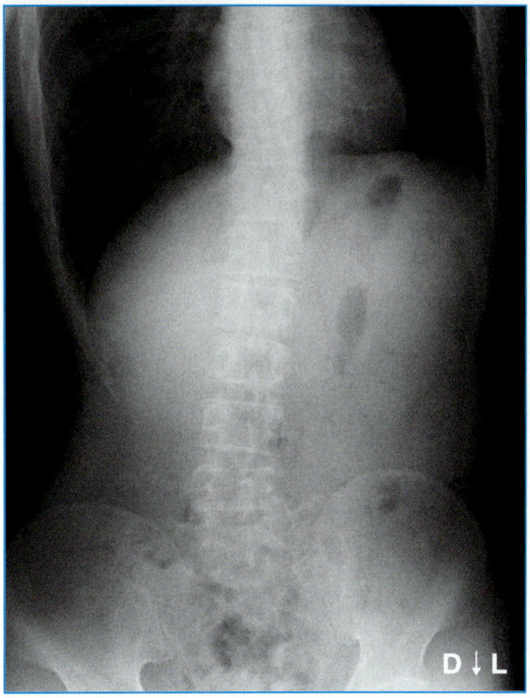

撮影体位

FFD＝130　患者は原則として左下側臥位．左腕で手枕をさせ，右腕は挙上する．カセッテを垂直に置き，できるだけ患者に密着させる．

中心 X 線

正中線上に，カセッテに対し垂直に入射．呼気時に撮影

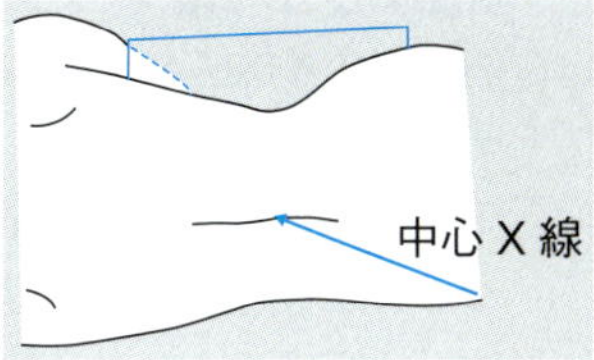

左下側臥位

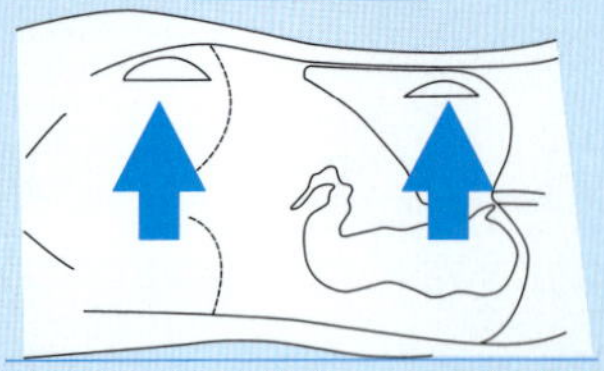

十二指腸球部の穿孔部位から空気が流出しやすい．肝側腹壁・骨盤部側腹壁直下に出現しやすい．

右下側臥位

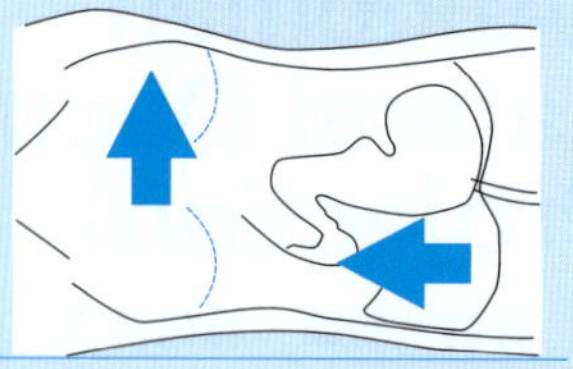

胃内ガスは腹腔内に出にくく、内容物が流出しやすい．

腹腔内遊離ガス（free air）

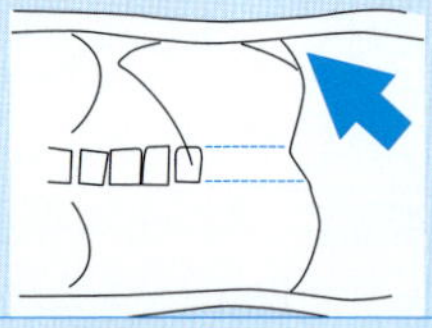

少量だと、肝側側腹壁直下とその周囲に出現しやすい．

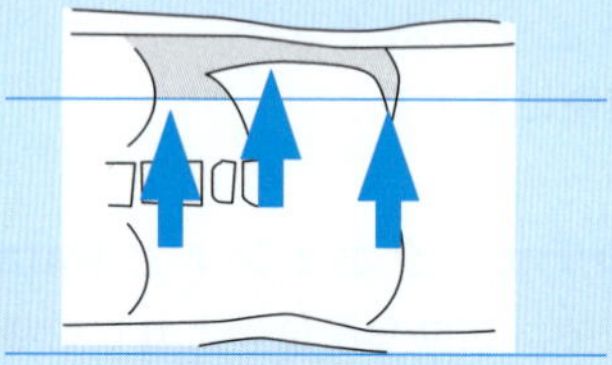

多量では、肝側腹壁周囲に出現し、肝右葉が観察されることもある．

4 腹臥位正面

目的 腹部が自重で圧迫されることにより，腹圧をかけて観察しやすくする．

描出部位 背臥位正面に準ずる．

画像のチェックポイント

- □自重による腹圧がかかるため腸管が伸展され，ガス像が広がって観察できる．
- □写真下縁には恥骨結合上縁が含まれ，上縁は少なくとも両側腎臓，肝臓の下縁が含まれる．
- □脊柱が写真の中央に位置し，脊柱および骨盤が左右対称形となっている．
- □動きによる不鋭がなく，肋骨やガス像の辺縁が明瞭に観察できる．
- □大腰筋の外縁，腰椎横突起，下部肋骨，肝臓および腎臓の辺縁が観察できるようなコントラストである．

撮影体位

FFD＝130 患者は腹臥位．前額面をカセッテに対し平行とする．

中心X線

正中線上で両腸骨稜上縁を結ぶ線から 3 cm 上方に，カセッテに対し垂直に入射．呼気にて撮影

3 KUB

目的 腎臓・尿管・膀胱に至る泌尿器系臓器の観察

描出部位 同上

画像のチェックポイント

□写真上縁には両腎が含まれ，下縁は男性なら可能な限りの小骨盤腔，追加撮影で外尿道までが描出され，女性では恥骨結合上縁までが含まれる．

□脊柱が写真の中央に位置し，脊柱および骨盤が左右対称形となっている．

□動きによる不鋭がなく，肋骨やガス像の辺縁が明瞭に観察できる．

□大腰筋の外縁，腰椎横突起，下部肋骨，肝臓および腎臓の辺縁が観察できるようなコントラストである．

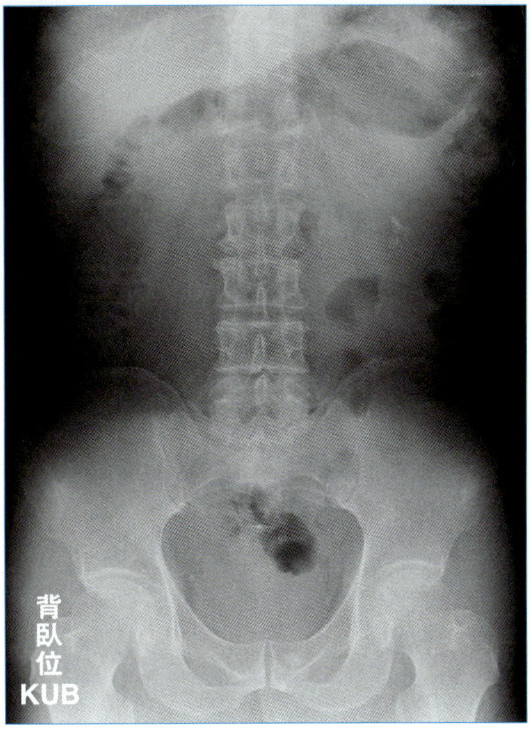

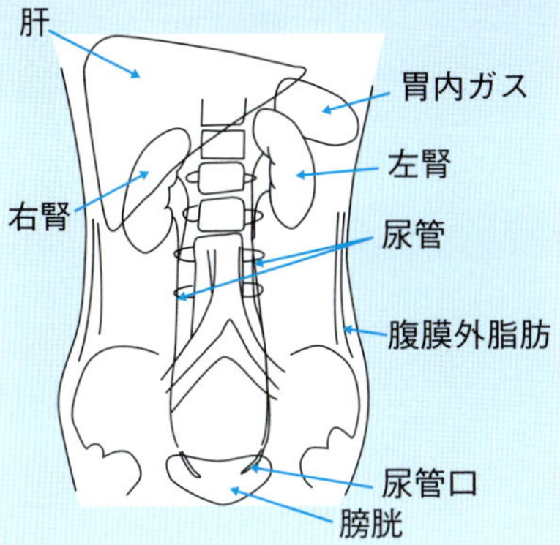

撮影体位

FFD＝130　患者は背臥位．前額面をカセッテに対し水平とする．

中心X線

①［男性］横隔膜を欠かさないよう，剣状突起から4横指上方を照射野の上縁とする．小骨盤腔ができるだけ含まれるように撮影．次に頭側から30°で斜入し，小骨盤腔と外尿道がすべて含まれるように撮影．②［女性］恥骨結合上縁を照射野の下縁とし，両腎上部を欠かさないように撮影

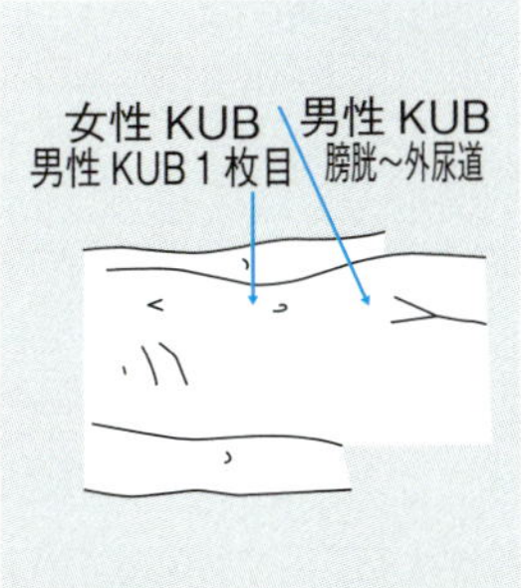

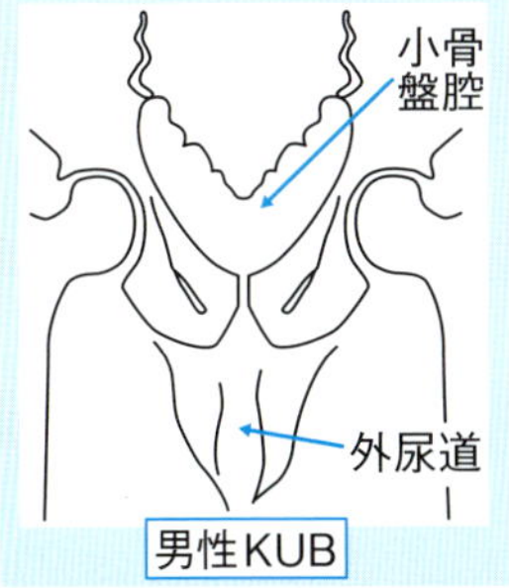

V　脊椎領域

脊椎領域の画像診断にも CT や MRI が取り入れられてきているが，外傷を中心にいまでも単純撮影が基本である．撮影の際，骨折や脱臼が疑われる場合，患者の移動や体位変換を最小限にとどめ，症状の悪化をきたさないように細心の注意が必要である．

椎体領域の単純写真の基本は正面像と側面像である．斜位像は 2 方向だけでは描出困難な損傷に役立つこともあるが，最近では CT に移行することが多く有用性は少ない．頸椎では上部頸椎損傷を疑う場合，C1-2 関節を含む前後像が必要である．側面像は第 7 頸椎までしっかり含まれていることが最低条件で，第 1 胸椎が入っていればさらに望ましい．

頸椎領域で骨折を疑う場合，側面像に診断の糸口がある症例が多く重要である．

胸椎単純写真は縦隔陰影と重なることが多く，解剖学的位置関係の把握が必要である．椎体ばかりでなく，肺内も一応チェックするよう心がけるべきである．胸椎損傷の場合，患者の状態が不良であったり，肺の損傷を合併している場合など単純写真だけでは診断困難な場合が多い．

単純写真は脊椎損傷の画像診断の基本ではあるが，見落としの可能性も高い．頸椎損傷の 22.9%，胸腰椎損傷の 4.9% が初診時に見落とされているという報告がある．初診時の正しい診断はその後の神経症状の悪化に大きく影響するといわれる．CT は単純写真でわかりにくい骨折や脱臼の評価に優れ，MRI は脊髄，椎間板，靱帯などの描出に適している．単純写真にこだわらず，適宜 CT，MRI への移行を考慮するべきである．

1 全脊椎

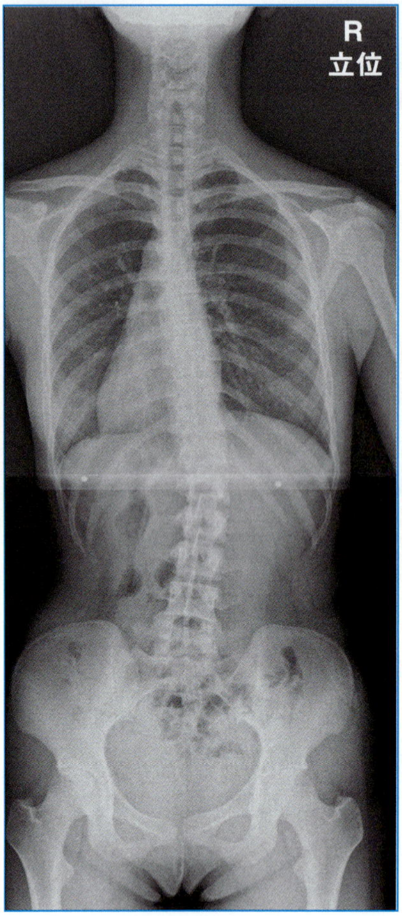

1 立位正面

目的　全脊椎の概観像の計測撮影

描出部位　全脊椎・骨盤部

画像のチェックポイント

- □本撮影は，患者の背面から観察するため，患者はP-A，マークはA-Pで使用する．
- □頸椎から尾骨・両股関節までが一度に撮影され，十分に観察できるコントラストである．
- □椎体の彎曲が，椎体由来のものか，下肢長由来かを判断するため，両側大腿骨頭を含めて撮影することが重要

撮影体位

FFD＝200　患者は立位．患者が正しいと感じる直立の姿勢をとらせる．両下肢に均等に体重をかけさせ，カセッテに対し前胸部をつけ，下顎骨オトガイ部と後頭結節を結ぶ線がX線束と平行となるよう，顎を幾分あげる．

中心X線

Th10付近に，カセッテに垂直に入射．深呼気として撮影

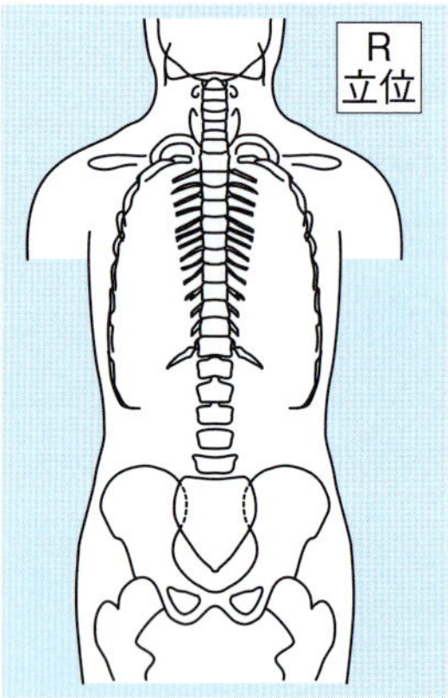

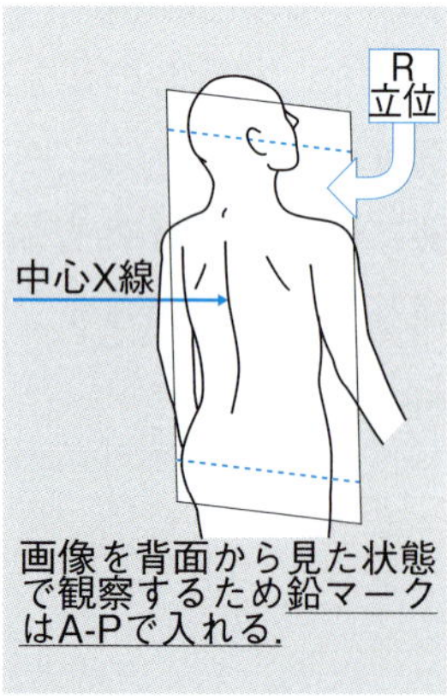

2　立位側面

目的　全脊椎の概観像の計測撮影

描出部位　全脊椎・骨盤部

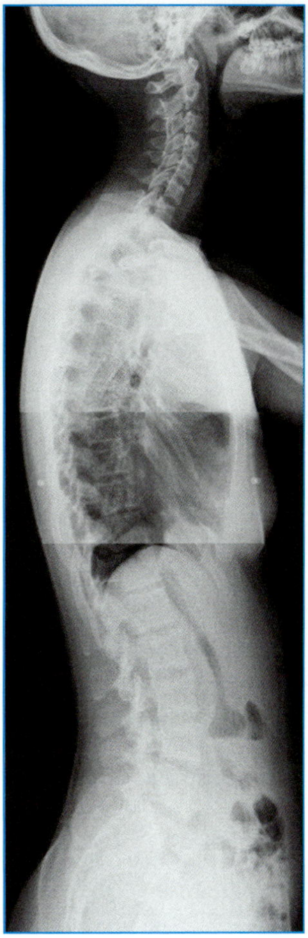

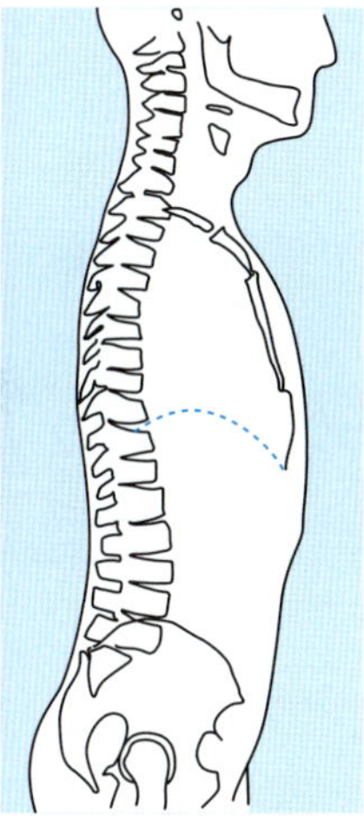

画像のチェックポイント

□頸椎から尾骨・両股関節までが十分に観察できるコントラストである.

□椎体の弯曲が椎体由来のものか，下肢長由来かを判断するため，可能な限り両側大腿骨頭を含めて撮影する.

撮影体位

FFD＝200　患者は立位．メジャーをカセッテに貼り付ける．両下肢に均等に体重をかけさせ，カセッテに対し体側をつける．両上肢は胸の前で組むようにする．

中心X線

Th10付近に，カセッテに垂直に入射．深呼気として撮影

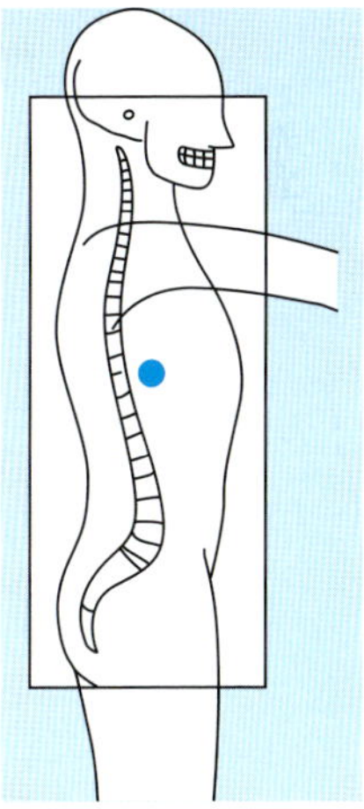

V 脊椎領域

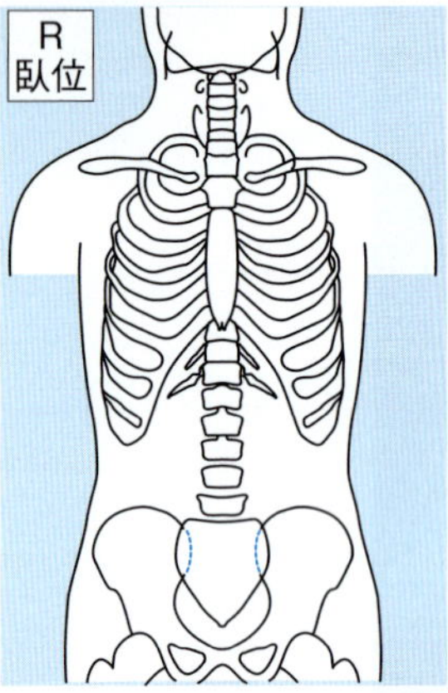

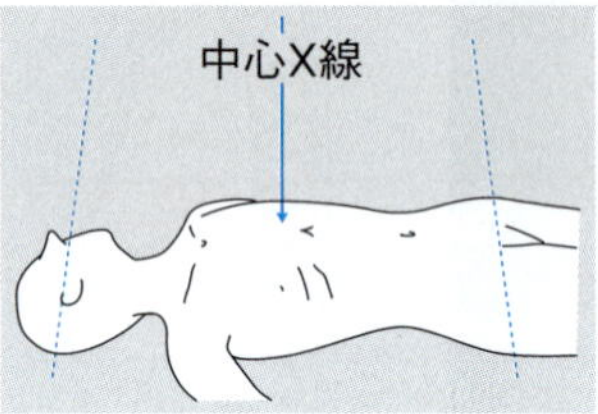

3　臥位正面

目的　全脊椎の概観像の計測撮影

描出部位　全脊椎・骨盤部

画像のチェックポイント

- □頸椎から尾骨・両股関節までが一度に撮影され，十分に観察できるコントラストである．
- □椎体の彎曲が椎体由来のものか，下肢長由来かを判断するため，両側大腿骨頭を含めて撮影する．
- □立位撮影に比して，可動性を評価するために撮影される．

撮影体位

FFD＝200　患者は背臥位．下肢を伸展させ，下顎骨オトガイ部と後頭結節を結ぶ線がX線束と平行となるよう，顎を幾分あげる．

中心X線

Th10付近に，カセッテに垂直に入射

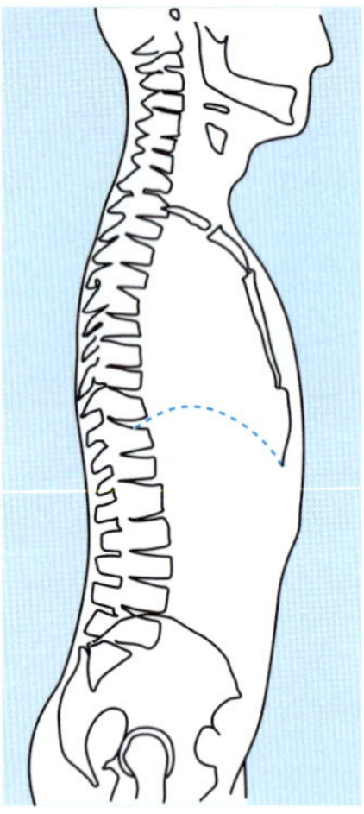

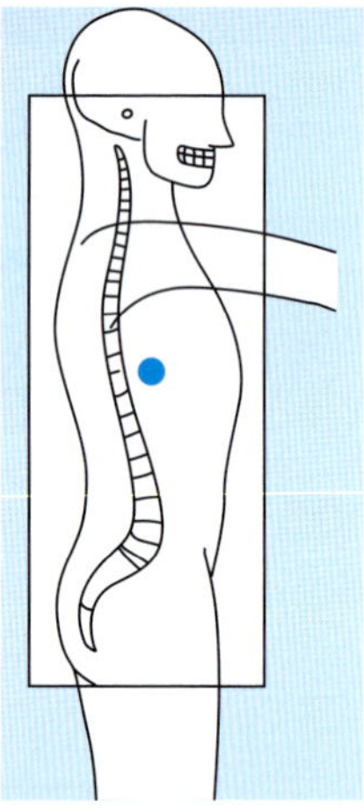

4　臥位側面

目的　全脊椎の概観像の計測撮影

描出部位　全脊椎・骨盤部

撮影体位

FFD＝200　患者を側臥位．全脊椎がカセッテに平行となるように，枕等で調節する．

中心X線

Th10付近に，カセッテに垂直に入射

5 側屈位正面

目的　全脊椎の概観動態像の計測撮影

描出部位　全脊椎・骨盤部

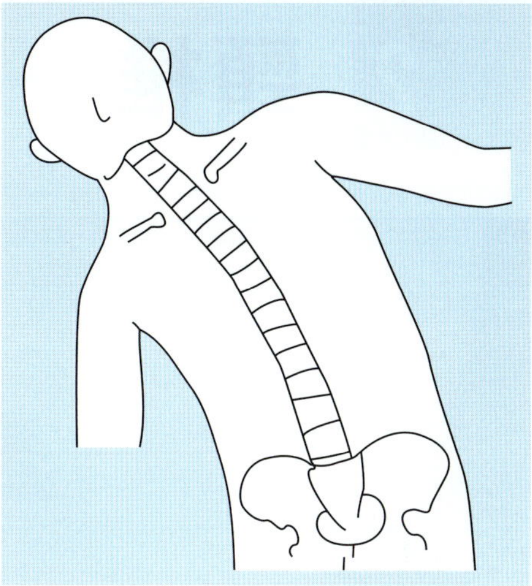

画像のチェックポイント

【臥位側面】

・頸椎から尾骨・両股関節までが十分に観察できるコントラストである．

・椎体の弯曲が椎体由来のものか，下肢長由来かを判断するため，両側大腿骨頭を含めて撮影する．

【側屈位正面】

・側屈し，全脊椎が動態像で観察できること．

・頸椎から尾骨・両股関節までが十分に観察できるコントラストである．

・椎体の弯曲が椎体由来のものか，下肢長由来かを判断するため，両側腸骨稜上縁を含めて撮影するのが望ましい．

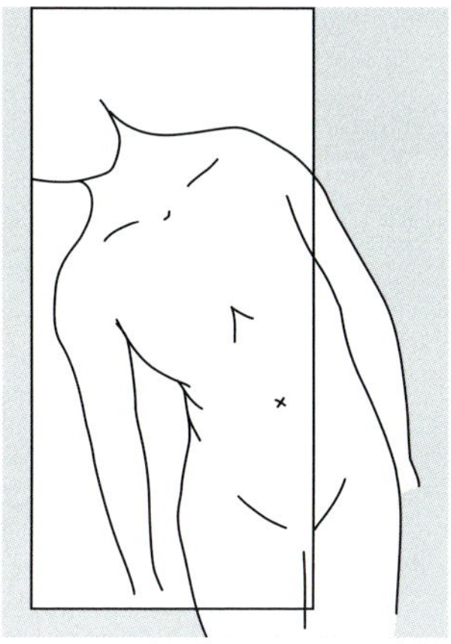

撮影体位

FFD＝200　患者は立位もしくは臥位．下顎骨オトガイ部と後頭結節を結ぶ線がX線束と平行となるよう，顎を幾分あげる．左右屈させて撮影

中心X線

Th10付近にカセッテに垂直に入射

V 脊椎領域

2 頸椎

1 正面

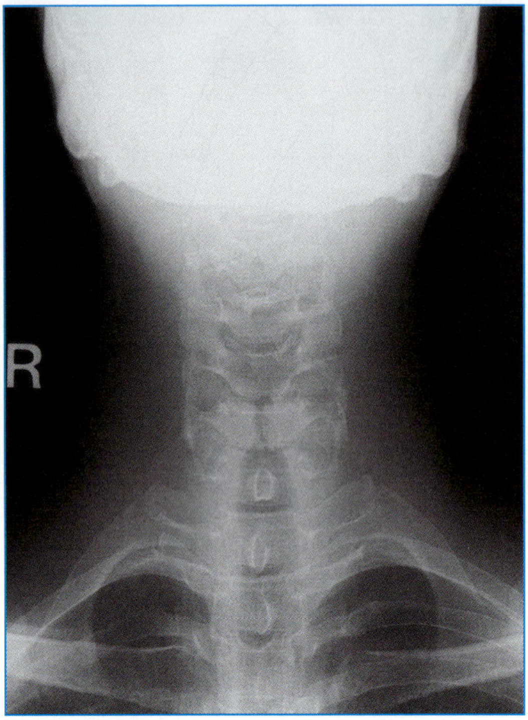

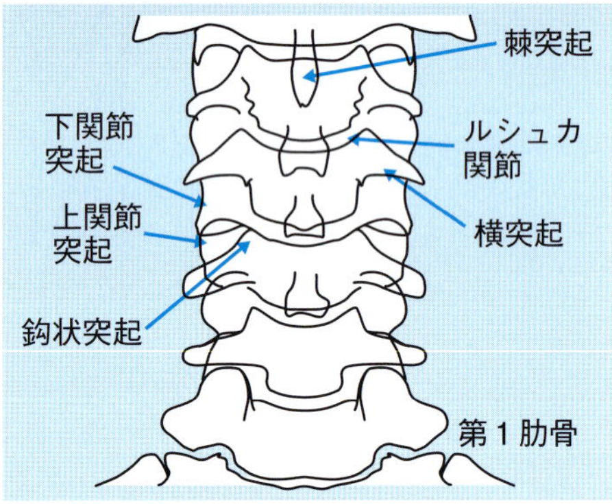

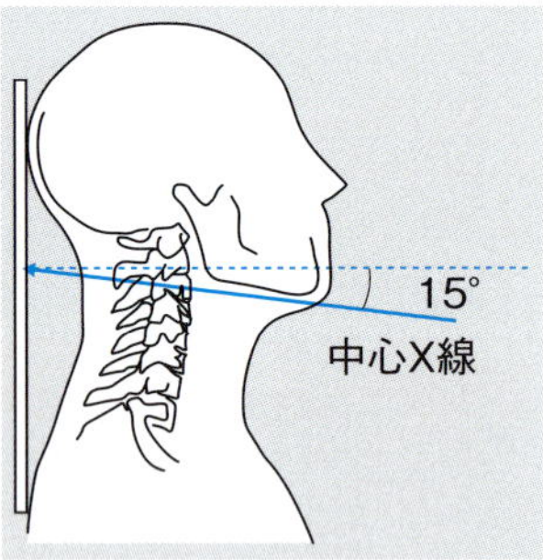

目的　第 3～7 頸椎の椎体，椎弓，椎間腔および棘突起の観察

描出部位　同上

画像のチェックポイント

- □第 3 頸椎から第 1 胸椎まで明瞭に描出されている．
- □すべての棘突起が正中線上に位置する．
- □椎間板腔が広く描出されている．
- □下顎骨と頭蓋底が重積して描出されている．
- □ルシュカ（Luschka）関節―鉤状突起と上椎体外側下縁との関節が観察される．
- □ルシュカ関節は椎間溝の前壁をなし，骨棘形成を来すと神経根を圧迫する．
- □外傷による場合は，後屈はできるだけ避ける．

読影時のチェックポイントと Pitfall

- □棘突起の配列．椎間板の間隔・狭小化などに注意して観察する．
- □各椎体の相互位置関係・配列の評価
- □骨折線の有無
- □脱臼の有無
- □関節突起間部や椎間関節の性状の評価
- □椎間腔狭小化の有無
- □椎間孔の評価
- □軟部組織の石灰化や異物の有無
- □骨量の評価
- □骨硬化・破壊像の有無

撮影体位

FFD＝200 患者は立位．脊柱を伸展させ正中矢状面をカセッテに垂直．下顎骨オトガイ部と後頭結節を結ぶ線が X 線束と平行となるよう，顎を幾分あげる．患者にどこか1点を注視させ，ふらつきを押さえる．

中心X線

水平から頭側に8〜15°傾け，第4頸椎に向けて入射

2 側面

目的 頸椎椎体，椎間腔，関節柱，棘突起および突起間関節の観察

描出部位 同上

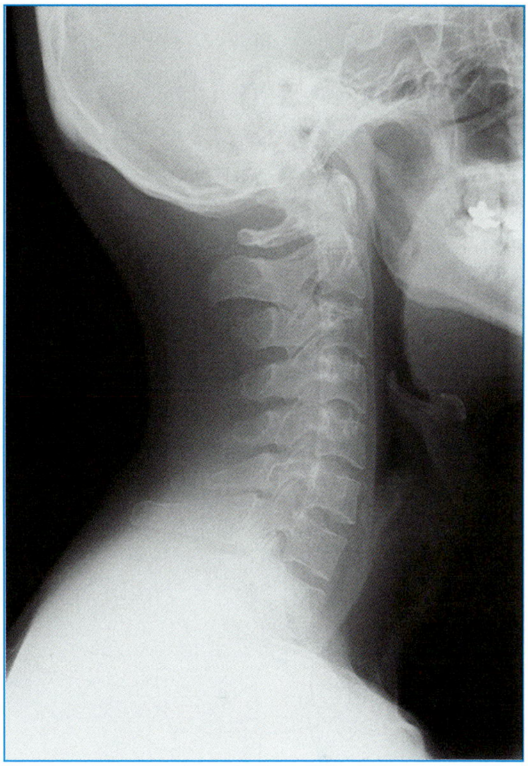

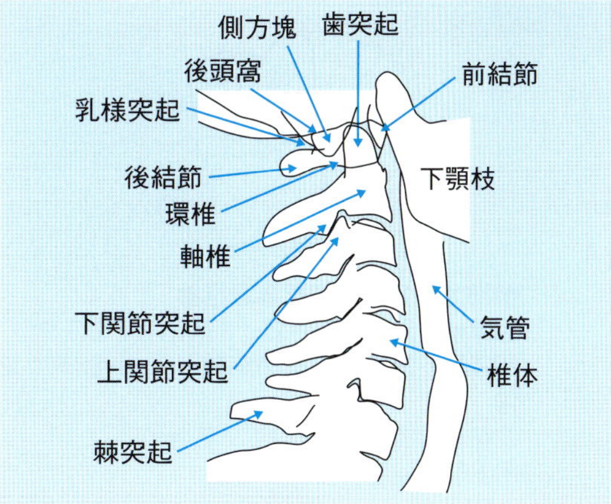

画像のチェックポイント

- □第1頸椎から第7頸椎までが描出されている．
- □両側の下顎枝がほぼ重積して描出され，かつ上部頸椎と重積していない．
- □自然体であり，歪みのないアライメントが描出されている．
- □棘突起，関節柱，突起間関節，椎間腔から気道などの軟部組織まで描出されるコントラストである．

読影時のチェックポイントと Pitfall

- □両肩の力を抜かせ，上肢伸展のまま内転内旋位とすると，下部頸椎まで観察しやすくなることがある．
- □外傷による場合は，後屈はできるだけ避ける．
- □椎体後縁の配列．椎体の骨棘の有無
- □下位頸椎は肩に隠れることが多いので注意して観察する．
- □軸椎骨折はX線のみでは見逃される可能性があるので，症状がある場合は躊躇せずCT・MRIが必要
- □各椎体の相互位置関係・配列の評価
- □脊柱管前後径の評価（C3〜7レベルで12 mm以上）
- □環軸関節における前弓後縁から歯突起前縁までの距離（成人：3 mm以下　小児：5 mm以下）
- □骨折線の有無

V 脊椎領域

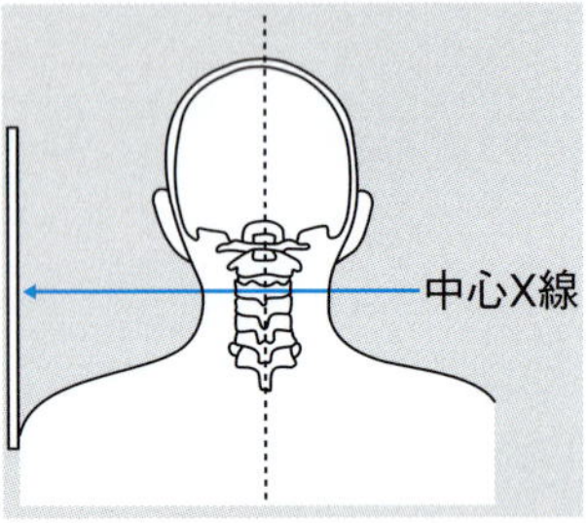

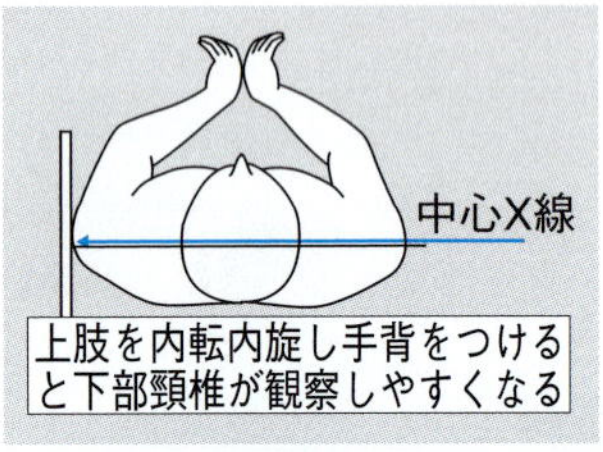

- □脱臼の有無
- □関節突起間部や椎間関節の性状の評価
- □椎間腔狭小化の有無
- □椎間孔の評価
- □椎体前軟部組織の評価
- □軟部組織の石灰化や異物の有無
- □骨量の評価
- □骨硬化・破壊像の有無

MEMO

頸椎側面像で環椎–歯状突起間距離が成人で3 mm以上，小児で5 mm以上あれば亜脱臼，6 mm以上あれば神経脱落症状なくても手術の適応である．

撮影体位

FFD＝200 患者は立位．カセッテに肩を密着させ側位とし，正中面をカセッテに平行．患者は中間位とする．下顎骨が上部頸椎と重積しないよう，顎を幾分上げる．患者にどこか1点を注視させ，ふらつきを押さえる．

中心X線

カセッテに垂直とし，第4頸椎に向けて入射

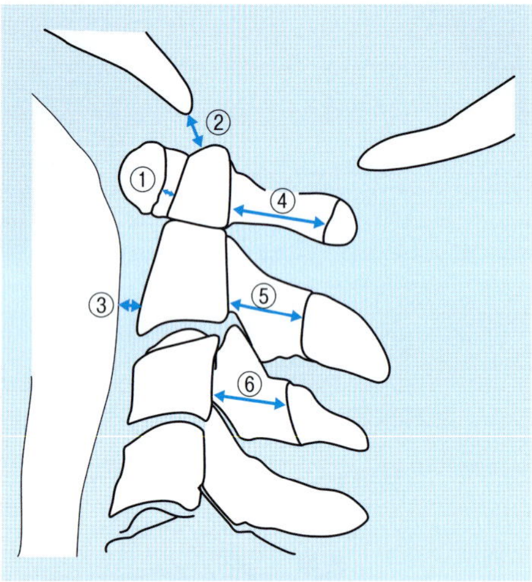

頸椎側面X線像で重要な指標

①環椎・歯突起間距離：3 mm以下で正常
②後頭下縁・歯突起間距離：5 mm以下で正常
③後咽頭腔：7 mm以下で正常
④⑤⑥脊柱管前後径平均値
C1：22 mm
C2：19 mm
C3：16 mm

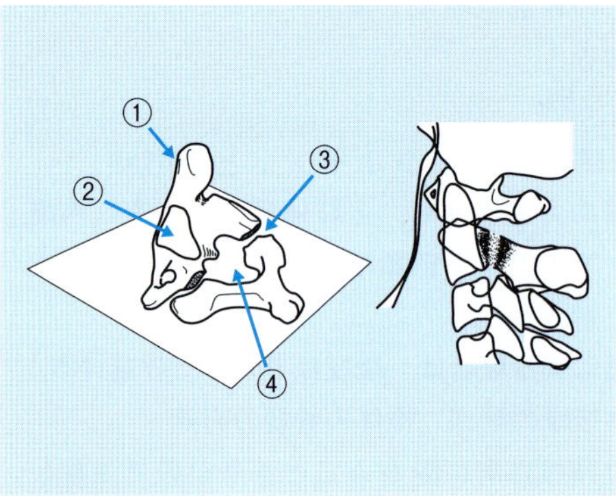

Hangman 骨折

①歯突起
②上関節面
③椎弓根の骨折
④椎孔

- 両側椎弓根の骨折により椎体と椎弓が離断する．
- 「外傷性軸椎すべり」とも呼ばれる．
- 症状は項部痛，頸部運動痛で一般に四肢麻痺症状ではない．

3　斜位

目的　椎間孔，椎弓根の観察

描出部位　同上

画像のチェックポイント

- □第 1 頸椎から第 7 頸椎までのすべての頸椎と，5 個の椎間孔が描出されている．
- □下顎骨および頭蓋底が頸椎と重積していない．
- □頸椎椎弓根などの骨構造から，気道などの軟部組織まで描出されるコントラストである．

読影時のチェックポイントと Pitfall

- □椎間孔は，C3 で 45°，C7 で 60° と変化するため，上位と下位では見え方が変わることに注意する．
- □外傷による場合は，後屈はできるだけ避ける．
- □各椎体の相互位置関係・配列の評価
- □骨折線の有無
- □脱臼の有無
- □関節突起間部や椎間関節の性状の評価
- □椎間孔狭小化や拡大・変形の評価
- □椎体・鈎状突起・上下関節突起の形状や輪郭の把握
- □軟部組織の石灰化や異物の有無
- □骨量の評価
- □骨硬化・破壊像の有無

撮影体位

FFD＝200 患者は立位．前額面をカセッテに対し 55° とし，脊柱は伸展．顎を幾分あげる．患者にどこか 1 点を注視させ，ふらつきを押さえる．

中心 X 線

頭側に 8～15° 傾け，第 4 頸椎に向けて入射

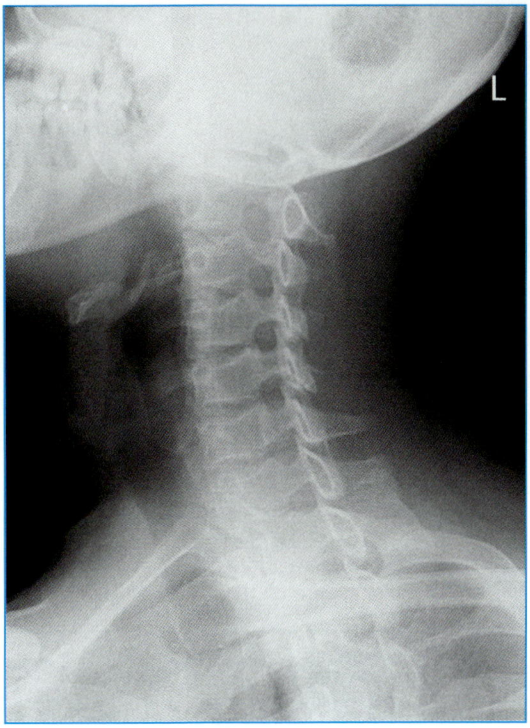

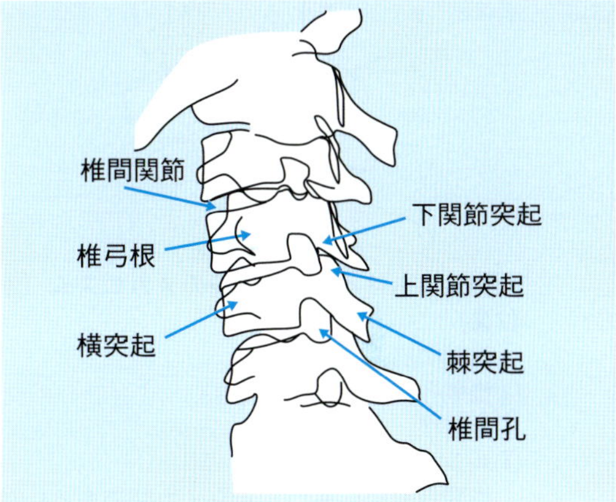

V 脊椎領域

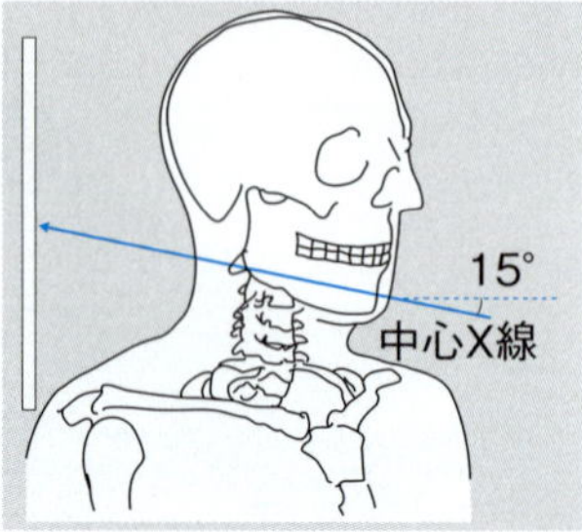

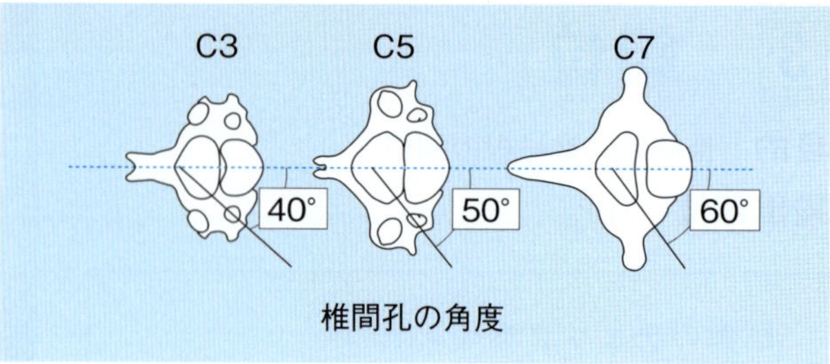

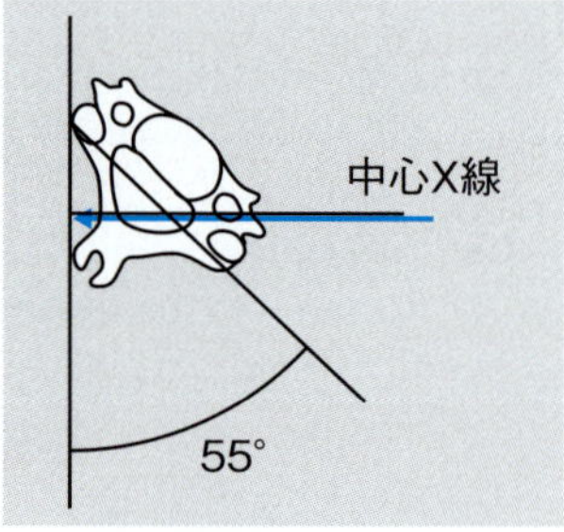

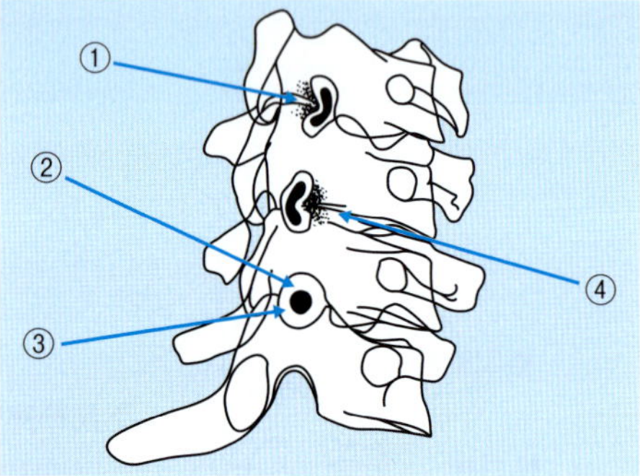

頸椎症における神経根圧迫のメカニズム（斜位像）

①椎間関節
②椎間孔
③神経根
④ルシュカ関節

椎間板変成に基づくルシュカ関節あるいは椎間関節の骨棘形成によって椎間孔は狭小化する．

その結果神経根は圧迫されて上肢痛などの原因となる．

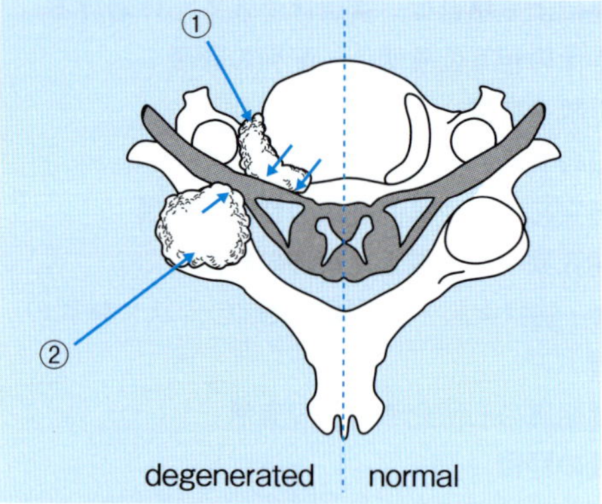

ルシュカ関節と椎間関節の osteoarthritis

①ルシュカ関節の骨増殖
②椎間関節の変形肥大

右側は正常な椎間関節とルシュカ関節．神経根や脊髄の圧迫はない．

左側はルシュカ関節の骨増殖と椎間関節の退行変性．これらの骨棘が神経根や脊髄を圧迫する．

4　開口位

目的　第 2 頸椎の歯突起と椎体，第 1 頸椎の側塊および第 1・2 頸椎間の椎間関節の観察

描出部位　同上

画像のチェックポイント

- □上顎前歯と頭蓋骨底が重積して描出されている．
- □C2 歯突起に上顎中切歯，後頭骨下端が重積しない．
- □第 2 頸椎の歯突起と椎体，第 1 頸椎の側塊，第 1・2 頸椎間の椎間関節が明瞭に描出されている．
- □歯突起が過露光でないコントラストである．

読影時のチェックポイントと Pitfall

- □外傷による場合は，後屈はできるだけ避ける．
- □神経症状が軽微なため注意が必要
- □外傷では軸椎歯突起骨折や軸椎関節突起骨折の頻度が高い．
- □環椎の外側塊と歯突起間距離
- □骨折線の有無
- □脱臼の有無
- □回旋時には，回旋側の外側塊はやや沈み，外側塊—歯突起間間隔は体側に比べ大きくなる
- □リウマチにおける骨侵蝕像（特に歯突起）の有無
- □骨硬化・破壊像の有無

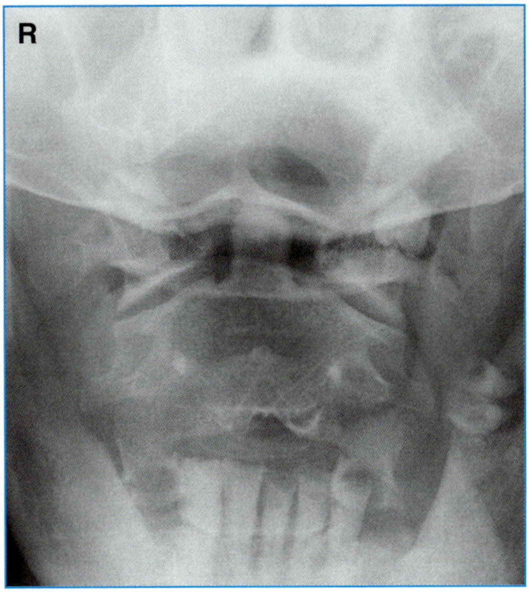

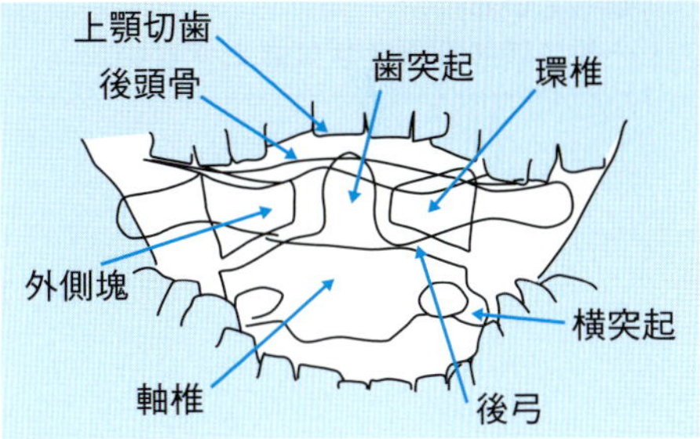

撮影体位

FFD＝60 患者は背臥位．口を最大に開けさせ，鼻橋根部と外耳孔を結ぶ線をカセッテに垂直

中心Ｘ線

上歯列弓に向けて垂直に入射

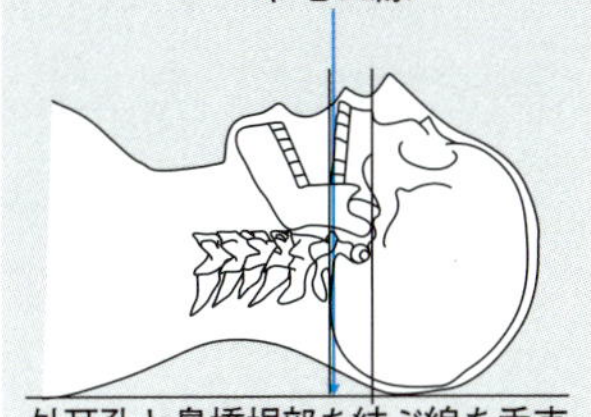

外耳孔と鼻橋根部を結ぶ線を垂直

V　脊椎領域

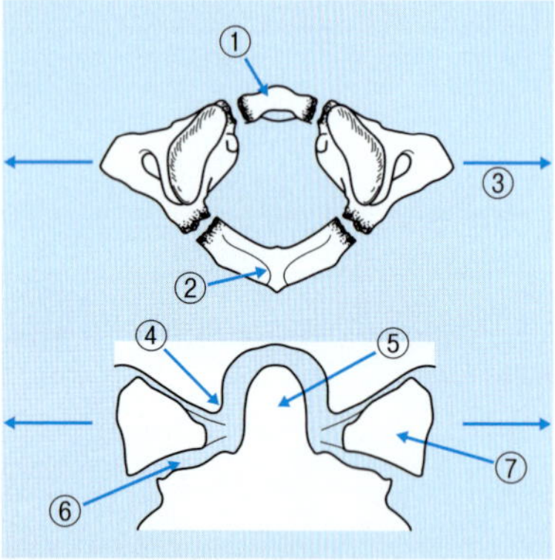

破裂骨折（Jefferson 骨折）

①前弓　②後弓　③外側塊の外方転位　④後頭顆　⑤歯突起　⑥環軸関節　⑦環椎外側塊

・典型的には外側塊に近い4カ所で折れ，外側塊は外方へ転位する．一側性の2，3カ所で骨折することもある．

・正面断層撮影では環椎外側塊は外側へ広がっている．

・一般に四肢麻痺症状はきたさない．

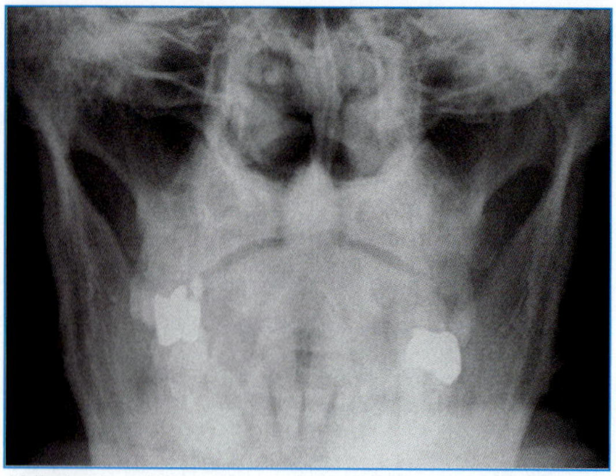

外傷など，後屈を避けなければならない場合では，副鼻腔に重積させることで椎間関節が描出できる．

5 立位側面前屈・後屈位（動態撮影）

目的　頸椎椎体，椎弓の変位の観察

描出部位　同上

画像のチェックポイント

□屈曲による体位のずれがない．
□第 1 頸椎から第 7 頸椎までが描出されている．
□両側の下顎枝がほぼ重積して描出され，かつ上部頸椎と重積していない．
□棘突起，関節柱，突起間関節，椎間腔から気道などの軟部組織まで描出されるコントラストである．
□動きによる不鋭がなく，環軸椎関節が明瞭に観察される．
□両肩の力を抜かせ，上肢伸展のまま内転内旋位とすると，下部頸椎まで観察しやすくなることがある．

読影時のチェックポイントと Pitfall

□外傷による場合は，後屈はできるだけ避ける．
□各椎体の相互位置関係や配列を評価
□椎間腔の狭小化の有無
□動態時の脊柱管前後径の評価（C3～C7 レベルで 12 mm 以上）
□骨折線の有無
□椎体可動性の増大や減少を評価
□なだらかに並列しているか，段差の有無
□引き出し症状の有無
□軟部組織の石灰化や異物の有無
□骨量の評価
□骨硬化・破壊像の有無

撮影体位

頸椎側面像に準ず．前屈位では顎を最大限引かせ，患者の足先を見せるように，後屈位では顎を上げさせ，天井を見せる．

中心 X 線

カセッテに垂直とし，第 4 頸椎に向けて入射

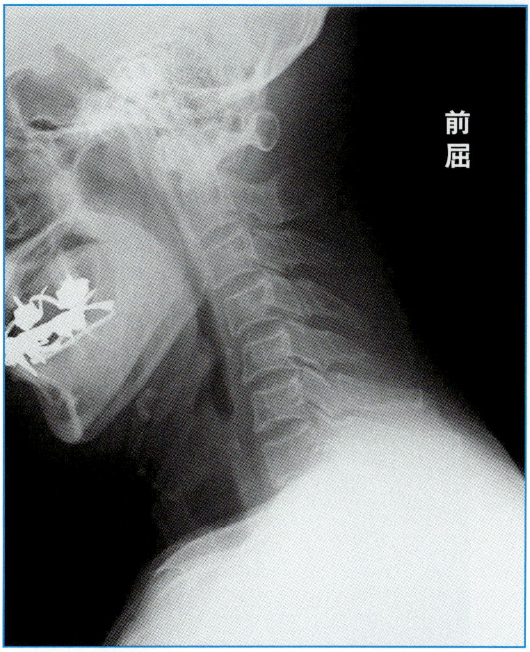

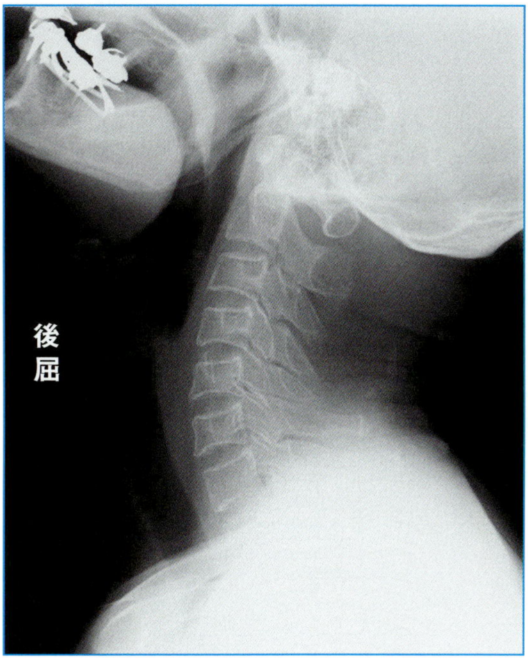

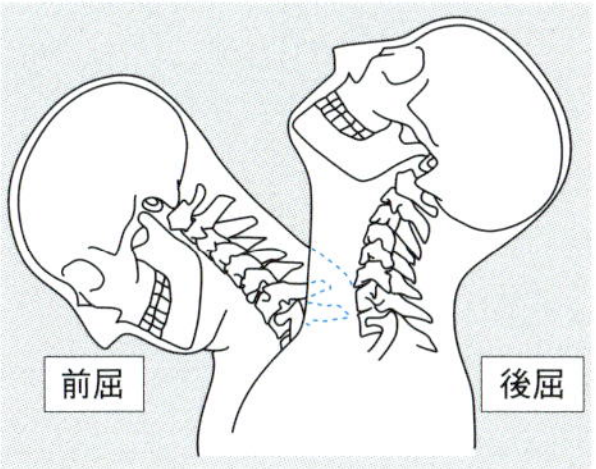

V 脊椎領域

3 胸椎

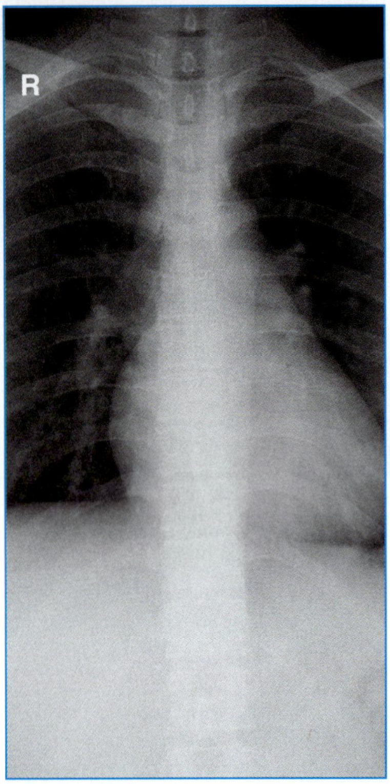

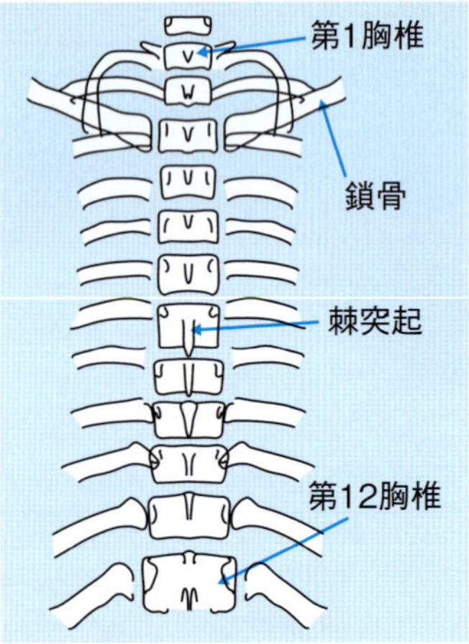

1 正面

目的 胸椎椎体, 後部肋骨および肋骨脊椎関節の観察

描出部位 同上

画像のチェックポイント

- □第７頸椎から第１腰椎までが描出されている.
- □脊柱中央から左右胸鎖関節までの距離が等しい.
- □上部胸椎が過露光にならず, また下部胸椎の椎体辺縁および椎間腔が明瞭に描出されている.

読影時のチェックポイントと Pitfall

- □各椎体の相互位置関係や配列を評価
- □棘突起, 椎弓根, 椎弓根間距離の評価
- □骨折線や脱臼の有無
- □関節突起間部や椎間関節の性状の評価
- □椎間孔の評価
- □軟部組織の石灰化や異物の有無
- □骨量の評価
- □骨硬化・破壊像の有無

撮影体位

FFD＝100 患者は背臥位. 膝を屈曲させ頭の枕をはずし, 軽く顎を引かせる. 深吸気として撮影

中心Ｘ線

第 6～7 胸椎に対し垂直に入射

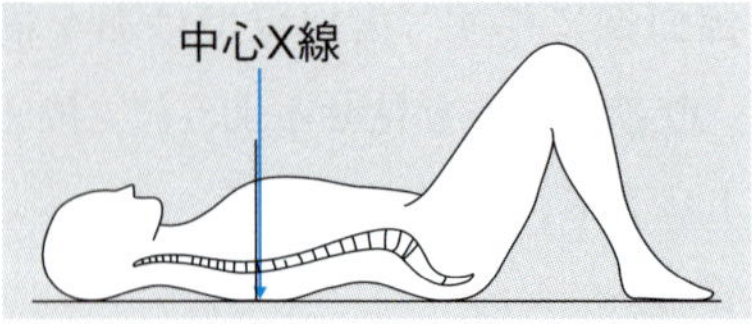

2　側面

目的　胸椎椎体，椎間腔および椎間孔の観察

描出部位　同上

画像のチェックポイント

- □照射野の中央に第 7 頸椎から第 1 腰椎まで描出されていることが望ましいが，上部胸椎は肩との重積により描出されないことが多い.
- □胸椎椎体が正しい側面像として描出されている.
- □肋骨後部との重積が少なく，椎間関節腔および椎間孔が広く描出されている.
- □X 線吸収差の大きい胸部と，肝臓などの実質臓器を照射野に含むため，吸気で呼吸停止し，準高圧撮影が望ましい.
- □上肢を体前後にすることにより，肩部の重なりを少なくする撮影法もある.

読影時のチェックポイントと Pitfall

- □各椎体の相互位置関係や配列を評価
- □椎間腔の狭小化の有無
- □脊柱管の前後径の評価
- □棘突起，椎弓根，椎弓根間距離の評価
- □骨折線や脱臼の有無
- □関節突起間部や椎間関節の性状の評価
- □椎間孔の評価
- □軟部組織の石灰化や異物の有無
- □骨量の評価
- □骨硬化・破壊像の有無

撮影体位

FFD＝100　患者は側臥位．両上肢を前上方に挙上させ，正中矢状面を，ポジショニングブロック等を用いてカセッテに平行にする．目的部位により，吸気か呼気を選択し，撮影する.

中心 X 線

背面より 4 横指内側で，第 6～7 胸椎に対し垂直に入射

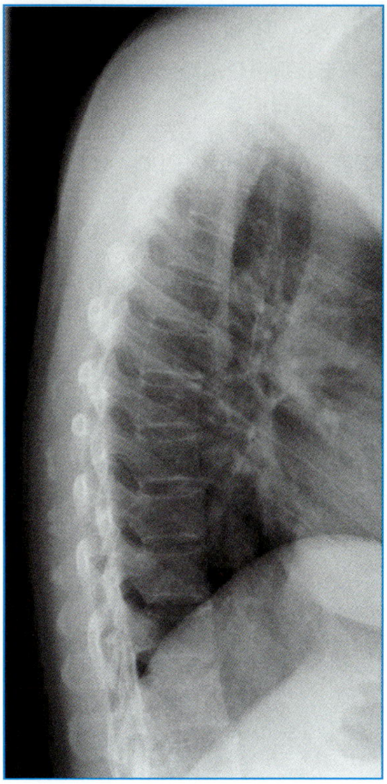

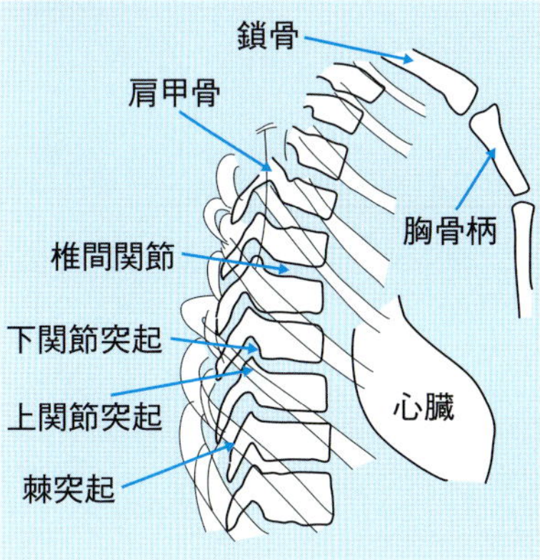

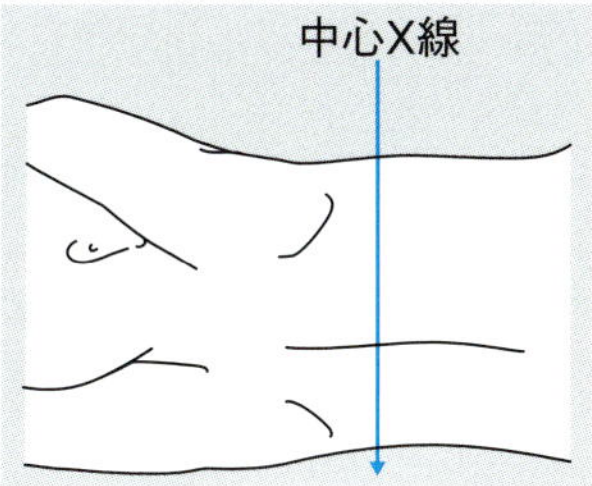

応用：上部胸椎側面像

患者は側臥位．両膝を重ねて軽く曲げ，下になっている上肢（寝台に着いている方）を挙上し，頸椎と重なるようにする．対側上肢（上になっている方）は尻につけさせる．棘突起から3cm内側で，第2胸椎レベルに対し，カセッテに垂直に入射する．なお，本方法は第7頸椎側面像にも有効である．

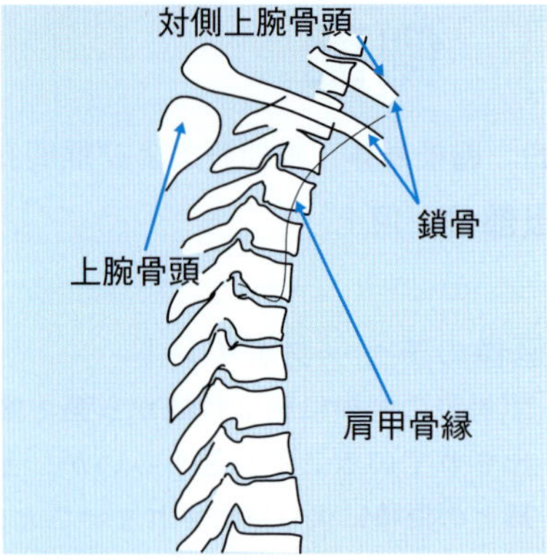

3 斜位

目的 胸椎椎体，突起間関節，肋骨脊椎関節の観察

描出部位 同上

画像のチェックポイント

- □第7頸椎から第1腰椎までが描出されている．
- □突起間関節間隙が明瞭に描出されている．
- □上部胸椎が過露光にならず，また下部胸椎の椎体辺縁および椎間腔が明瞭に描出されている．
- □脊柱の弯曲のため，すべての関節腔を一度に描出することはできない．

撮影体位

FFD＝100 患者を背臥位から35°斜位とする．

中心X線

第6〜7胸椎に対し垂直に入射

4 胸腰椎移行部

目的等は，腰椎に準ずる．中心 X 線を第 12 胸椎に対し垂直に入射する．

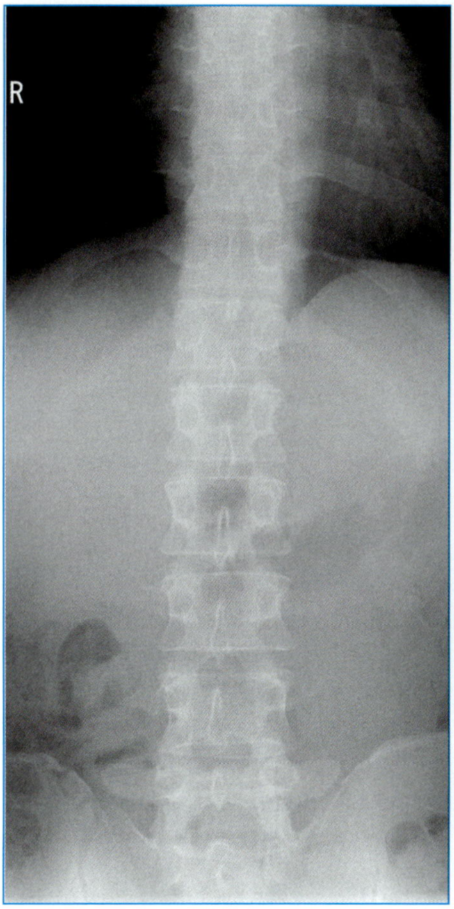

正面

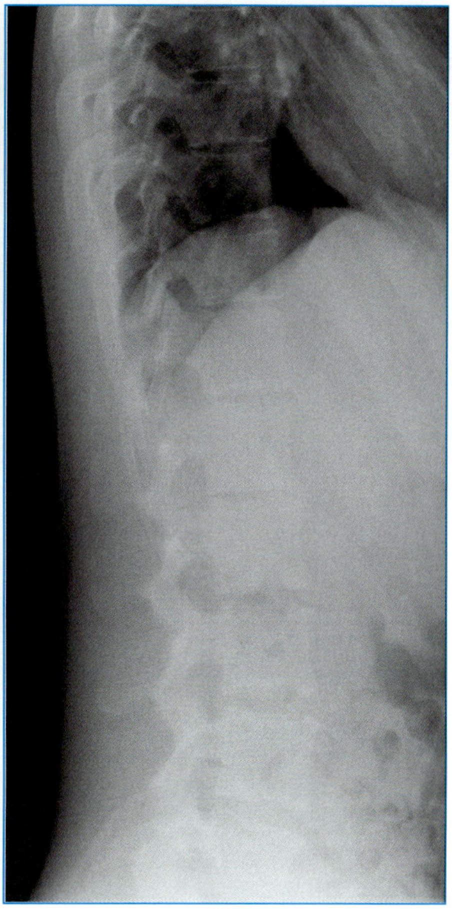

側面

5 腰椎

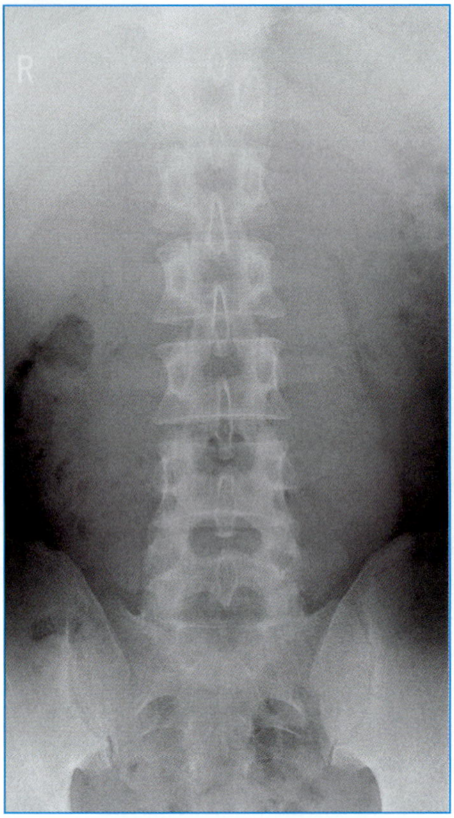

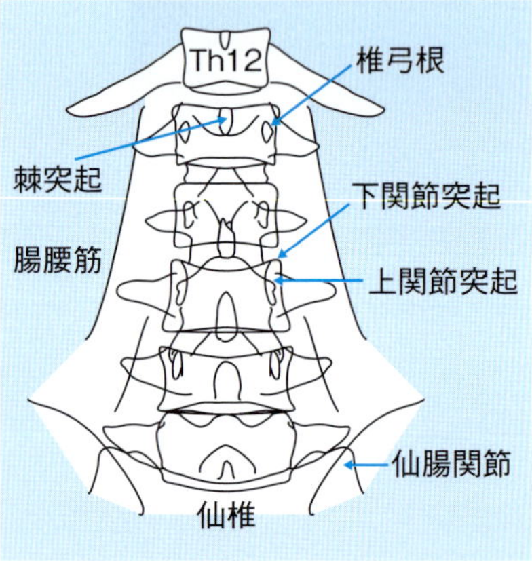

1 正面

目的　腰椎椎体，椎間腔，棘突起，横突起，椎弓，仙腸関節および近位仙骨の観察

描出部位　腰椎椎体，椎間腔，棘突起，横突起，椎弓，仙腸関節および近位仙骨，腸腰筋

画像のチェックポイント

- □第 12 胸椎から仙腸関節および腸腰筋辺縁まで描出されている.
- □脊柱中心から左右仙腸関節までの距離が等しく，棘突起が椎体の中央にある，左右横突起の長さが等しく描出されている.
- □すべての腰椎椎体，椎間腔および椎弓の辺縁が明瞭に描出され，かつ腸腰筋辺縁および横突起が過露光にならない濃度である.

読影時のチェックポイントと Pitfall

- □横突起骨折はこの方法で診断が確定する．この場合腎損傷などを合併する場合があるので注意が必要
- □各椎体の相互位置関係や配列を評価
- □棘突起，椎弓根，椎弓根間距離の評価
- □骨折線や脱臼の有無
- □軟部組織の石灰化や異物の有無
- □骨量の評価
- □骨硬化・破壊像の有無

撮影体位

FFD＝100　患者は背臥位．膝を立てさせ，正中矢状面をカセッテに垂直にする．呼気にて撮影

中心 X 線

第 4 腰椎に対し垂直に入射

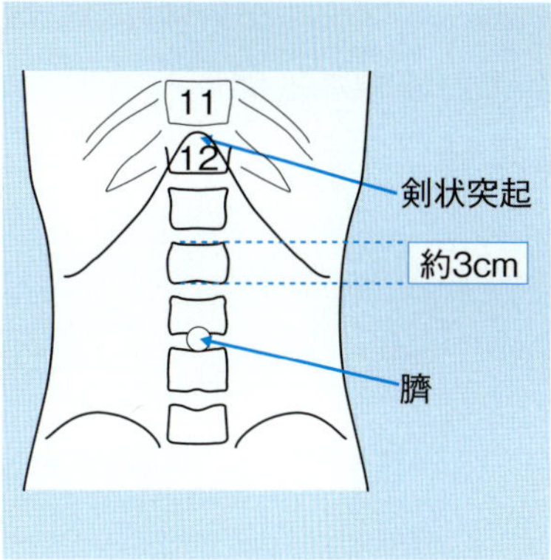

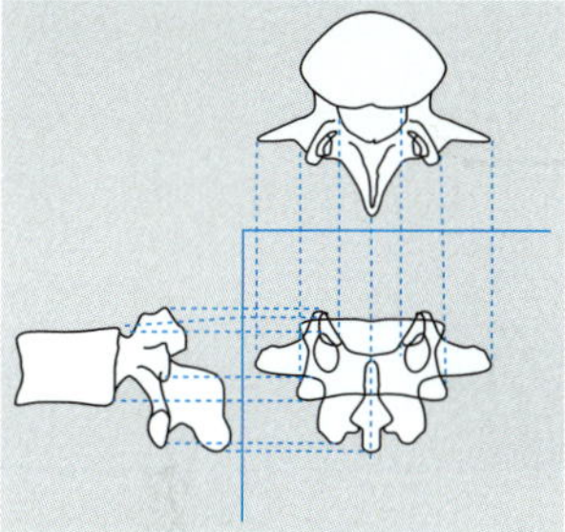

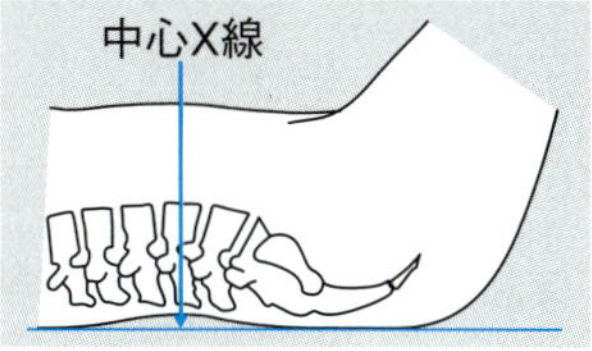

MEMO

胸腰椎移行部は骨折や脱臼の頻度が高い，理由としては，胸椎を支持しているような肋骨がなく，後弯から前弯に移行する部位であること，前後への可動性が大きいなどが挙げられる．

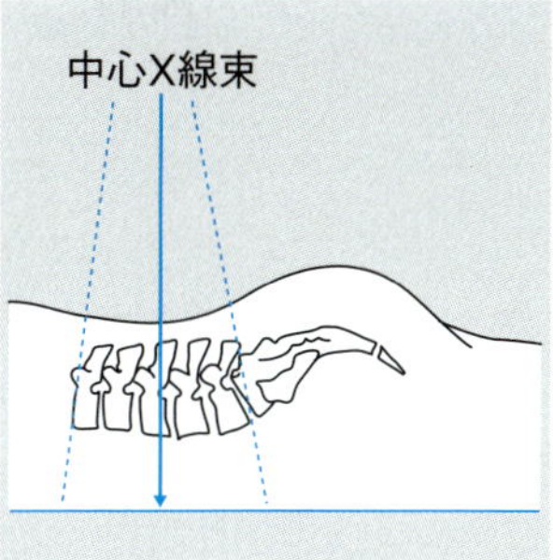

応用：X線束の開きを用いた腹臥位撮影

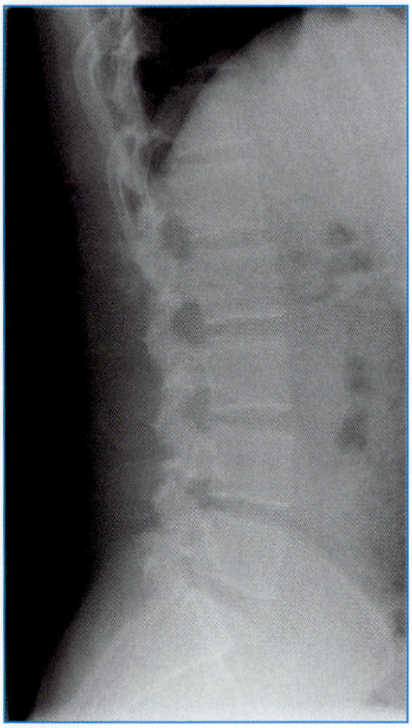

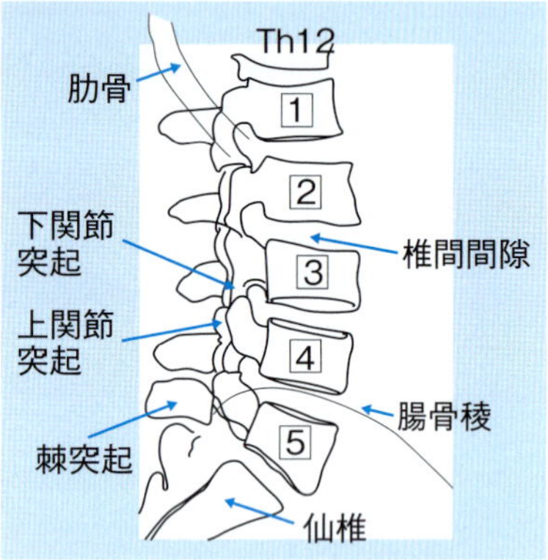

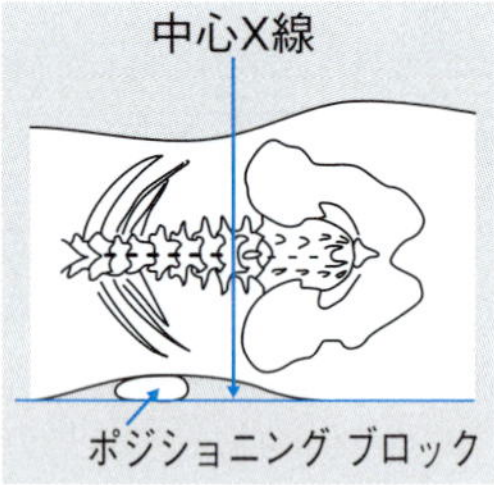

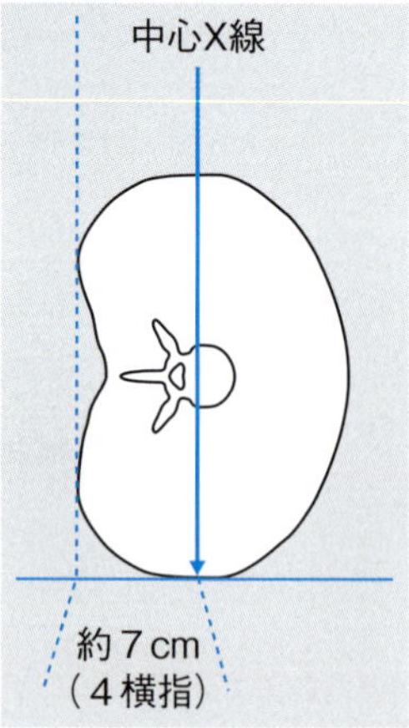

2　側面

目的　腰椎椎体，椎間腔，棘突起，近位仙骨および椎間孔の観察

描出部位　腰椎椎体，椎間腔，椎弓根，棘突起，近位仙骨および椎間孔，上・下関節突起

画像のチェックポイント

- □第 12 胸椎から仙骨まで，椎間腔が広く描出されている．
- □椎弓根，上・下関節突起，椎間腔が明瞭に描出されている．
- □腰椎椎体が正しい側面として描出されている．
- □下部腰椎，近位仙骨が十分に観察される濃度で，かつ棘突起が過露光とならないコントラストである．

読影時のチェックポイントと Pitfall

- □第 5 腰椎と第 1 仙骨の中心のなす角度を腰仙角という．これは腰痛に関係が深いことから重要である．
- □各椎体の相互位置関係や配列を評価
- □椎間腔の狭小化の有無
- □脊柱管の前後径の評価
- □骨折線や脱臼の有無
- □椎間関節の性状の評価
- □椎間孔の評価
- □軟部組織の石灰化や異物の有無
- □骨量の評価
- □骨硬化・破壊像の有無

撮影体位

FFD＝100　患者は側臥位．正確に正中矢状面をカセッテに平行にする．呼気にて撮影

中心 X 線

第 4 腰椎に対し垂直に入射

3 斜位

目的 腰椎椎体，突起間関節，横突起の観察
描出部位 腰椎椎体，突起間関節，横突起，近位仙骨

画像のチェックポイント

- □第12胸椎から仙骨までが照射野の中央に描出されている.
- □すべての腰椎について突起間関節間隙が描出されている.
- □斜位30°で椎弓骨折の診断，斜位45°では椎間関節の診断に有効である.

読影時のチェックポイントと Pitfall

- □各椎体の相互位置関係や配列を評価
- □骨折線，特に椎間関節突起間部骨折の有無
- □すべり症の有無
- □椎間孔の狭小化や拡大の有無
- □椎体，上下関節突起の形状，輪郭の把握
- □軟部組織の石灰化や異物の有無
- □骨量の評価
- □骨硬化・破壊像の有無

撮影体位

FFD＝100 患者を背臥位から前額面を35°斜位とする．呼気にて撮影

中心X線

第4腰椎に対し垂直に入射

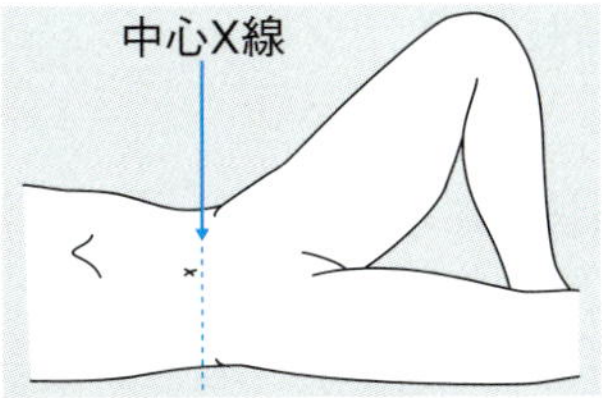

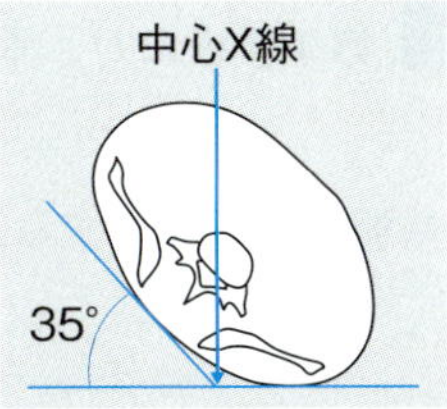

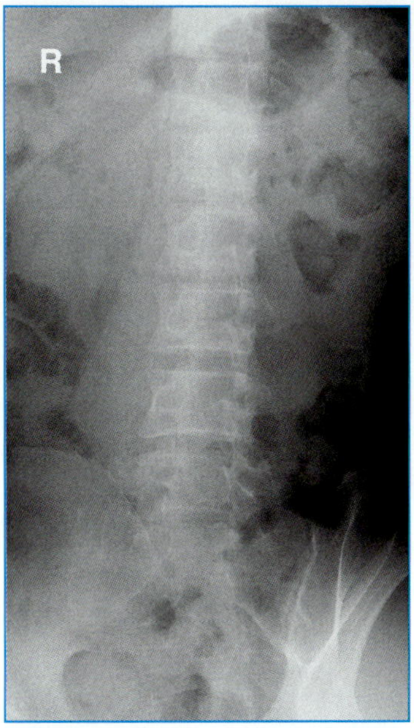

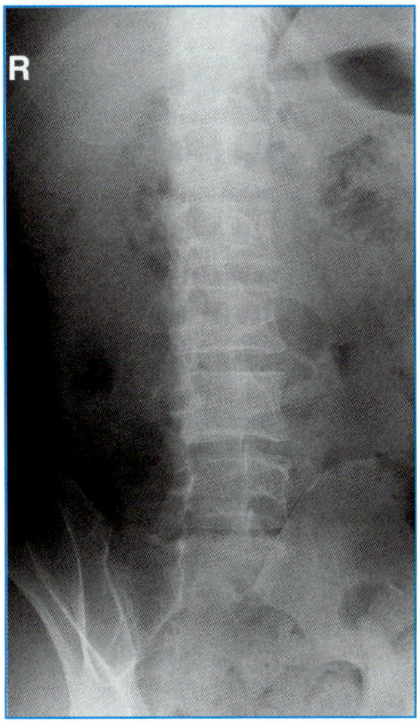

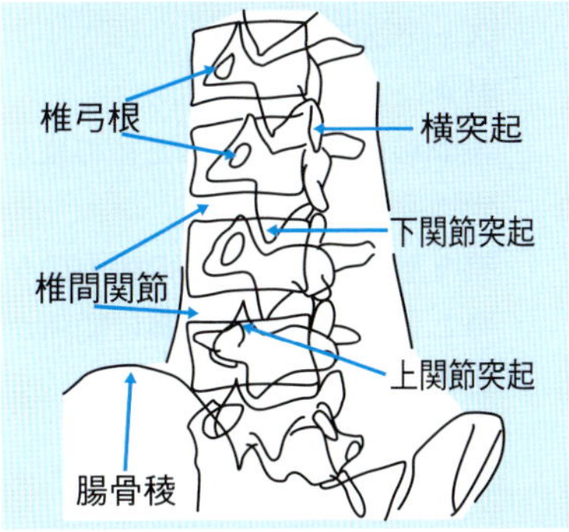

V 脊椎領域

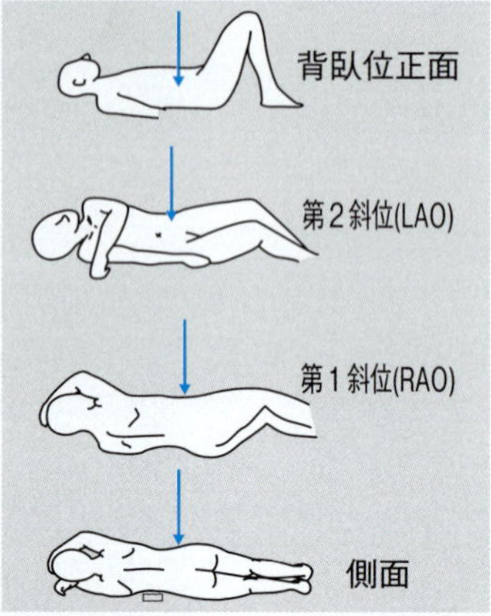

4方向撮影時の一般的な体位の流れ

4　立位側面前屈・後屈位（動態撮影）

目的　腰椎椎体，椎弓の偏位の観察

描出部位　腰椎椎体，椎間腔，椎弓根，棘突起，近位仙骨および椎間孔，上・下関節突起

画像のチェックポイント

- □第12胸椎から仙骨まで，椎間腔が広く描出されている．
- □椎弓根，上・下関節突起，椎間腔が明瞭に描出されている．
- □腰椎椎体が正しい側面として描出されている．
- □下部腰椎，近位仙骨が十分に観察される濃度で，かつ棘突起が過露光とならないコントラストである．
- □動きによる不鋭がない．
- □椎間板の変性を診るための撮影である．不安定性脊椎等
- □第5腰椎と第1仙骨の中心のなす角度を腰仙角という．これは腰痛に関係が深いことから重要である．

読影時のチェックポイントと Pitfall

- □各椎体の相互位置関係や配列を評価
- □椎間腔の狭小化の有無
- □動態時での脊柱管前後径の評価
- □骨折線の有無
- □椎体可動性の増大や減少の有無
- □なだらかに並列しているか，段差の有無
- □軟部組織の石灰化や異物の有無
- □骨量の評価
- □骨硬化・破壊像の有無

撮影体位

FFD＝100　患者は膝を曲げさせないように立位．正確に正中矢状面をカセッテに平行にする．前屈位は腰を丸めるように最大前屈位とし，後屈位は背筋を伸ばすように最大後屈位とする．呼気にて撮影

中心X線

第4腰椎に対し垂直に入射

※側臥位で撮影する方法もある．

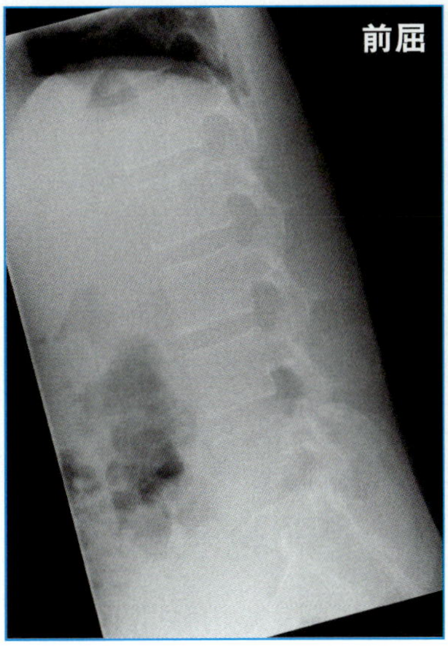

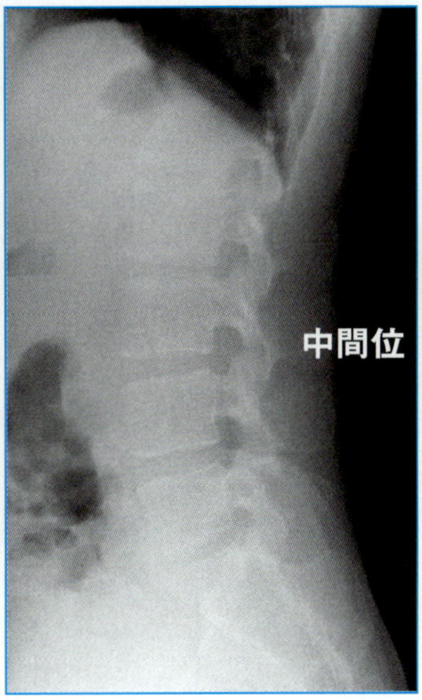

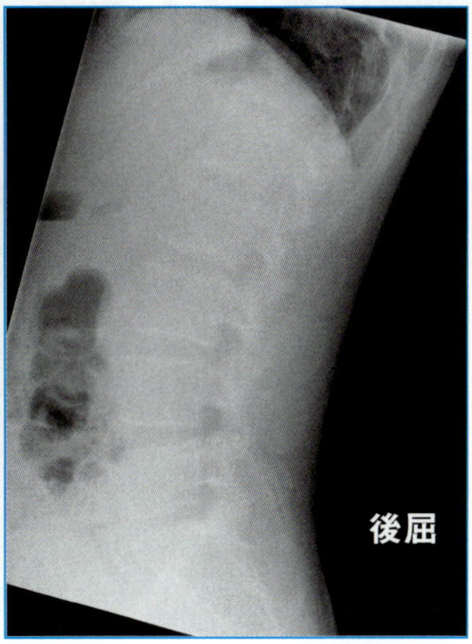

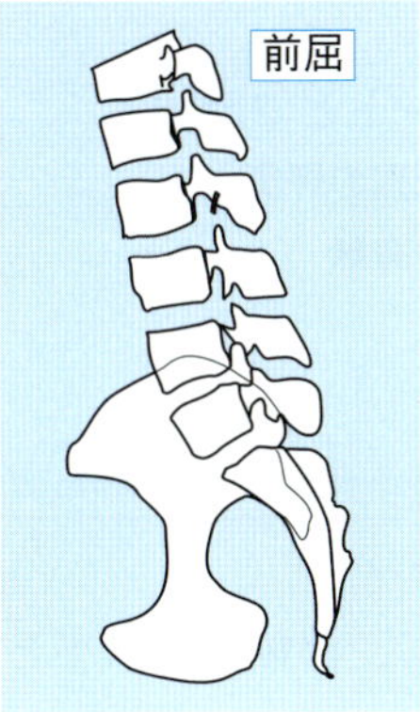

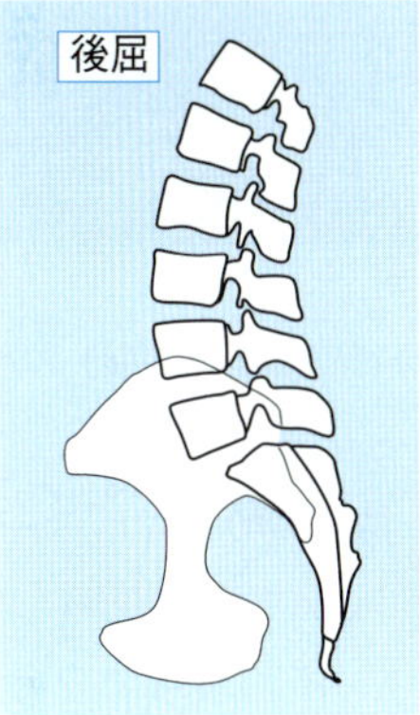

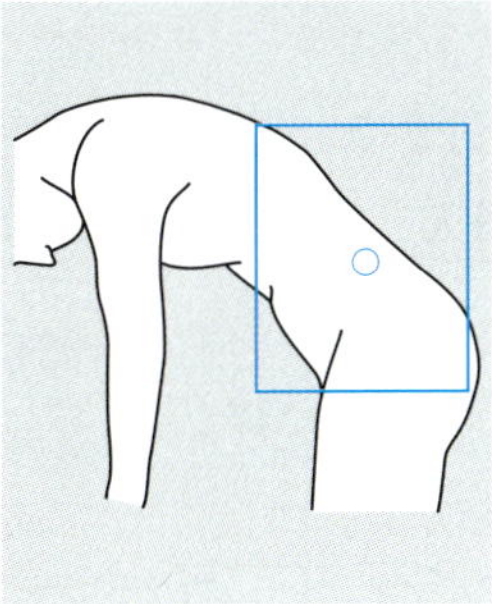

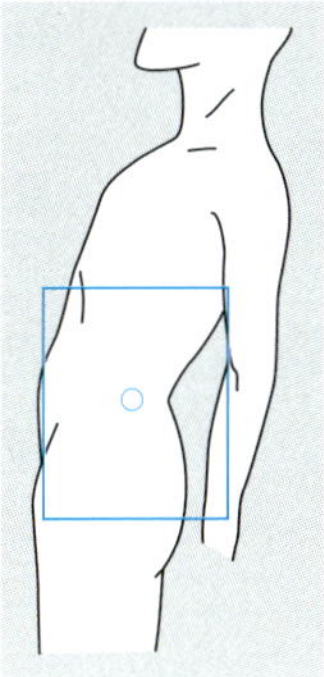

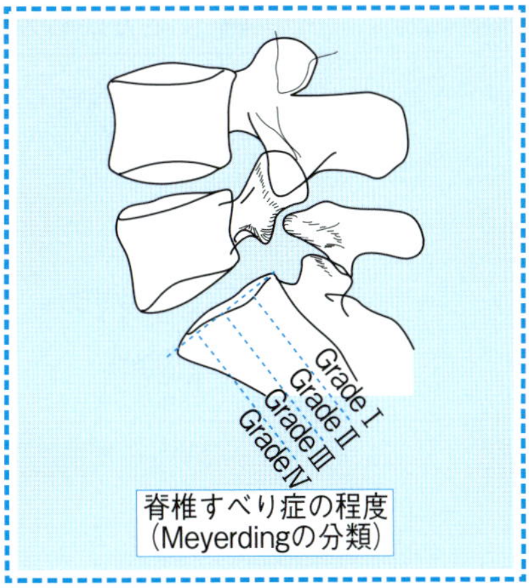

脊椎すべり症の程度
(Meyerdingの分類)

6 仙椎

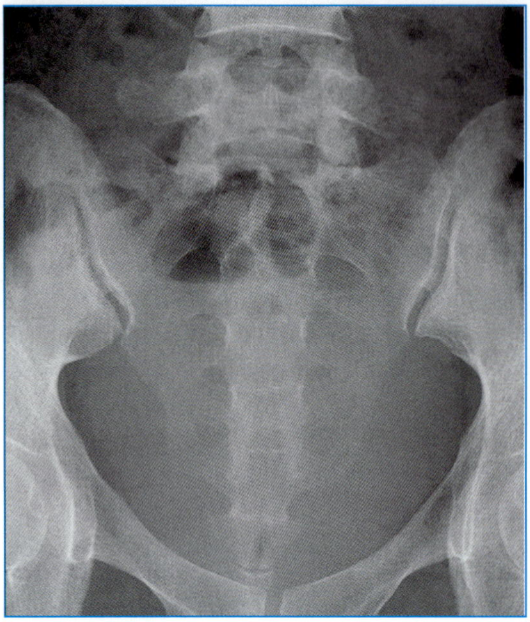

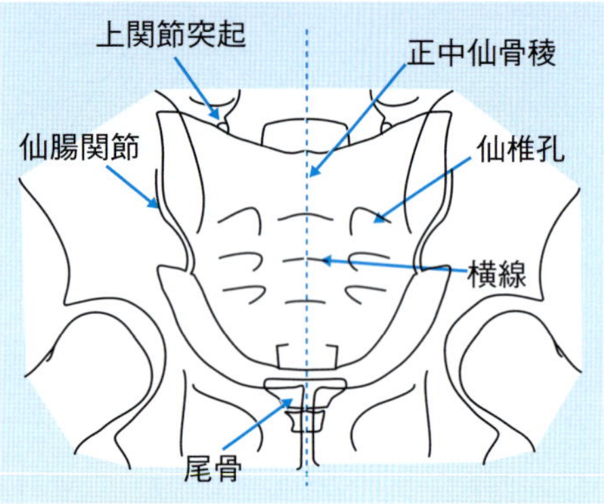

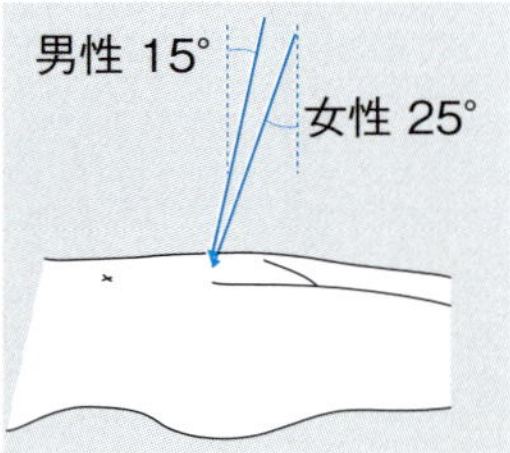

1 正面

目的　仙骨全体の観察

描出部位　同上

画像のチェックポイント

- □仙骨全体が観察され，かつ下端が恥骨に重積しない．
- □正中仙骨稜，仙椎孔，仙骨翼が明瞭に観察されるコントラストである．
- □X 線錘の開きを利用して腹臥位にて撮影すると，仙骨と同時に仙腸関節も観察できる．

読影時のチェックポイントと Pitfall

- □各椎体の相互位置関係，配列の評価
- □軟部組織の石灰化や異物の有無
- □骨折線や関節強直の有無
- □骨硬化・破壊像の有無

撮影体位

FFD＝100　患者は背臥位．前額面を水平とし，下肢は伸展させる．

中心 X 線

恥骨結合を入射点とし，男子で 15°，女子で 25° で足方からカセッテに斜入

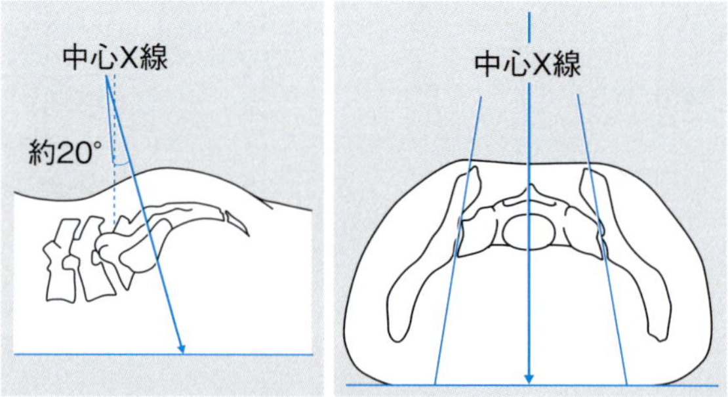

応用：腹臥位正面

2 側面

目的 仙骨全体の側面像の観察

描出部位 後弯する仙骨全体の側面像および上部仙骨と第5腰椎関節面

画像のチェックポイント

- □仙骨遠位端が過露光にならず，全体の側面像が観察される．
- □尾骨周辺に対しハレーション防止対策をとる．
- □上部仙骨は腸骨に重積するために明瞭には観察できない．
- □第5腰椎と第1仙骨の中心のなす角度を腰仙角という．これは腰痛に関係が深いことから重要である．

読影時のチェックポイントと Pitfall

- □各椎体の相互位置関係，配列の評価
- □軟部組織の石灰化や異物の有無
- □骨折線や関節強直の有無
- □骨硬化・破壊像の有無

撮影体位

FFD＝100　患者は側臥位．骨盤の正中矢状面をカセッテに平行とし，両下肢を軽く曲げる．

中心X線

仙骨の中央，ヤコビー線と尾骨遠位端の中点で，背面から4横指内側の点にカセッテに垂直に入射

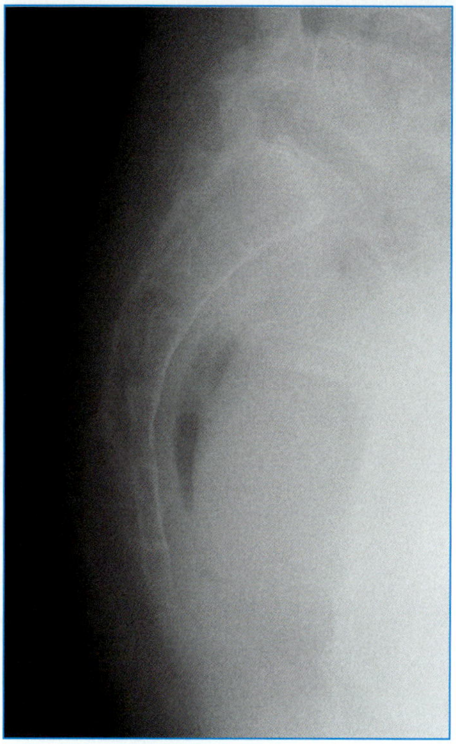

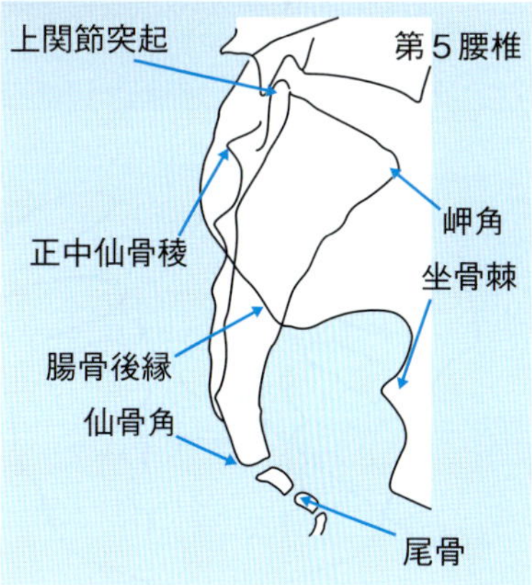

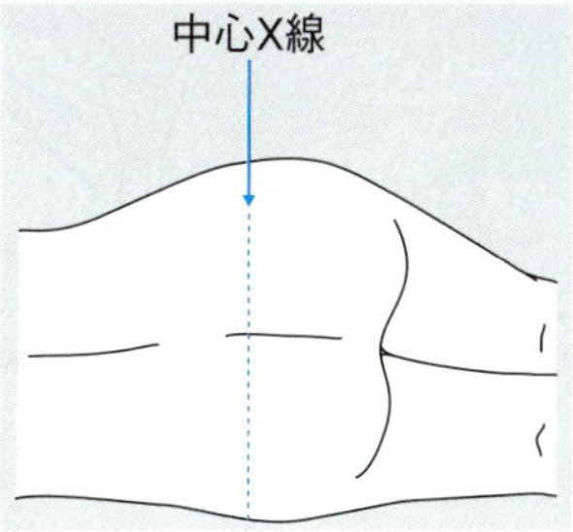

7 尾骨

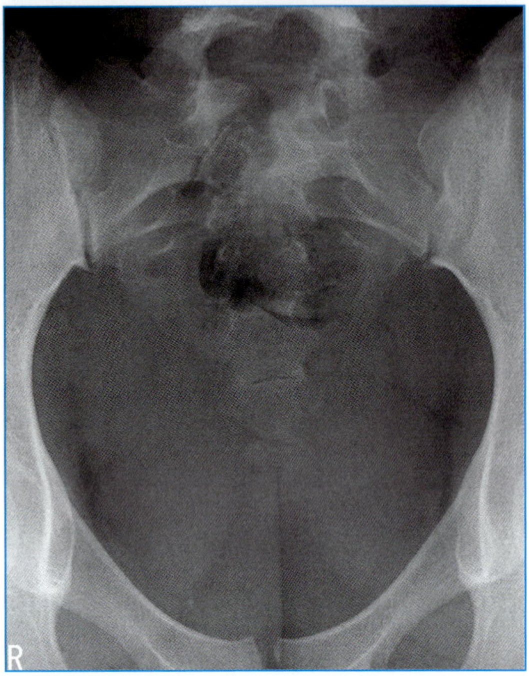

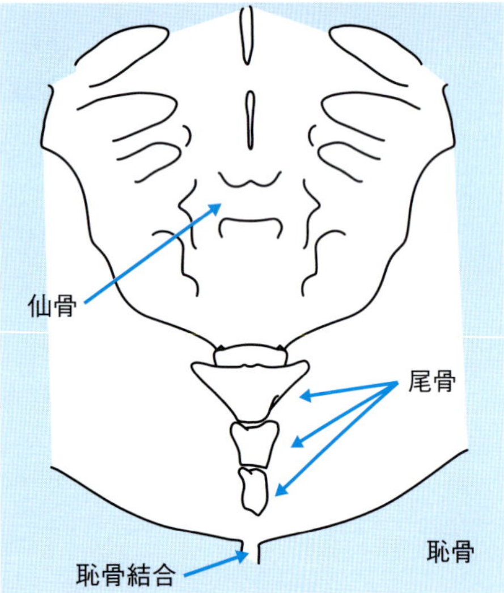

1 正面

目的　仙骨遠位端と尾骨全体像の観察

描出部位　同上

画像のチェックポイント

- □仙骨遠位端および尾骨が明瞭に観察できる．
- □尾骨遠位端が恥骨結合と重積しない．

読影時のチェックポイントと Pitfall

- □各椎体の相互位置関係，配列の評価
- □軟部組織の石灰化や異物の有無
- □骨折線や関節強直の有無
- □骨硬化・破壊像の有無

撮影体位

FFD＝100　患者は背臥位．両下肢は伸展させる．

中心Ｘ線

両側上前腸骨棘を結ぶ中点を入射点とし，男子では頭側から25°，女子では15°でカセッテに斜入する．

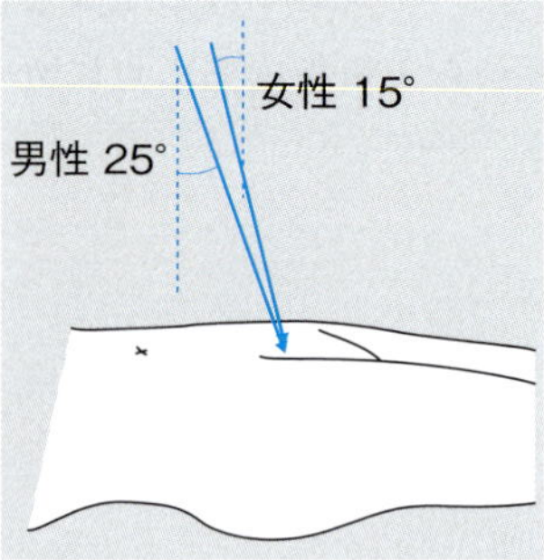

2　側面

目的　仙骨遠位端と尾骨全体の側面像の観察

描出部位　尾骨全体

画像のチェックポイント

- □仙尾関節から，3〜5 個の尾骨が観察される．
- □遠位尾骨まで明瞭に観察するため，ハレーション防止対策をとる．
- □患者の状態によるが，可能ならば寝台側の下肢を伸展し，その大腿部をハレーション防止代わりに撮影する方法もある．

撮影体位

FFD＝100　患者は側臥位．骨盤の正中矢状面をカセッテに平行とし，両下肢を軽く曲げる．

中心 X 線

仙尾関節面，背面から 3 横指内側の点に対し，カセッテに垂直に入射

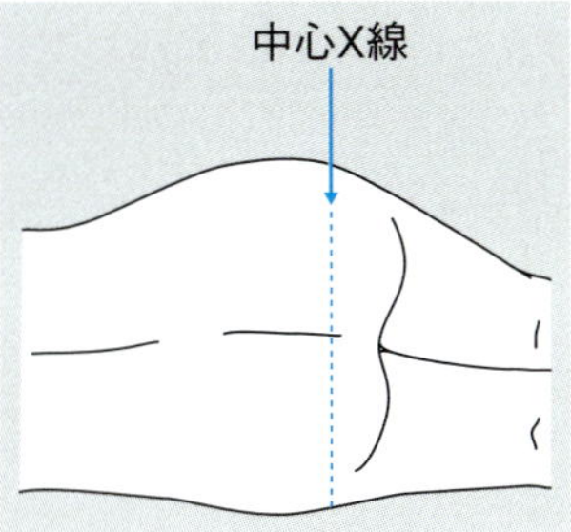

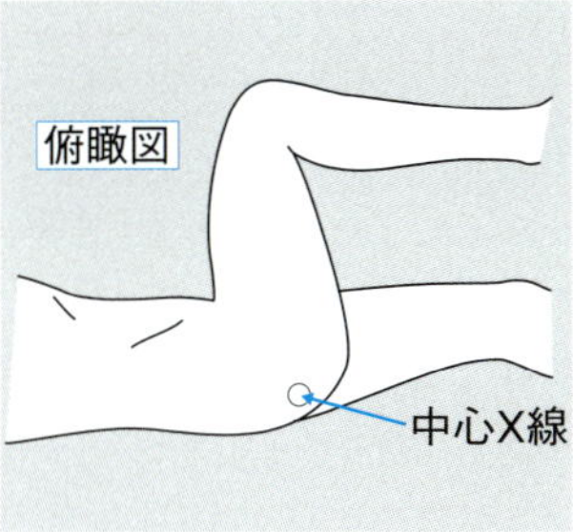

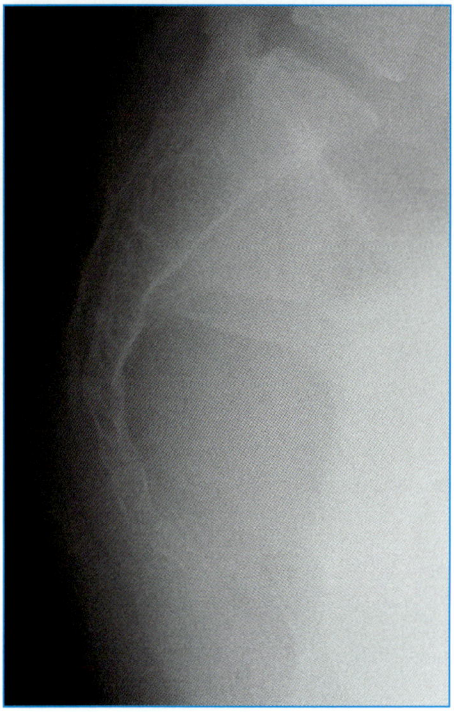

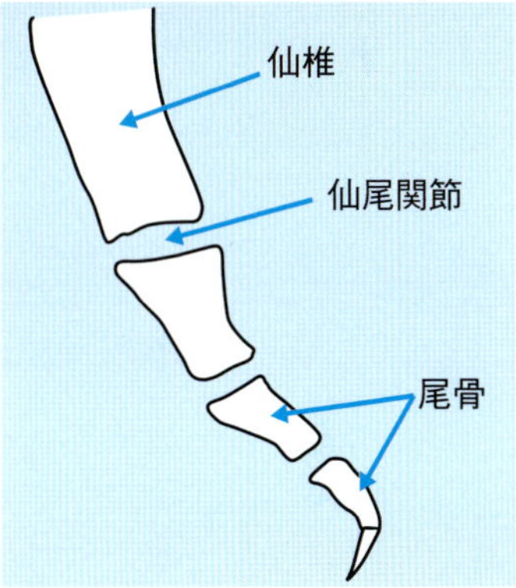

V 脊椎領域

Ⅵ　骨盤・下肢領域

骨盤・下肢領域の単純写真も外傷の評価に撮られることが多い．足部は最もよく損傷を受ける部位の一つである．膝関節もこれに次ぐといわれる．これらの領域も近年，単純写真ばかりでなく，CT，MRIを加えた総合画像診断が行われるようになってきた．

他の領域同様，単純写真での診断においては，いかに適切な撮像法を選択，指示できるかが重要である．当然X線解剖にも通じていなくてはならない，ひいてはこれらがCTやMRI診断においても非常に役に立つこととなる．また，基本に忠実な正確な撮像がなされなくてはならない．たとえば，小児において，先天性股関節脱臼の診断，分類において種々の計測法が提唱されているが，これらの計測も正しい撮像があって初めて行うことができる．また，骨折を見過ごすパターンとしてはいろいろあるが，その中に標準的撮影がなされていない場合が含まれることをよく認識しておくべきである．

単純写真の限界を知ることも大切である．たとえば，外傷後股関節痛を訴える高齢者で，単純写真で異常が見られない場合でもMRIで骨折が指摘されることはそれほど珍しいことではない．一般的にCTは種々の骨折の関節面，骨片の転位の評価，骨軟骨病変の評価に有用である．MRIは単純写真で指摘できない骨折やbone bruiseなどを鋭敏に検出できる．疲労骨折，骨軟骨腫瘍，骨壊死などに有用である．また靱帯，腱，筋肉など軟部組織の評価も同時に可能である．

1 骨盤

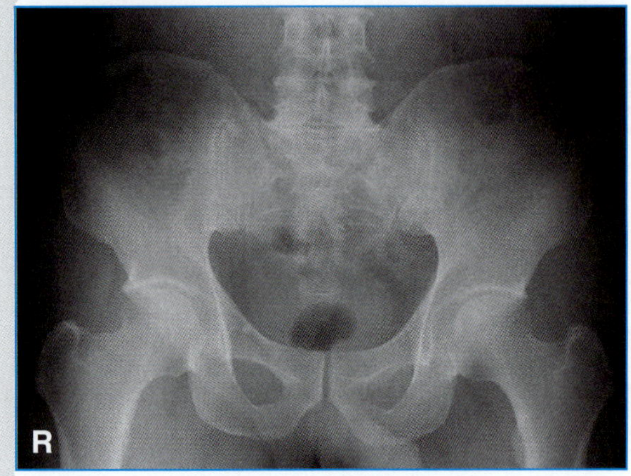

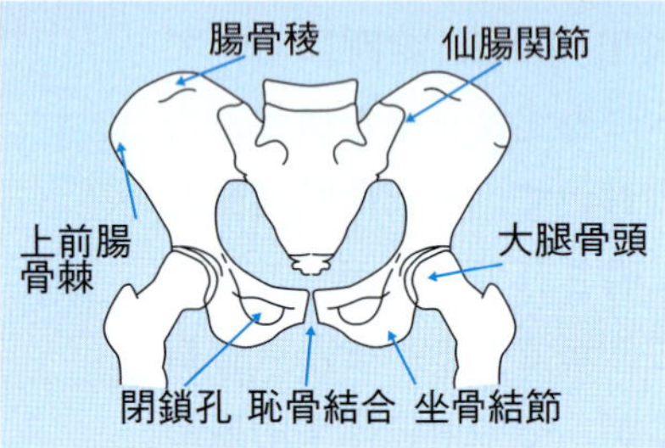

1 正面

目的 骨盤部，第5腰椎，仙骨，尾骨，大腿骨の頭・頸部，大転子の観察

描出部位 同上

画像のチェックポイント

- □骨盤全体と大腿骨頭, 大転子が描出されている.
- □左右両側の閉鎖孔および坐骨棘の形および大きさが等しい.
- □左右両側の大腿骨頸部，大転子，小転子の形および大きさが等しい.
- □第5腰椎，仙骨，股関節腔が観察できる.
- □恥骨結合，腸骨などが過露光にならず，骨梁が明瞭に観察できるコントラストである.

読影時のチェックポイントと Pitfall

- □骨盤骨折は骨盤環の連続性が保たれているか否かで単独骨折・安定型骨折・不安定型骨折に分類されている.
- □骨盤環骨折例では転位の有無や程度がわからないので，前後像のみでなく必ず入口 inlet/出口 outlet 撮影を加えた方がよい.
- □腸骨，恥骨，坐骨の相互位置関係，左右対称性の評価
- □臼蓋前後縁の形態，凹凸の評価
- □大腿骨頭の形態や位置, 角度, 関節裂隙の形態, 凹凸の評価
- □恥骨結合の幅，輪郭
- □仙骨や仙腸関節の形態, 左右対称性, 関節裂隙, 構造の評価
- □下部腰椎の形態，輪郭，椎弓根の評価
- □軟部組織の石灰化や異物の有無
- □骨折線や脱臼の有無
- □骨量の評価
- □骨硬化・破壊像の有無
- □膀胱陰影の確認

撮影体位

FFD＝130　患者は背臥位．両下肢を伸展し，やや内旋位とする．

中心Ｘ線

骨盤の中央（正中線上で，ヤコビー線と恥骨結合上縁を結ぶ線の 1/3 恥骨結合側）に，カセッテに垂直に入射

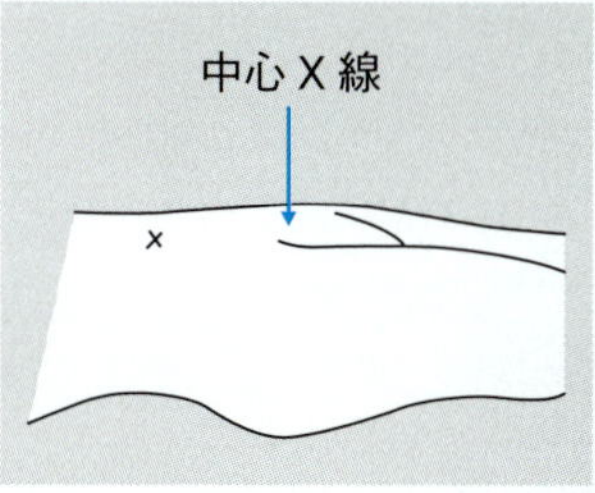

2　骨盤入口撮影 (Inlet)

目的　腸骨，冠骨臼，坐骨，恥骨，小骨盤腔の観察

描出部位　同上

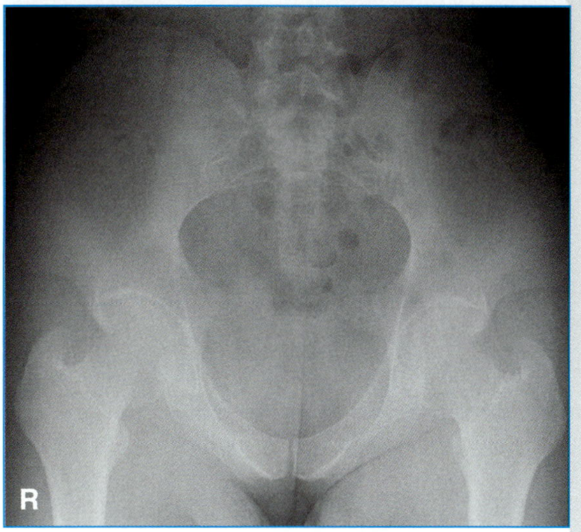

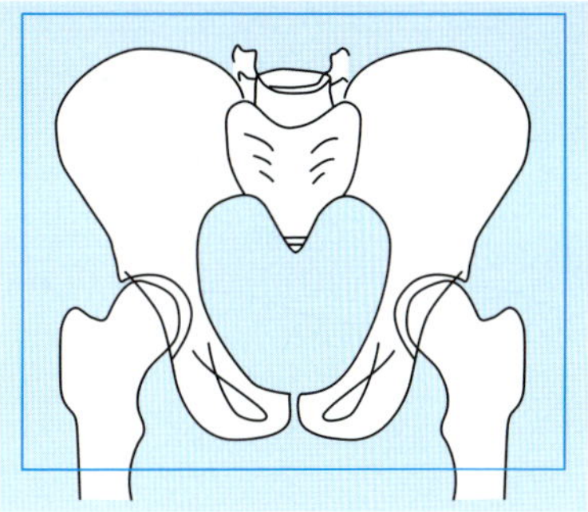

画像のチェックポイント

- □骨盤全体と大腿骨頭，大転子が描出されている．
- □左右両側の閉鎖孔および坐骨棘の形および大きさが等しい．
- □左右両側の大腿骨頸部，大転子，小転子の形および大きさが等しい．
- □冠骨臼，坐骨，恥骨，腸骨，小骨盤腔が広く観察できる．骨盤外傷時にも有効な撮影法である．

読影時のチェックポイントと Pitfall

- □骨盤環の全周が投影され，前後方向への転位や前部の内外旋の状態がわかる．

撮影体位

FFD＝130　患者は背臥位．両下肢を伸展して，やや内旋位とする．

中心Ｘ線

骨盤の中央に対し，頭側から 30° でカセッテに斜入する．

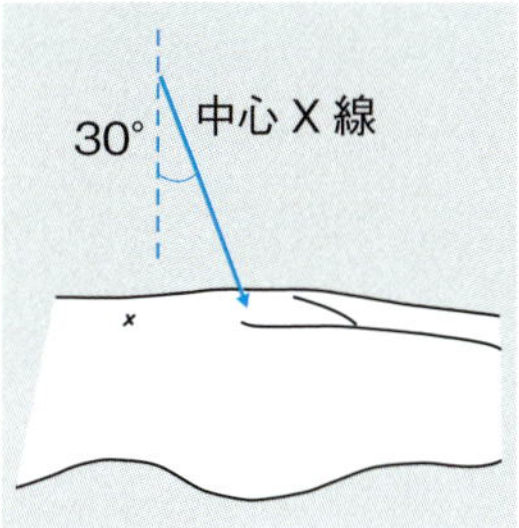

Ⅵ 骨盤・下肢領域

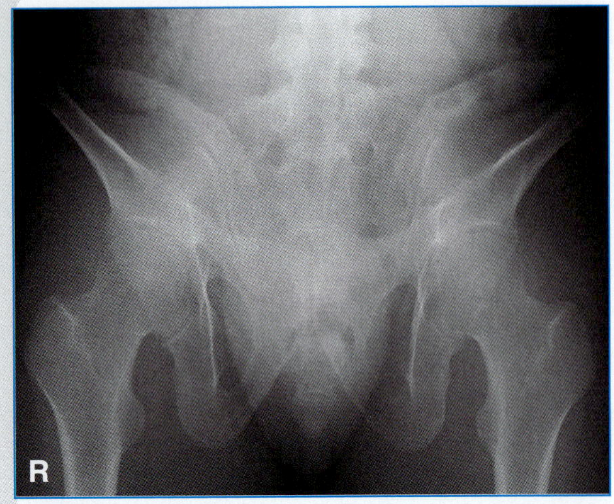

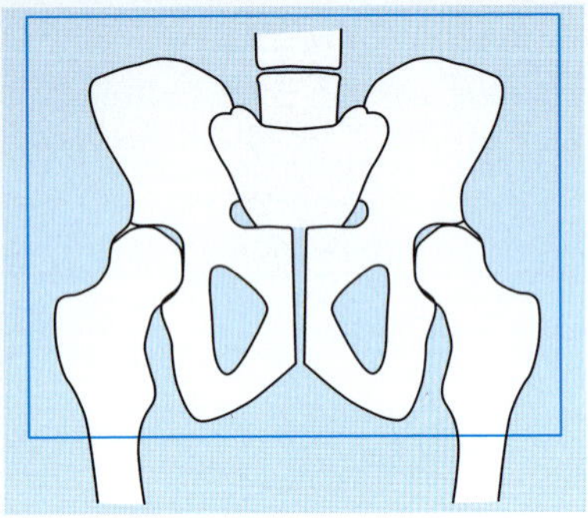

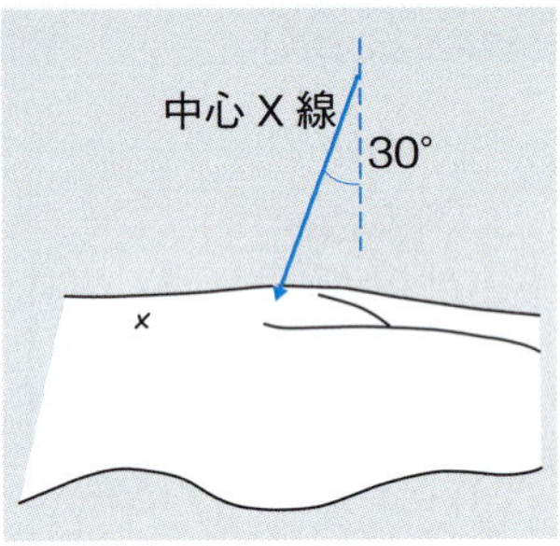

3 骨盤出口撮影 (Outlet)

目的 腸骨, 冠骨臼, 坐骨, 恥骨, 大腿頸部の観察

描出部位 同上

画像のチェックポイント

- □骨盤全体と大腿骨頭，大転子が描出されている.
- □左右両側の閉鎖孔および坐骨棘の形および大きさが等しい.
- □左右両側の大腿骨頸部，大転子，小転子の形および大きさが等しい.
- □冠骨臼，坐骨，恥骨，腸骨，大腿頸部が広く観察できる．骨盤外傷時にも有効な撮影法である.

読影時のチェックポイントと Pitfall

- □骨盤の後半分の上方転位や骨盤前部の上下転位の状態がわかる.

撮影体位

FFD＝130 患者は背臥位．両下肢を伸展して，やや内旋位とする.

中心 X 線

骨盤の中央に対し，足側から 30°でカセッテに斜入する.

4 側面

目的 骨盤の形態の観察

描出部位 同上

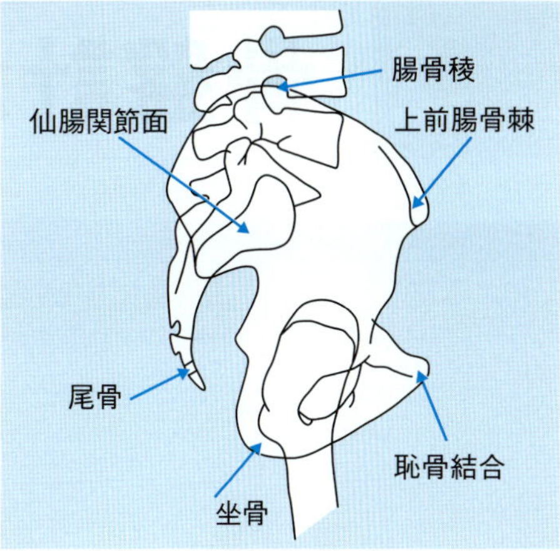

画像のチェックポイント

□骨盤全体と両側の股関節が側方向で描出されている.

□両側大転子がほぼ重積し，腸骨から坐骨までが十分に観察される.

□腸骨稜前棘が過露光にならず，全体が十分に観察されるコントラストである.

撮影体位

FFD＝130 患者は立位もしくは側臥位．両下肢を軽く屈曲させ，両方を重ねさせる．前額面をカセッテに対し平行とする.

中心X線

大転子から2横指頭側の点に対し，カセッテに垂直に入射

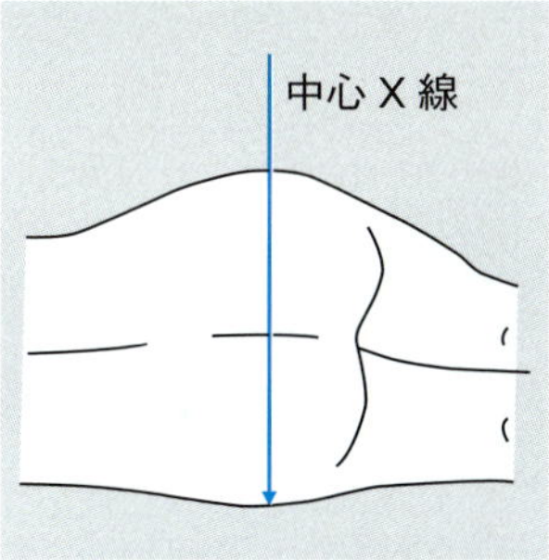

2 骨盤計測撮影

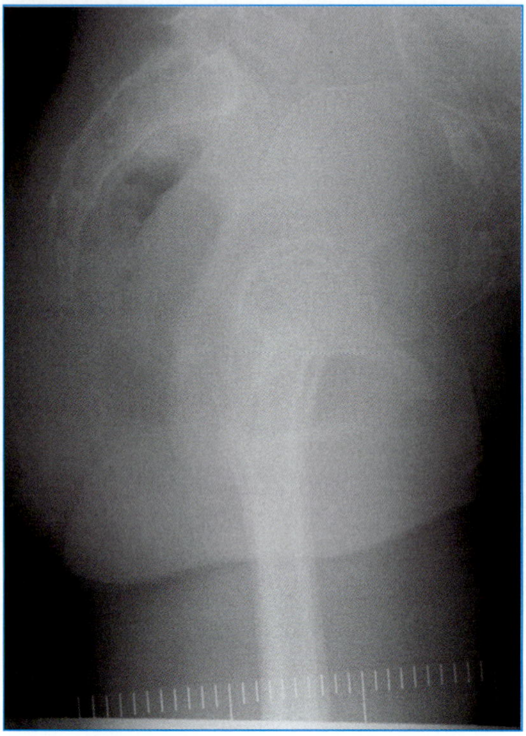

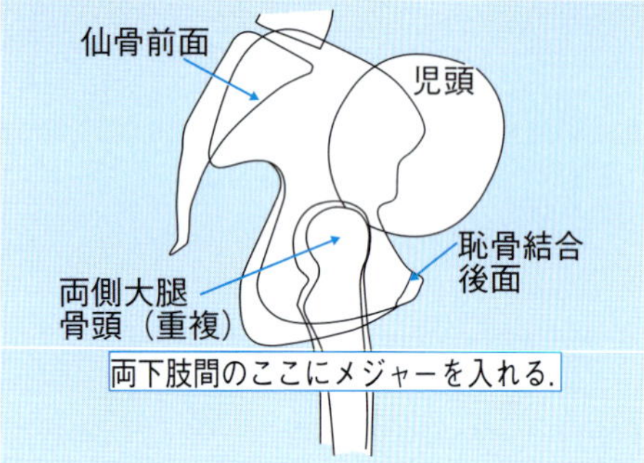

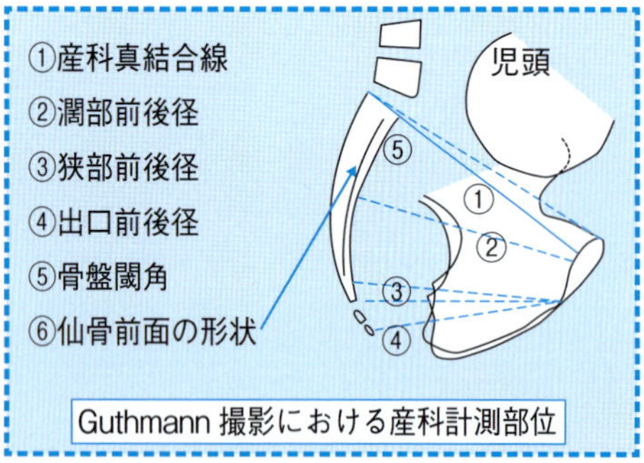

1 Guthmann 法

目的　骨盤入口縦径の計測

描出部位　同上

画像のチェックポイント

- □両側大転子がほぼ重積して描出されている.
- □測定点（仙骨岬角・恥骨結合後面・仙骨先端）が観察されるコントラストである.
- □拡大率計測用メジャーが 10 cm 以上撮影範囲に含まれている.
- □両側大腿骨前面が可能な限り重積し，恥骨結合後面が鮮明に観察できることが望ましい.

読影時のチェックポイントと Pitfall

- □産科真結合線（仙骨岬角—恥骨結合後面）
- □濶部前後径（第 2，3 仙骨癒合部中央—恥骨結合後面中央）
- □狭部前後径（仙骨先端—恥骨結合下端）（仙骨前面から左右坐骨棘中央を通り恥骨結合下端）

撮影体位

FFD＝130　患者は立位．両下肢を肩幅に開かせ，均等に体重をかけさせる．前額面をカセッテに対し垂直とする．下肢の間に拡大率計測用メジャーを入れる．

中心 X 線

大転子から 2 横指上の点に対し，カセッテに垂直に入射

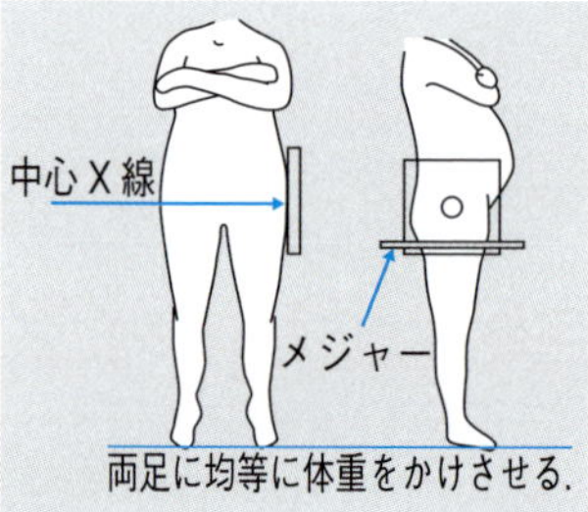

2 Colcher-Sussman法

目的　骨盤入口横径の計測

描出部位　同上

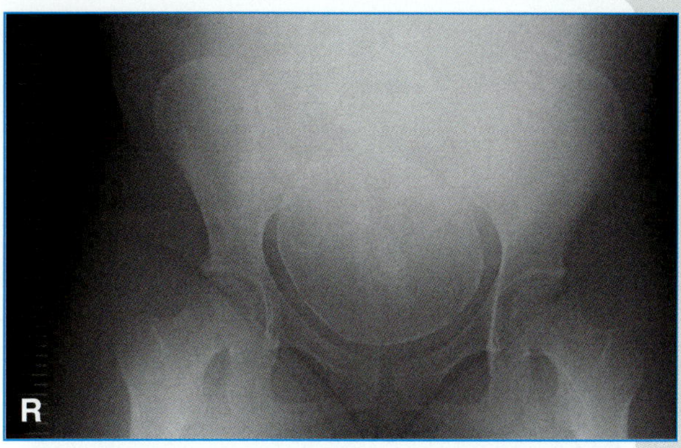

画像のチェックポイント

- ☐骨盤が左右対称に撮影されており，胎児頭部，小骨盤腔が十分に観察できる．
- ☐動きによる不鋭がなく，胎児頭部径・骨盤横径が計測可能なコントラストである．
- ☐拡大率計測用メジャーが10 cm以上撮影範囲に含まれている．

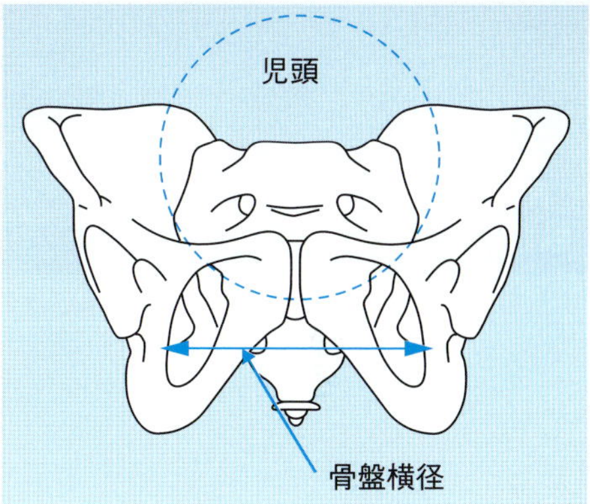

撮影体位

FFD＝130　患者は背臥位．両膝を立てさせ，骨盤前部を挙上する．拡大率計測用メジャーを坐骨結節の高さで体側に置く．

中心X線

恥骨結合上縁から3横指の点に，カセッテに垂直に入射

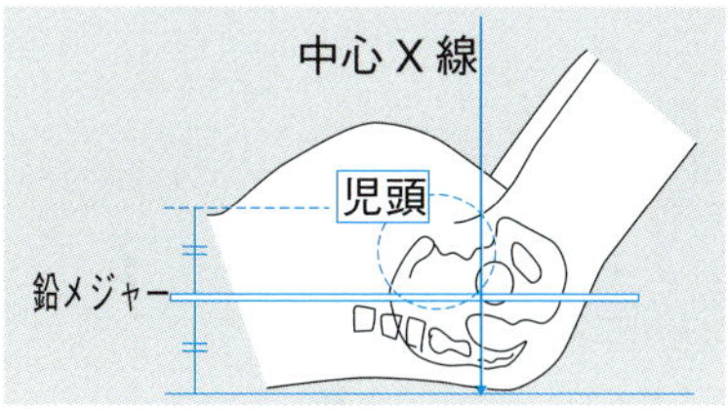

Ⅵ 骨盤・下肢領域

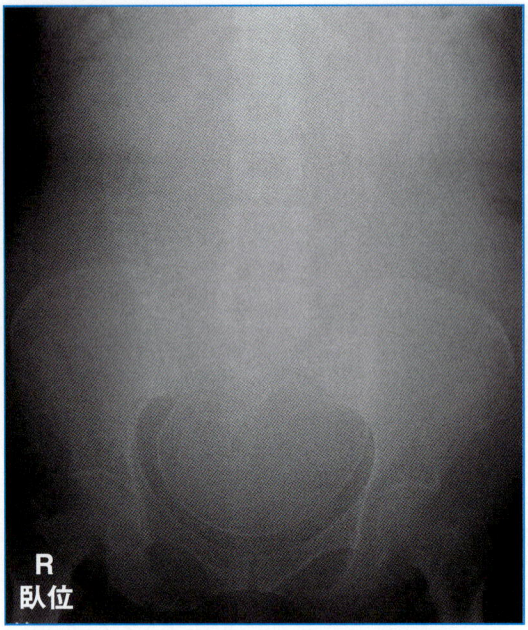

3 胎児撮影

目的 母体に対する胎児の姿勢や大きさなどの観察

描出部位 胎児のほぼ全身と母体の骨盤正面

画像のチェックポイント

- □胎児の大きさにもよるが，できるだけ体幹部までを撮影範囲に含めると良い.
- □母体骨盤が正しい正面像で撮影されており，胎児との関係が把握できること.
- □胎児の全身被曝となるため，母体骨盤と胎児骨格が把握できるコントラストを得られる最低の線量を用いることが望ましい.

撮影体位

FFD＝130 患者は背臥位．前額面をカセッテに対し水平とする.

中心X線

正中線上で，臍の3 cm上方にカセッテに対し垂直に入射（恥骨結合上縁を欠かさないために，照射野下縁を恥骨中点とする方法もある）．呼気にて撮影

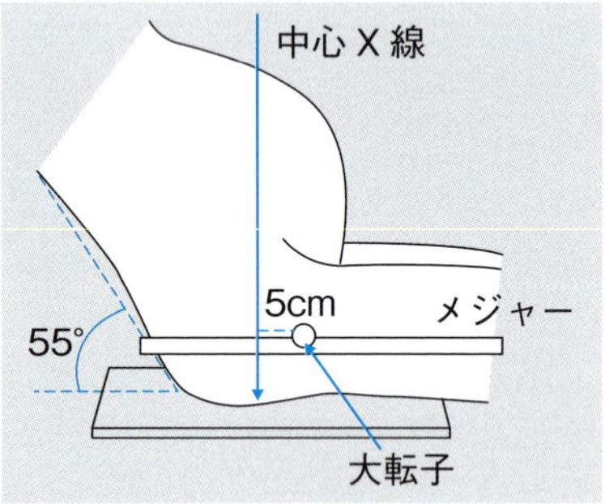

4 Martius 法

- □被ばく線量の多さから，国際放射線防護委員会（ICRP）ではこの撮影法は正当化できないとしている．(Protection of the Patient in Diagnostic Radiology, ICRP publication 34)
- □そのため，現在では骨盤横径の計測には2 Colcher-Sussman 法を用いるのが主流である.

目的　胎児頭部に比する骨盤横径および前後径の観察

描出部位　同上

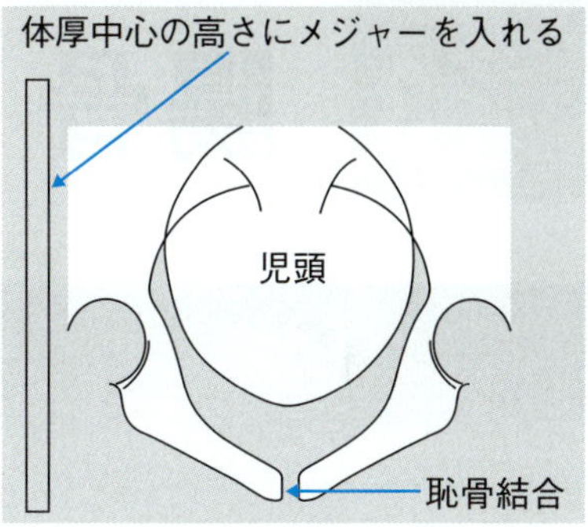

撮影体位

FFD＝130 上体が撮影台に対し 45°から 60°となるような半座位とする.

中心 X 線

恥骨結合上縁から 2 横指頭側の点（両側大腿骨頭を結ぶ線の中点）に対しカセッテに垂直に入射

チェックポイント

- □胎児の体軸方向に X 線を入射する撮影法である.
- □骨盤が左右対称に撮影されており，胎児頭部，小骨盤腔が観察可能なコントラストであること.
- □産科真結合線：仙骨岬角—恥骨結合後縁

VI 骨盤・下肢領域

3 腸骨

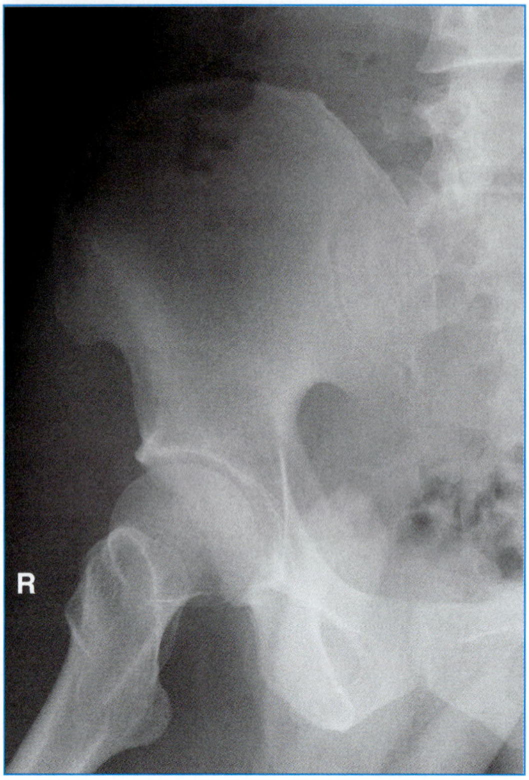

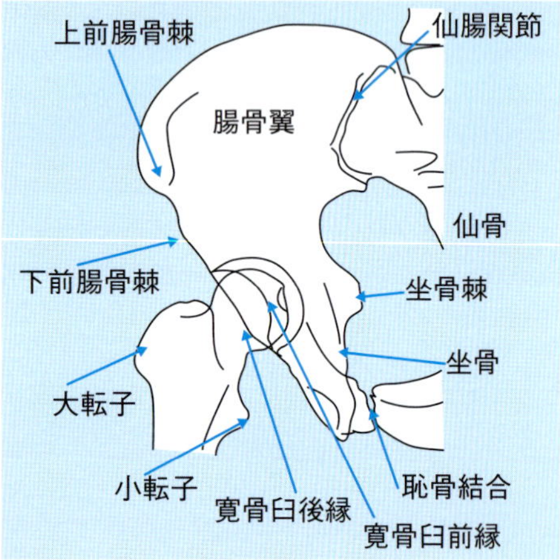

1 正面

目的 腸骨翼の観察

描出部位 腸骨全体，仙骨翼

画像のチェックポイント

□腸骨全体が広く描出されている.
□臼蓋部, 恥骨および坐骨枝まで描出されている.
□仙骨翼は，腸骨翼と重積して描出される.
□腸骨稜，上前腸骨棘が過露光にならないコントラストである.

読影時のチェックポイントと Pitfall

□本撮影法と軸位像の組み合わせは腸骨のみならず寛骨臼骨折には特に有用で，骨片の大きさや転位の程度が観察される.
□骨折線や脱臼の有無
□臼蓋前後縁の形態，凹凸の評価
□大腿骨頭や関節裂隙の形態，位置，凹凸の評価
□恥坐骨や坐骨棘の形態，骨梁の連続性の評価
□軟部組織の石灰化や異物の有無
□骨量の評価
□骨硬化・破壊像の有無

撮影体位

FFD＝130　患者を背臥位とし，その後非検側を挙上した45°斜位とする．

中心X線

上前腸骨棘と正中線の中点にカセッテに垂直に入射

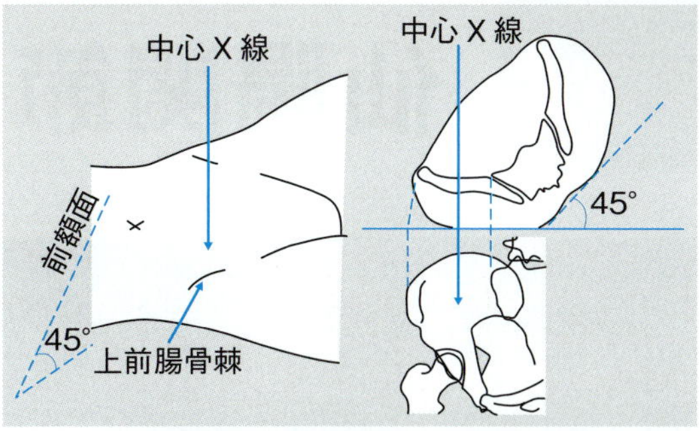

2　軸位

目的　腸骨の軸方向の観察

描出部位　同上

画像のチェックポイント

- □腸骨全体の軸位像が描出されている．
- □臼蓋部，恥骨および坐骨枝まで描出されている．

読影時のチェックポイントと Pitfall

- □本撮影法と正面像の組み合わせは腸骨のみならず寛骨臼骨折には特に有用で，骨片の大きさや転位の程度が観察される．寛骨臼後壁骨折では患側を上にしたこちらの撮影法がより観察しやすい．

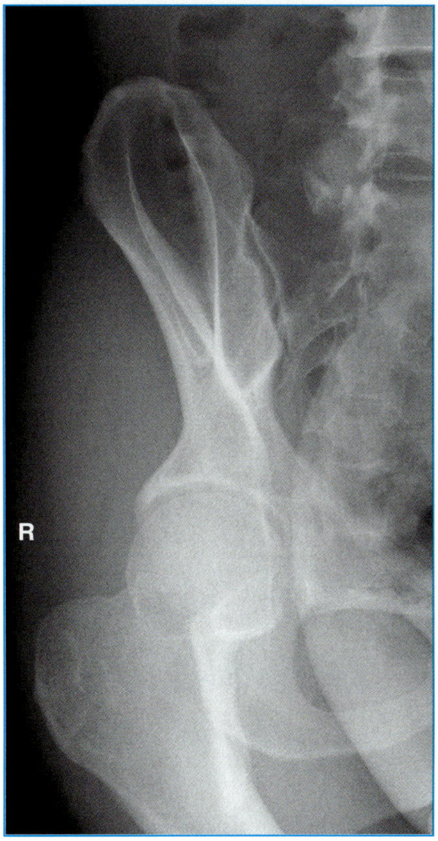

撮影体位

FFD＝130　患者を背臥位とし，その後検側を挙上した45°斜位とする．

中心X線

上前腸骨棘に対し，カセッテに垂直に入射

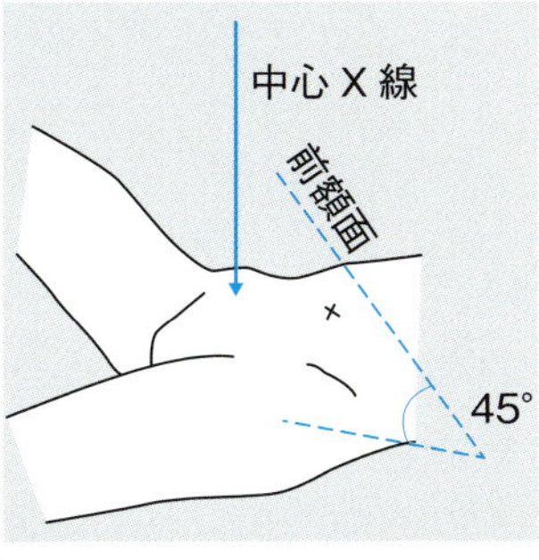

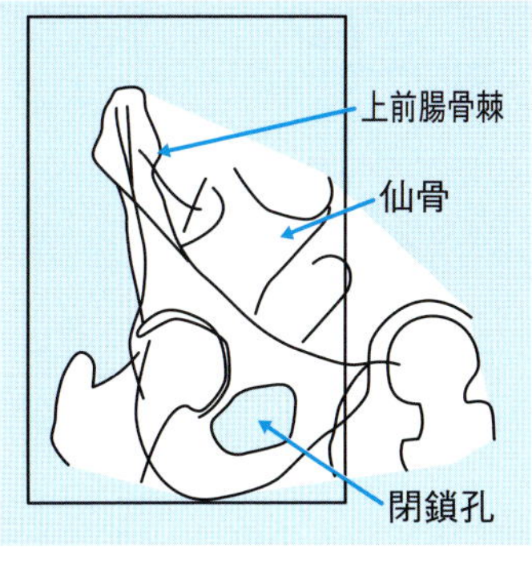

VI 骨盤・下肢領域

4 仙腸関節

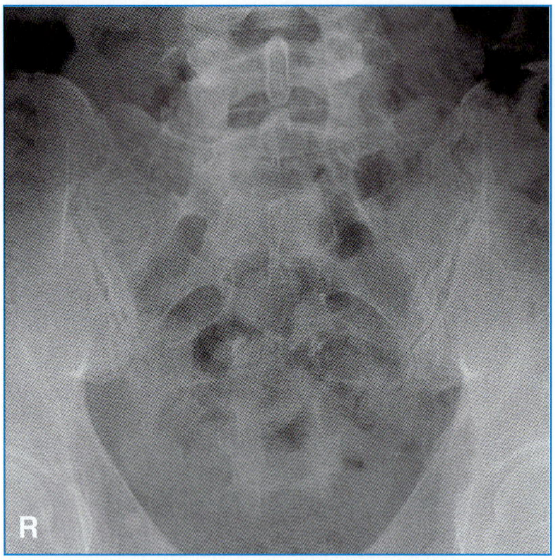

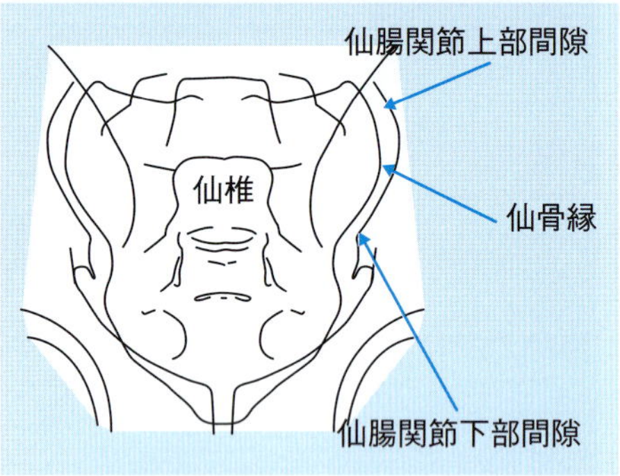
仙腸関節上部間隙
仙椎
仙骨縁
仙腸関節下部間隙

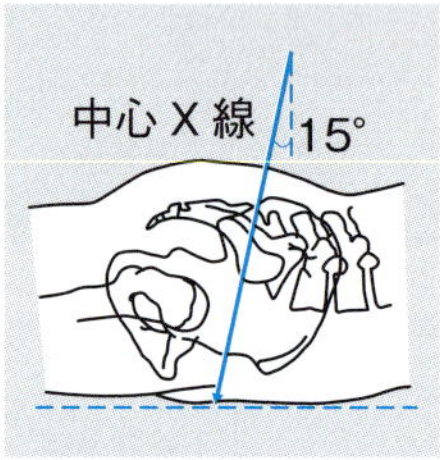
中心 X 線
15°

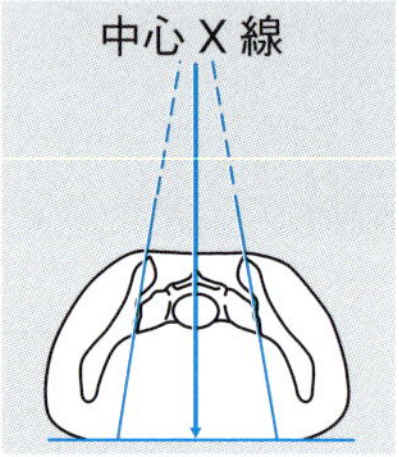
中心 X 線

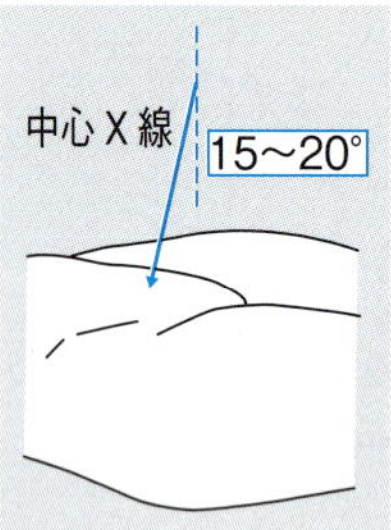
中心 X 線
15～20°

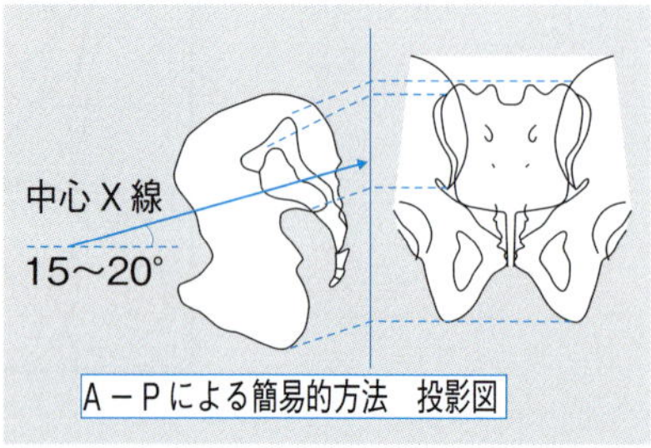
中心 X 線
15～20°
A－P による簡易的方法　投影図

1 正面（腹臥位法・背臥位法）

目的　両側仙腸関節，仙骨縁の描出

描出部位　同上

画像のチェックポイント

- □仙腸関節の関節腔が広く描出されている．
- □腸骨翼と仙骨翼は重積して描出され，仙骨翼縁が観察できる．
- □仙腸関節下部が過露光にならず，明瞭に描出されている．

読影時のチェックポイントと Pitfall

- □関節面の形態，輪郭，左右対称性，の把握
- □関節裂隙の凹凸，狭小化または拡大，関節適合性の評価（関節裂隙＝3～4 mm）
- □軟部組織の石灰化や異物の有無
- □骨折線や関節強直の有無
- □骨硬化・破壊像の有無

撮影体位

FFD＝100　患者は腹臥位．下肢を伸展させる．

中心 X 線

恥骨結合上縁を入射点とし，男性は 15°，女性は 25° 頭側からカセッテに斜入する．

MEMO

骨盤前部は比較的診断しやすいが，仙腸関節周囲の評価は単純写真正面像だけでは腸管の重なりで困難なことが多い．しかし，骨折の場合，骨盤内臓器損傷伴う場合が多く，致死的な場合もある．タイミングを逸することなくCT，MRIへの移行を考えるべきである．

2 軸位

目的 仙腸関節腔の観察

描出部位 同上

画像のチェックポイント

- □仙腸関節の関節腔が広く描出されている．
- □ポジショニングが正確ならば，腸骨翼と仙骨翼が重積しない．
- □関節腔の上部から下部まで明瞭に描出されるコントラストである．
- □仙腸関節の傾斜角は，正中矢状面に対し上部で約30°，下部で約5°である．

読影時のチェックポイントと Pitfall

- □関節面の形態，輪郭，左右対称性の把握
- □関節裂隙の凹凸，狭小化または拡大，関節適合性の評価（関節裂隙＝3～4 mm）
- □軟部組織の石灰化や異物の有無
- □骨折線や関節強直の有無
- □骨硬化・破壊像の有無

撮影体位

FFD＝100　患者を背臥位とし，検側を20°挙上させた斜位とする．

中心X線

上前腸骨棘と正中線の中間の高さで，上前腸骨棘より3横指内側の点に足側から15°でカセッテに斜入する．

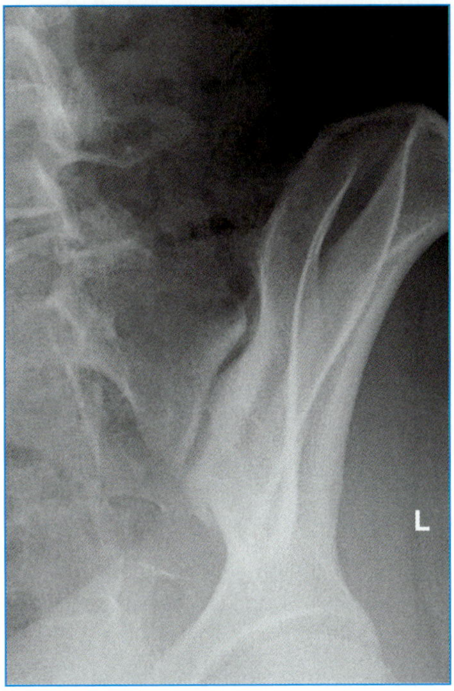

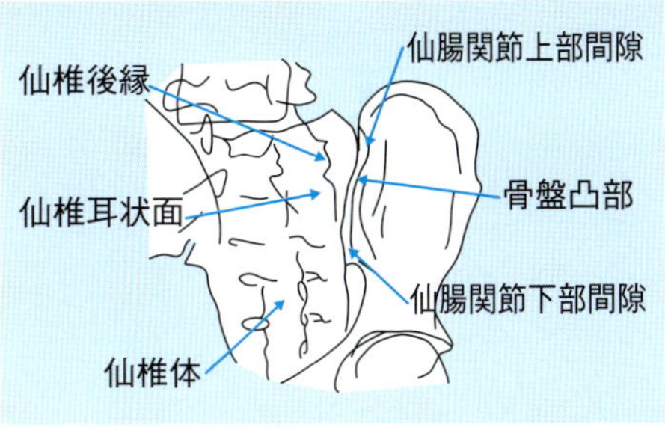

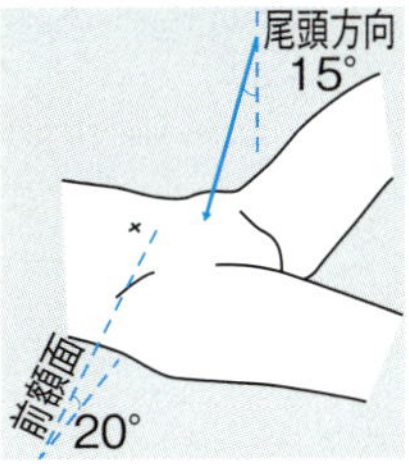

5 坐骨

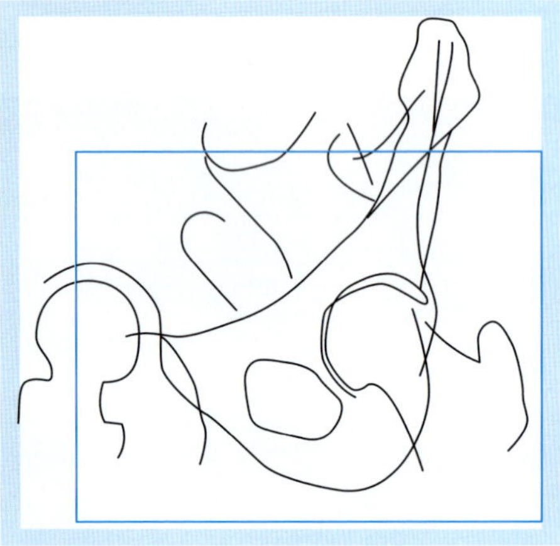

1 斜位（正面）

目的　坐骨・閉鎖孔および恥骨結合との関連の観察

描出部位　同上

画像のチェックポイント

□検側閉鎖孔が最大限に広がって描出され，検側大腿が重複しない．

□恥骨結合から検側臼蓋までが明瞭に観察され，恥骨結合から対側坐骨までが過露光にならないコントラストである．

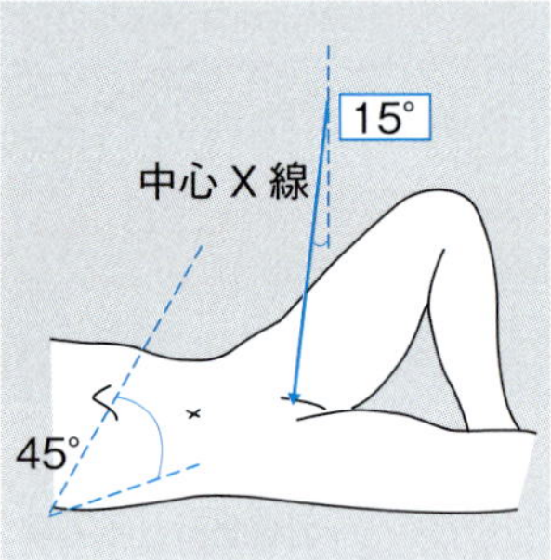

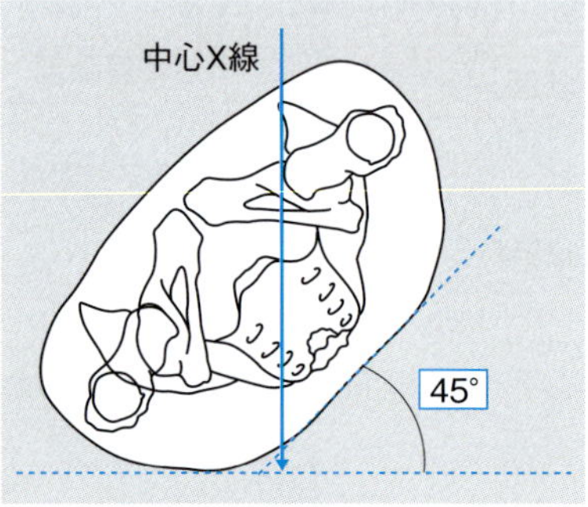

撮影体位

FFD＝100　患者は背臥位．両膝をたて，検側に対し約 45° の反対斜位とする．検側下肢が重複しないように，開排位とする．

中心 X 線

恥骨結合から検側に 4 横指の点（検側閉鎖孔付近）に対し，カセッテに足方から 15° で斜入

2　軸位（頭側より）

目的　坐骨・閉鎖孔および恥骨結合との関連の観察

描出部位　同上

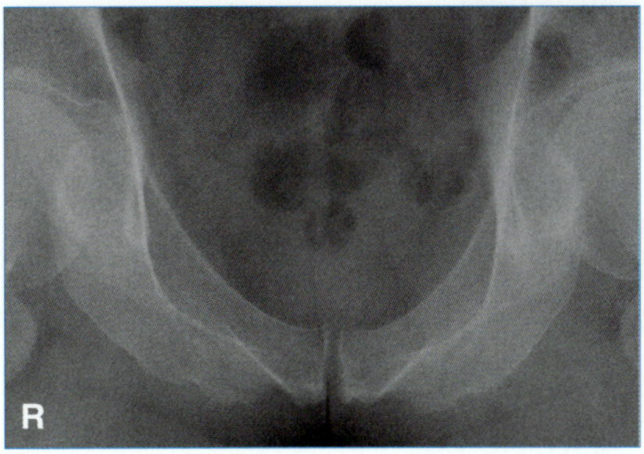

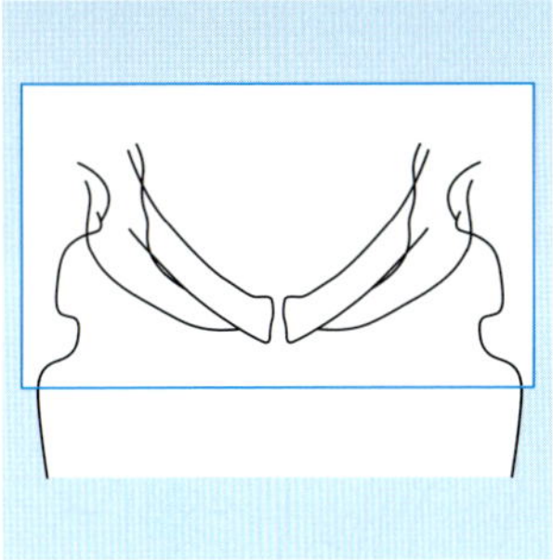

画像のチェックポイント

□小骨盤腔が広がって観察され，恥骨から両側坐骨までが軸方向に観察される．

□恥骨結合から検側臼蓋までが明瞭に観察され，恥骨結合が過露光にならないコントラストである．

撮影体位

FFD＝100　患者は座位．下肢を伸展位とする．

中心X線

①骨盤の恥骨結合に対し，カセッテに垂直に斜入する．②患者を背臥位とし，頭側から30°でカセッテに斜入する．

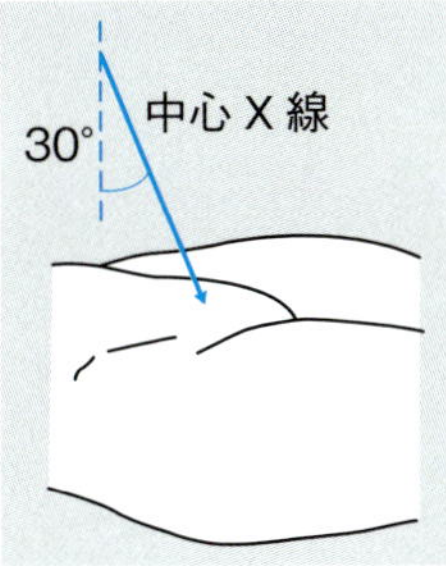

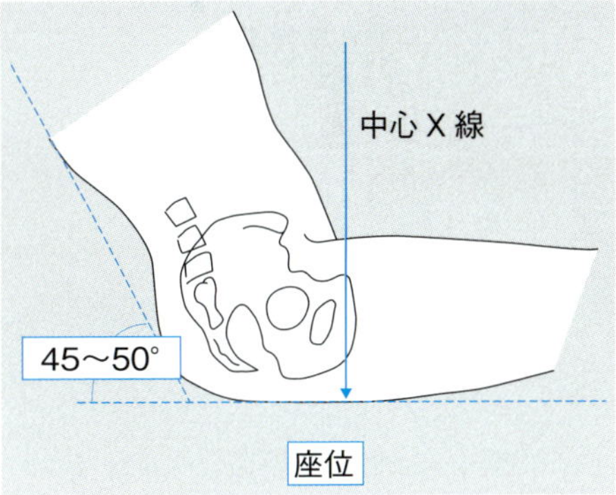

6 恥骨

1 正面

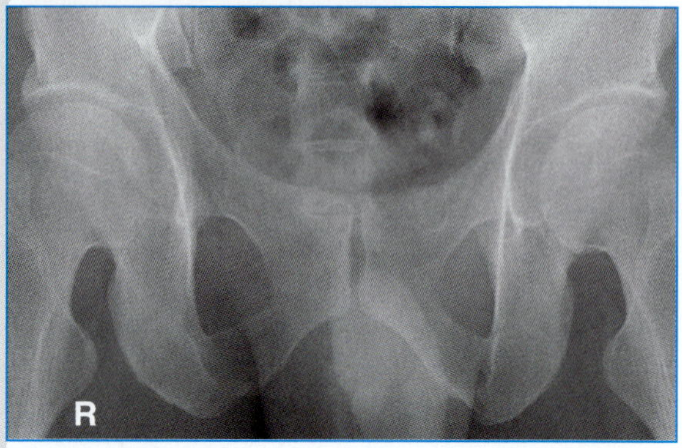

目的 恥骨・恥骨結合部および坐骨の観察.

描出部位 同上. ときに，骨盤全体のバランスを見るために骨盤全体を撮影する場合がある.

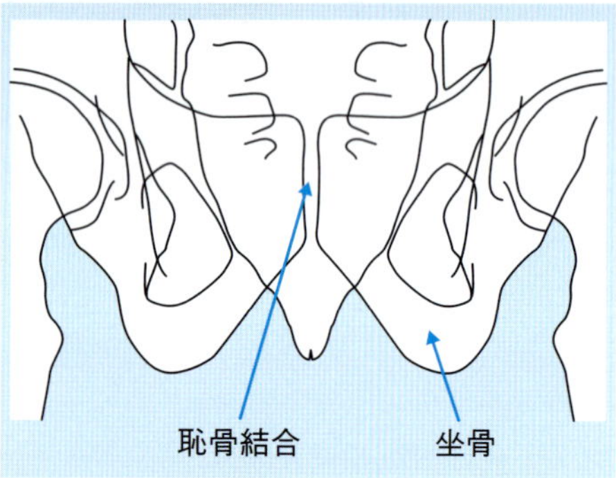

画像のチェックポイント

- □恥骨結合部が正面視でき，仙骨に重積し過ぎずに観察される.
- □両側閉鎖孔が均等に描出されており，恥骨が明瞭に観察されるコントラストである.

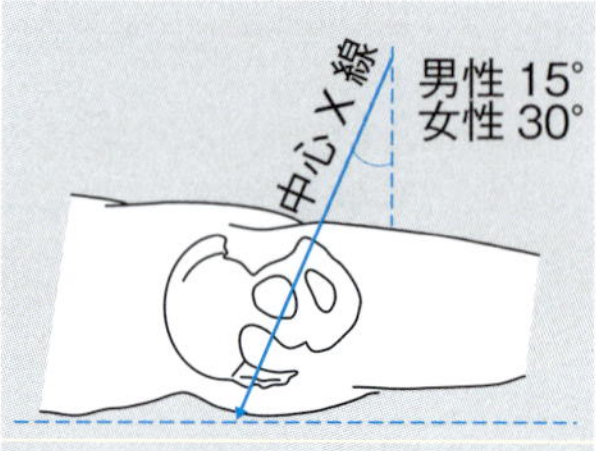

撮影体位

FFD＝100 患者は背臥位. 両膝をたて，前額面をカセッテに対し平行とする.

中心X線

恥骨結合に対し，カセッテに足方から 15°（男性）30°（女性）で斜入

2　軸位

目的　恥骨・恥骨結合部および坐骨の観察

描出部位　同上

画像のチェックポイント

□小骨盤腔が広がって描出され，恥骨結合部が軸方向に観察される．

□小骨盤腔は左右均等に描出されており，恥骨結合部が明瞭に観察されるコントラストである．

撮影体位

FFD＝100　患者は座位．両下肢は伸展し，前額面をカセッテに対し平行とする．

中心Ｘ線

①恥骨結合に対し，カセッテに垂直に入射する．②患者を背臥位とし，頭側から30°でカセッテに斜入する．

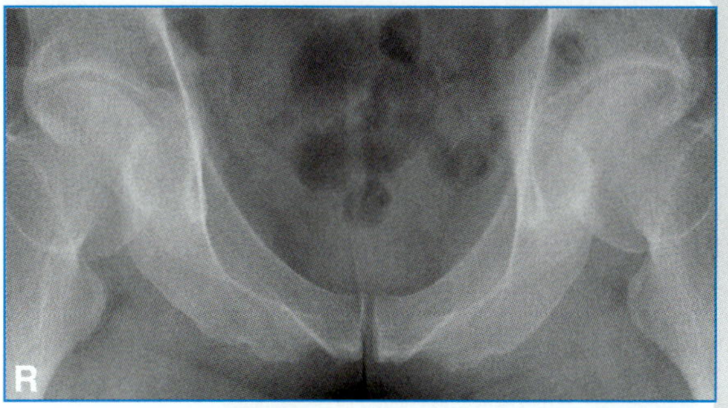

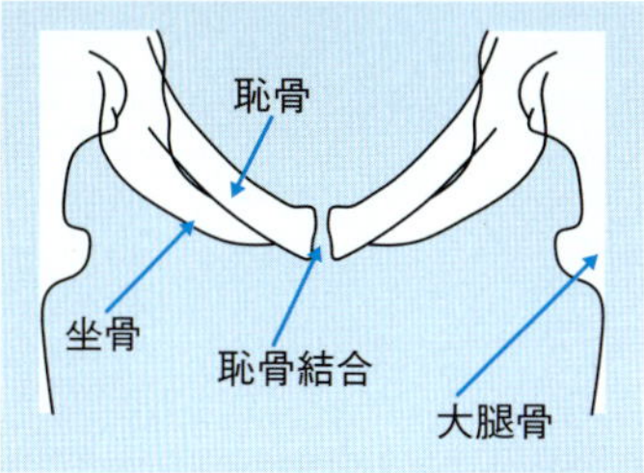

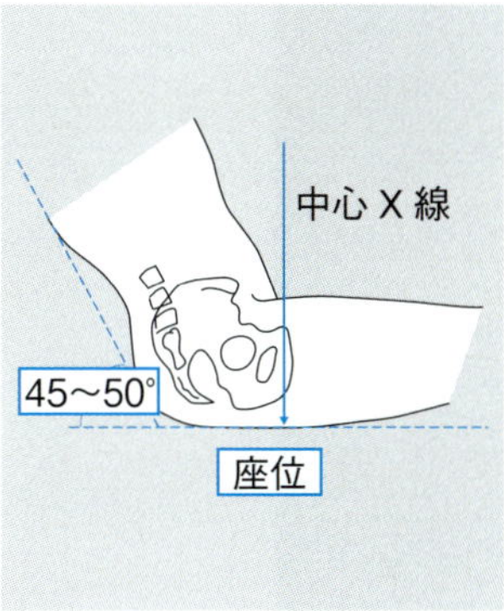

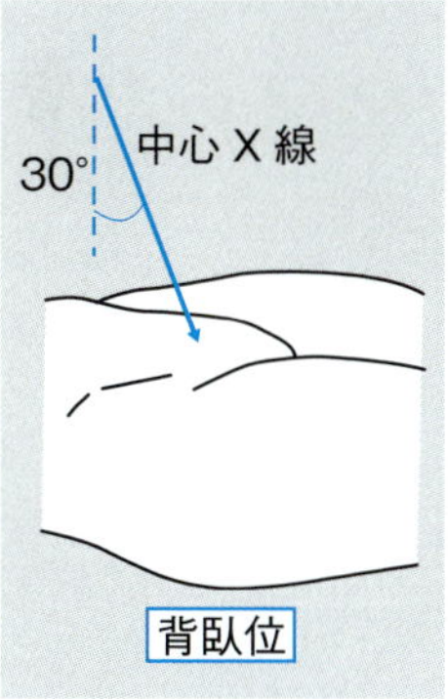

VI 骨盤・下肢領域

7 下肢全長

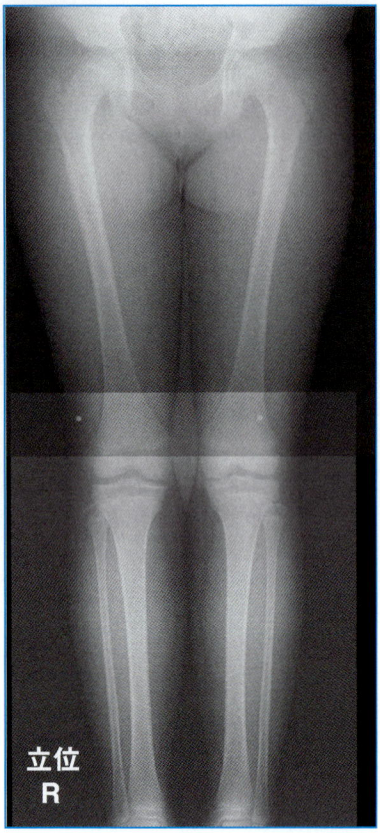

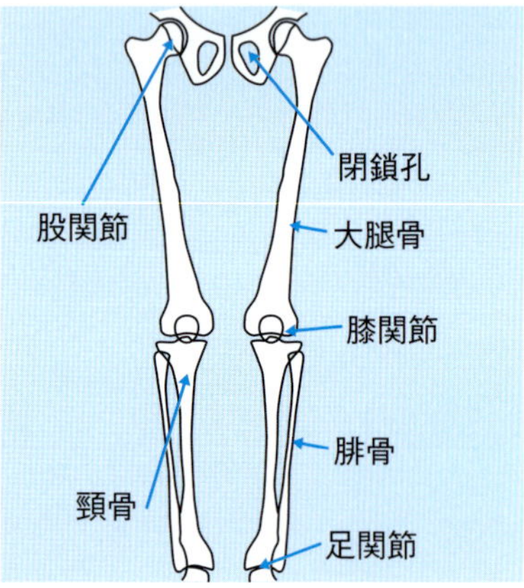

1 立位正面

目的 立位荷重時の下肢の全長とアライメント計測

描出部位 下肢全長

画像のチェックポイント

□特に指示のない場合は，片側荷重でなく，両側に均等に体重をかけさせること．

□下肢が大腿骨頭から足関節まで描出され，かつ十分に観察できるコントラストであること．

□計測用メジャーが観察されること．

撮影体位

FFD＝200　患者は立位．前額面をカセッテに平行とし，両下肢に均等に体重をかけさせる．計測用メジャーをカセッテに貼り付けること．

中心X線

下肢全長の中央，膝関節付近にカセッテに対し垂直に入射

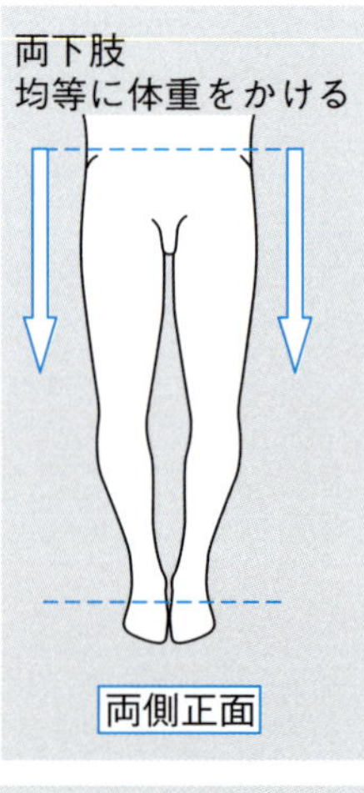

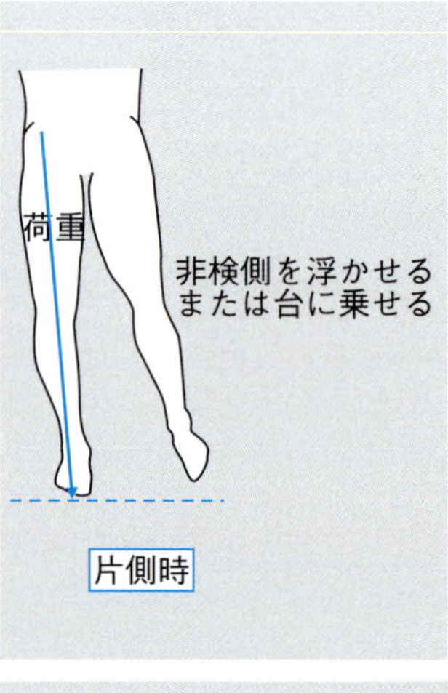

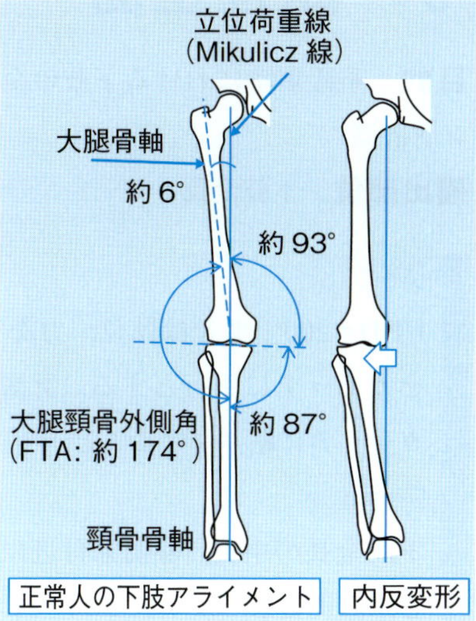

立位荷重線（Mikulicz line）

大腿骨頭中心から足関節中心を結ぶ下肢機能軸正常では膝関節のほぼ中心を通過する.

日本人の変形性膝関節症では，内足関節面の変性が著しく進行し，内反変形をきたすものが多い.

2　立位側面

目的　立位荷重時の下肢の全長とアライメント計測

描出部位　下肢全長

画像のチェックポイント

- □側方向では，検側下肢への片側荷重時撮影となる.
- □下肢は大腿骨頭から足関節まで描出され，かつ十分に観察できるコントラストであること.
- □計測用メジャーが観察されること.

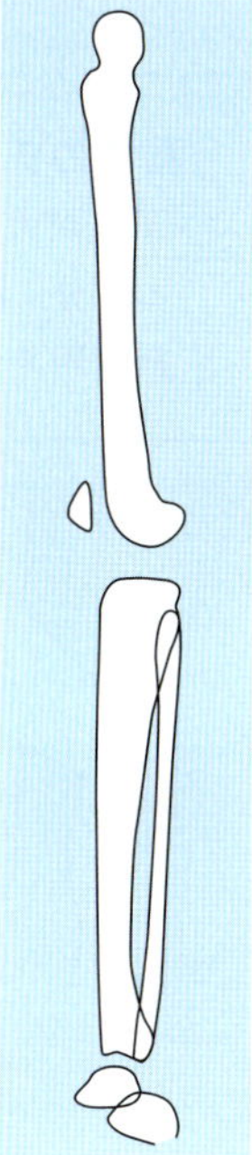

撮影体位

FFD＝200　患者は立位．前額面をカセッテに垂直とし，非検側の下肢は重積しないように前方に出す．計測用メジャーをカセッテに貼り付けること.

中心Ｘ線

下肢全長の中央，膝関節付近にカセッテに対し垂直に入射

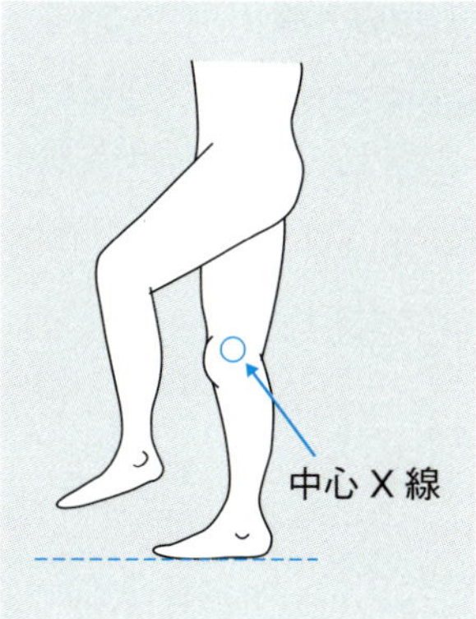

3　臥位正面

目的　非荷重時における下肢の全長とアライメント計測

描出部位　下肢全長

撮影体位

FFD＝200　患者は臥位．力を抜かせ前額面をカセッテに平行とする．計測用メジャーをカセッテに貼り付けること．

中心Ｘ線

下肢全長の中央，膝関節付近にカセッテに対し垂直に入射

画像のチェックポイント

□下肢が大腿骨頭から足関節まで描出され，かつ十分に観察できるコントラストであること．
□計測用メジャーが観察されること．

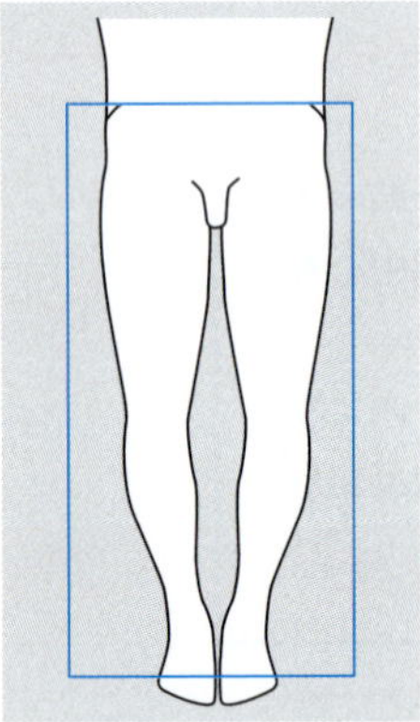

4　臥位側面

目的　非荷重時における下肢の全長とアライメント計測

描出部位　下肢全長

撮影体位

FFD＝200　患者は検側側臥位．力を抜かせ，検側下肢を伸展する．非検側下肢は屈曲し，下腹部付近にポジショニングブロックを置き，それに乗せる．計測用メジャーをカセッテに貼り付けること．

中心Ｘ線

下肢全長の中央，膝関節付近にカセッテに対し垂直に入射

画像のチェックポイント

□下肢が大腿骨頭から足関節まで描出され，かつ十分に観察できるコントラストであること．
□計測用メジャーが観察されること．

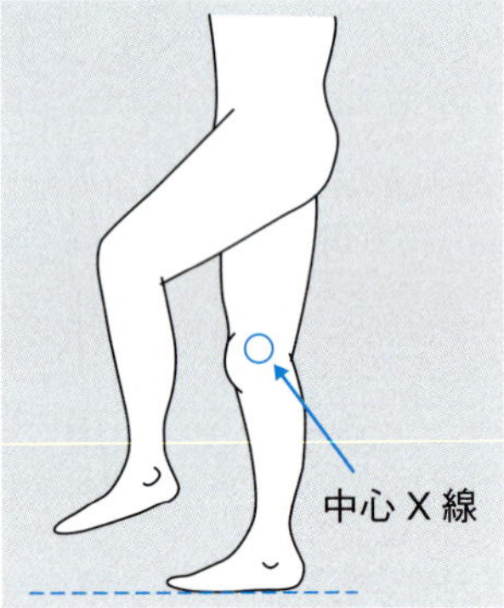

8 股関節

1 両側股関節正面

目的 寛骨臼，大腿骨頭・頸および大転子，腸骨，坐骨および恥骨の観察

描出部位 同上

画像のチェックポイント

- □小盤腔内は鉛ゴムで被ばく防護されることが望ましい．
- □腸骨の下半分程度・大腿骨頭，頸，大転子，恥骨および坐骨が描出されている．
- □左右両側の閉鎖孔・坐骨棘の形および大きさが等しい．
- □左右両側の大腿骨頸と大転子の形・大きさが等しい．小転子はほぼ重積し，大腿骨の内側縁に一部が見える．
- □動きによる不鋭がなく，股関節腔が観察できる．
- □大転子，坐骨および恥骨が過露光とならず，骨梁が明瞭に観察できるコントラストである．

読影時のチェックポイントと Pitfall

- □骨梁の連続性，関節裂隙，造骨・破骨性変化，骨頭の透過陰影などを見逃さない．
- □股関節部だけでなく，その周囲にも痛みの原因となりうる部位が集合しているので，画像の範囲すべてを注意深く観察する（臼蓋の前・後縁や恥・坐骨，腸骨棘など）．
- □骨格の形態，変形の有無
- □骨折，骨遊離体，脱臼，大腿骨頭の偏位の有無
- □CCD 角（正常は 120～130°），関節裂隙の狭小化の有無
- □限局した透亮像，骨硬化，石灰化の有無
- □関節内部および石灰化の有無
- □軟部組織，脂肪層（腸腰筋内側，小殿筋内側，殿筋間の脂肪層）の異常の有無
- □骨梁の連続性の評価

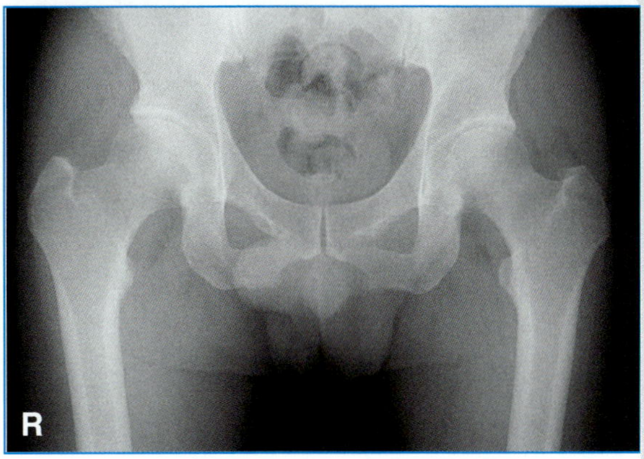

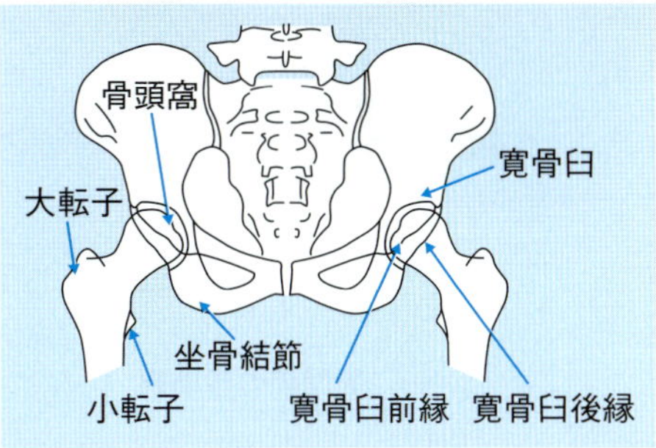

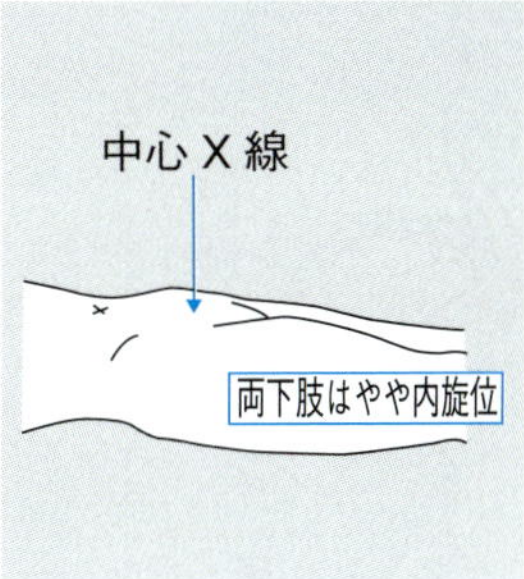

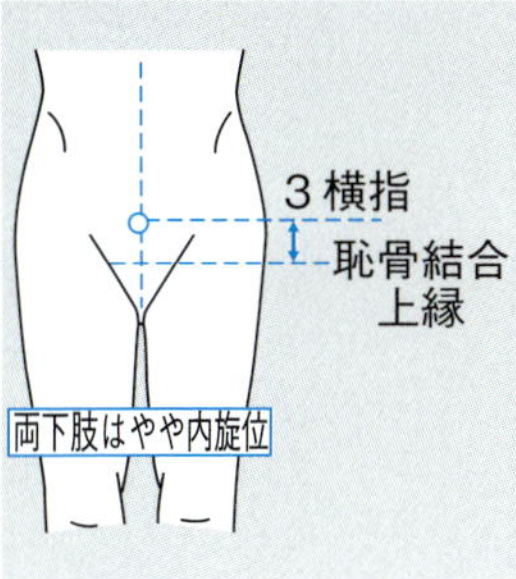

撮影体位

FFD＝130　患者は背臥位．両下肢を伸展し，両足母指を重ねるようにやや内旋位とする．

中心 X 線

恥骨結合上縁 4 横指上に，カセッテに垂直に入射

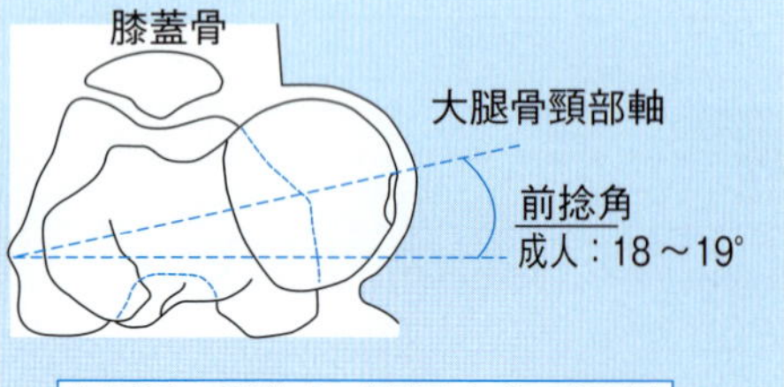

大腿骨の頸体角（頭尾方向で観察）

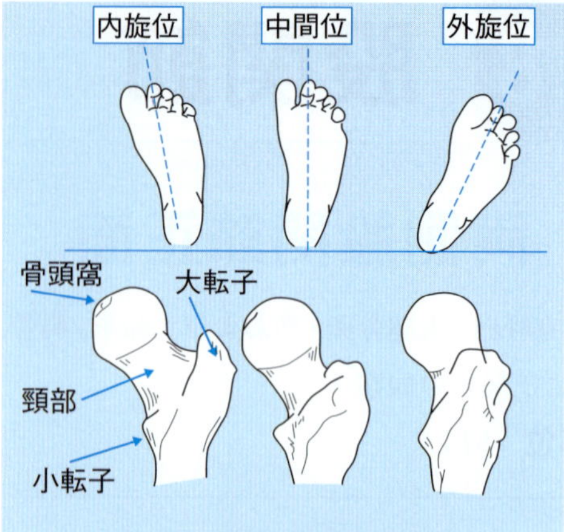

下肢の内旋と股関節の関係

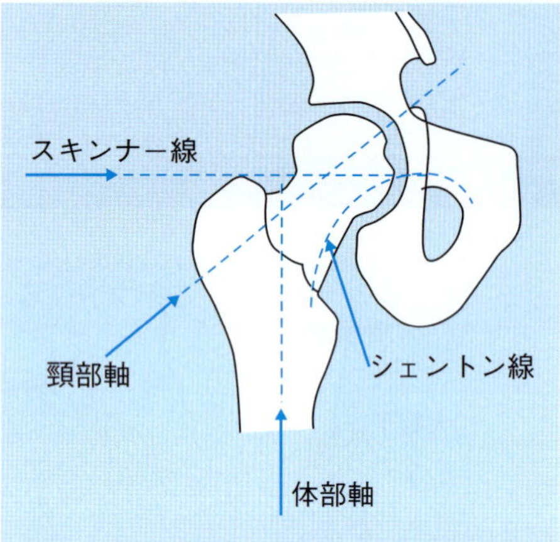

股関節の基準線

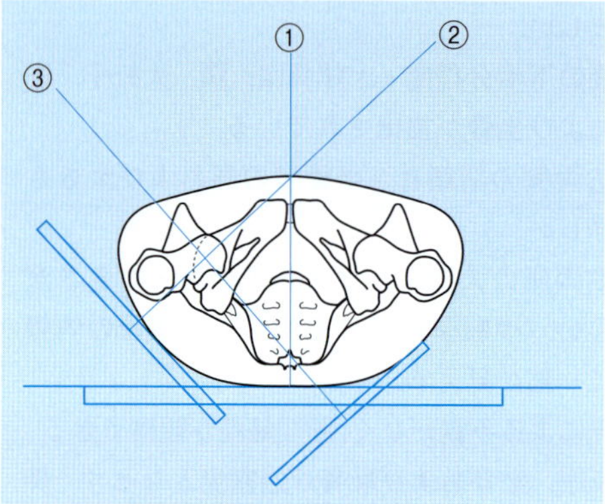

寛骨臼骨折の診断に必要な 3 方向

①中心線 1：骨盤前後方向撮影

②中心線 2：患側を下にした 45° 斜位撮影

③中心線 3：患側を上にした 45° 斜位撮影

大腿骨頸部骨折の分類

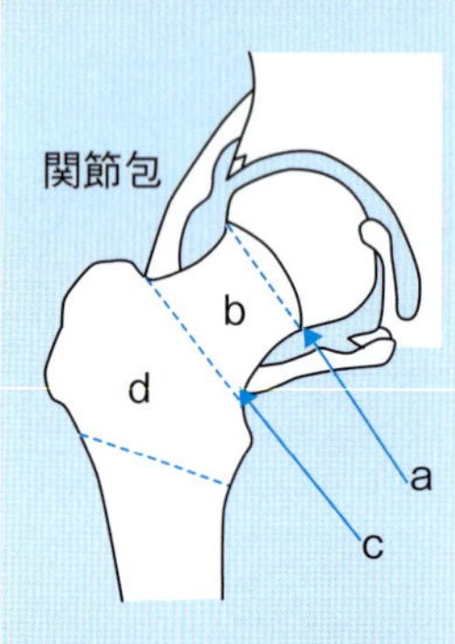

a に近い：骨頭下骨折
b の骨折：中間部骨折
c に近い：転子間骨折
d の骨折：転子部骨折
a,b: 内側骨折
c,d: 外側骨折

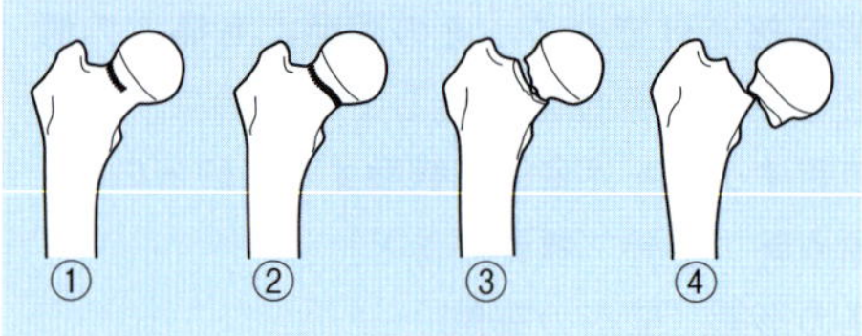

大腿骨頸部骨折 Garden 分類

①ステージⅠ：不完全骨折．内側の骨性連続が残存し，外反型

②ステージⅡ：完全骨折．軟部組織の連続性は残存し，骨折部は嵌合

③ステージⅢ：完全骨折．回転転位あり．頸部皮膜（Weitbrecht の支帯）の連続性が残存

④ステージⅣ：完全骨折．全ての軟部組織の連続性なし

2　Lauenstein 法（骨頭壊死撮影）

目的　大腿骨頭と臼蓋の観察，大腿骨前捻角の計測

描出部位　同上

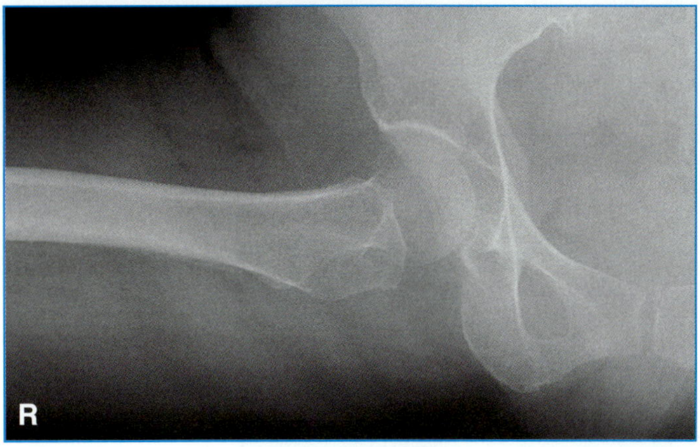

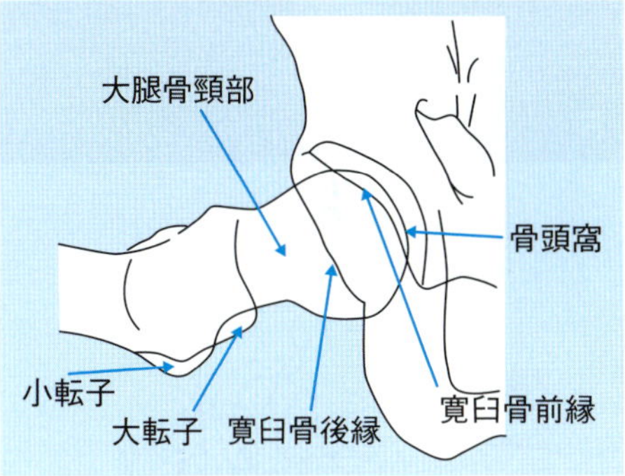

画像のチェックポイント

- □大腿骨頭の骨頭窩に直行する方向での撮影である.
- □大腿骨前捻角が計測される.
- □動きによる不鋭がなく，股関節腔が観察できる.
- □遠位大腿骨が過露光にならず，骨頭および臼蓋・大転子・小転子が明瞭に観察されるコントラストである.
- □ペルテス病における骨頭の三日月状陰影の観察にも用いられる.

読影時のチェックポイントと Pitfall

- □骨折，脱臼の有無（大腿骨頭および頸部）
- □股関節の整合性，骨端線
- □限局した透亮像，関節内部および周囲の石灰化の有無
- □軟部組織の腫脹や石灰化の有無，脂肪層の異常の有無

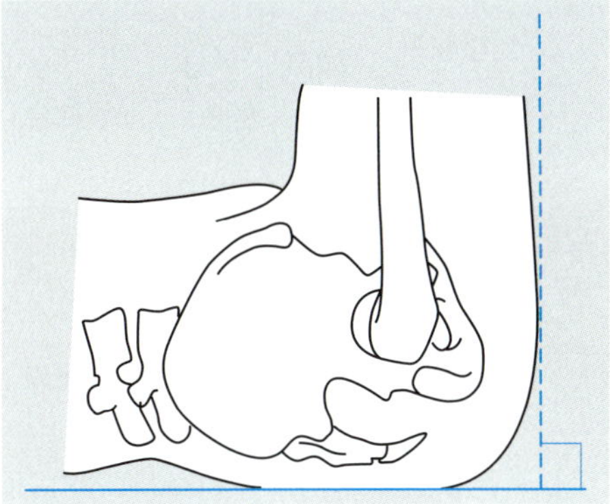

撮影体位

FFD＝130　患者は背臥位．股関節を 90° 屈曲させ（膝を持ち上げる）45° 外転する．

中心 X 線

検側上前腸骨棘と恥骨結合を結ぶ線の中点に対し，カセッテに垂直に入射

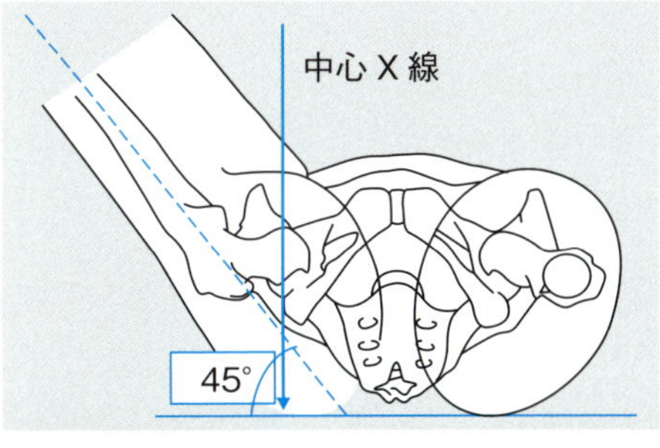

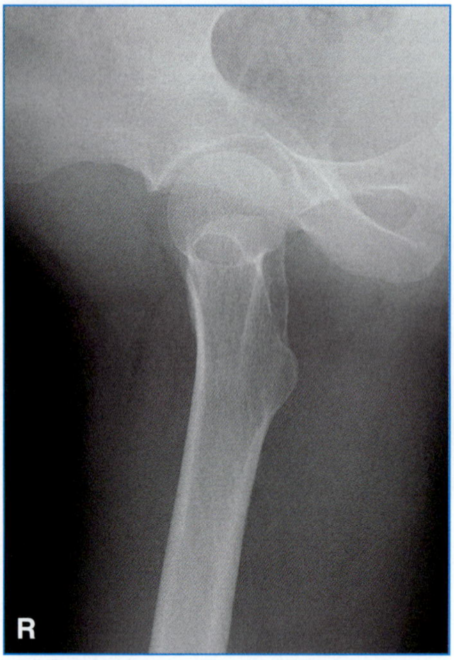

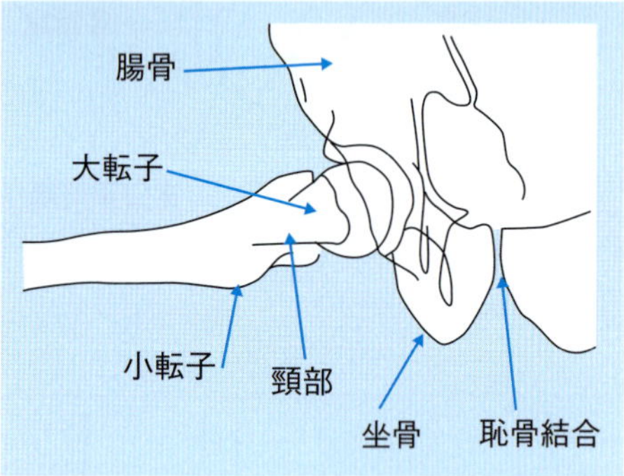

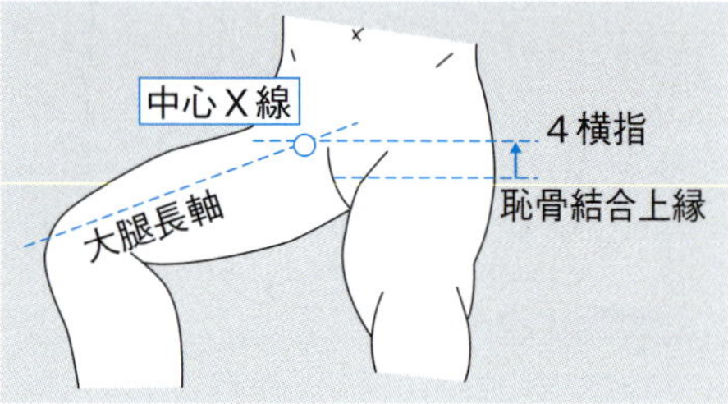

3 側方向（Lauenstein 変法）

目的 寛骨臼，大腿骨頭・頸および大転子の観察

描出部位 同上

画像のチェックポイント

- □小盤腔内は鉛ゴムで被ばく防護されることが望ましい．
- □大転子はほぼ大腿骨頸部に重積して描出されている．
- □対側大腿が重積していない．
- □動きによる不鋭がなく，股関節腔が観察できる．
- □臼蓋部から大腿骨頸部が明瞭に観察できるコントラストであり，かつ遠位部まで十分観察できる．

撮影体位

FFD＝130 ①患者は背臥位から骨盤を45°検側に傾斜させた斜位とする．②検側下肢の膝を立てて外旋させ，大腿外側をカセッテにつける．

中心X線

検側前腸骨棘と恥骨を結ぶ線の中点で，大腿骨頭に対してカセッテに垂直に入射

4　軸方向

目的　寛骨臼，大腿骨頭・頸および大転子の観察

描出部位　同上

画像のチェックポイント

- □大腿骨頸部に対し，前額面における側方向撮影である.
- □中心 X 線は大腿骨頸部の長軸に直行する方向で入射する.
- □坐骨は臼蓋部に重積し，大腿骨頸部が短縮せず広範囲に観察される.
- □動きによる不鋭がなく，股関節腔が観察できる.
- □大腿骨遠位が過露光にならず，臼蓋から大腿骨頸部は明瞭に観察できるコントラストである.
- □対側大腿軟部が臼蓋部に重積せず観察されることが望ましい.

読影時のチェックポイントと Pitfall

- □大腿骨頭，頸部，大腿骨近位端の骨折の有無
- □大腿骨前傾角（正常は 25°～30°）
- □限局した透亮像，石灰化の有無
- □関節内部や周囲の石灰化，軟部組織の腫脹や石灰化の有無

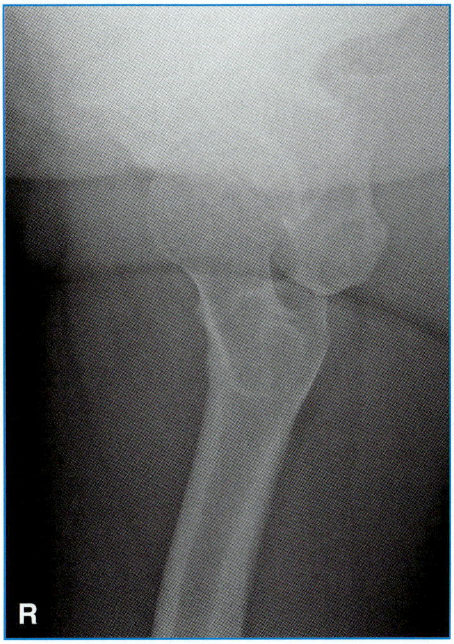

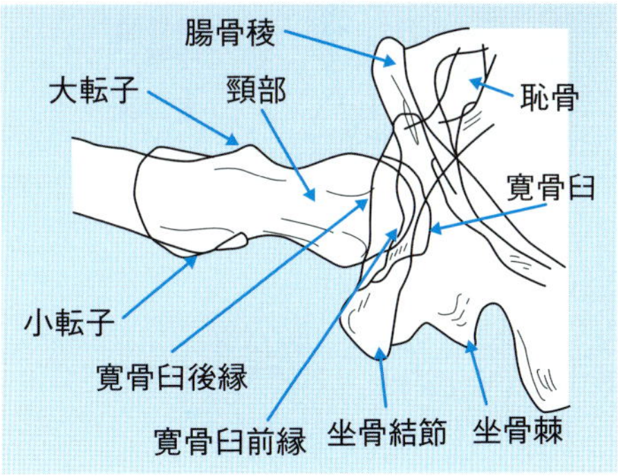

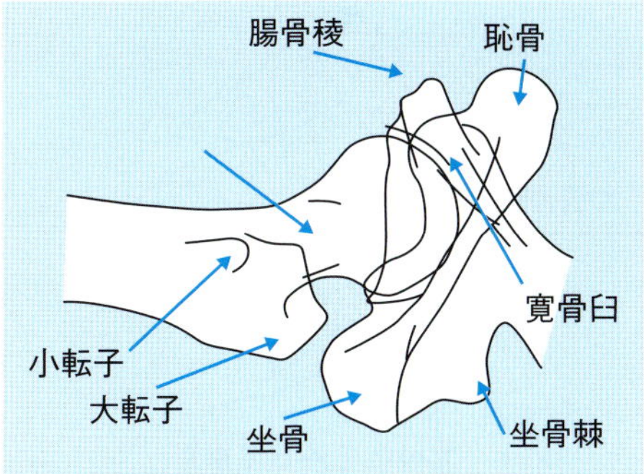

下肢外旋・125° 入射時

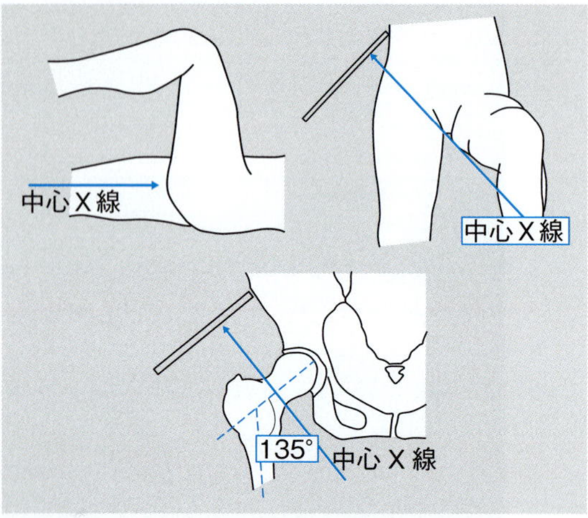

撮影体位

FFD＝130　患者は背臥位．検側下肢を伸展してやや内旋．非検側股関節と膝関節は90°の屈曲位とし，挙上させる．

中心X線

検側上前腸骨棘と恥骨結合を結ぶ線の中点から垂直に4横指の点に，カセッテに垂直に入射

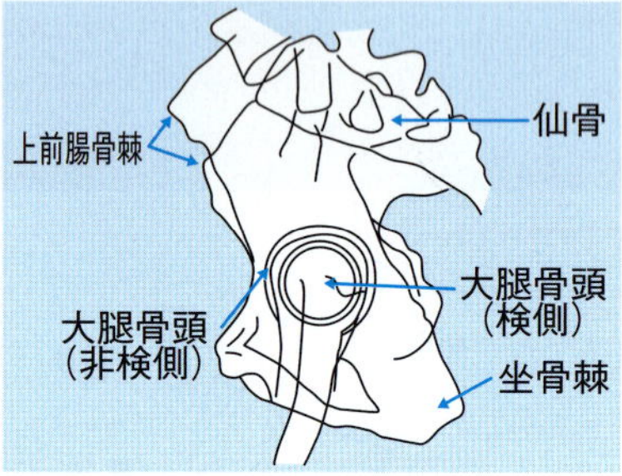

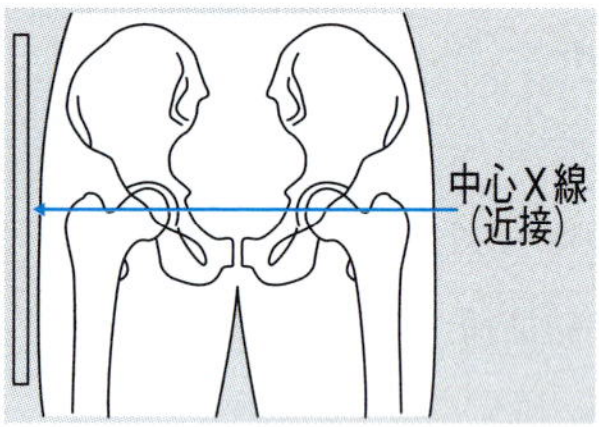

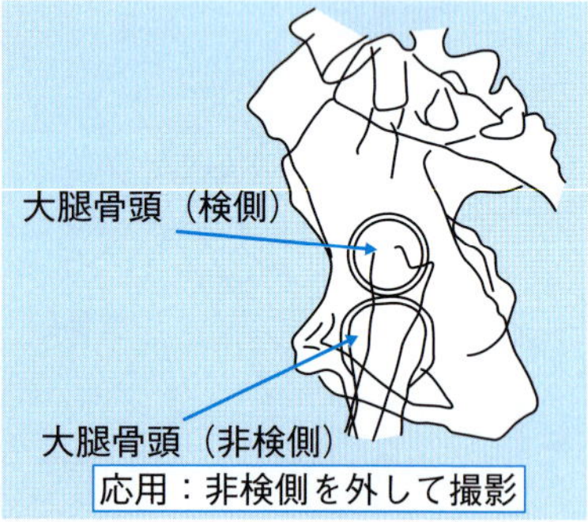

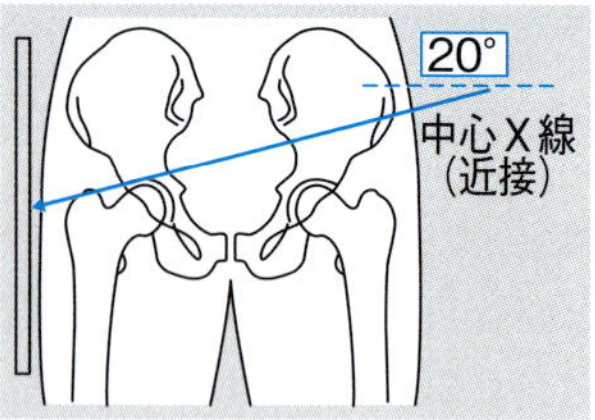

5　大腿骨頭側面近接撮影

目的　両側大腿骨頭と臼蓋のなす関節腔の観察

描出部位　同上

画像のチェックポイント

- □カセッテの遠位にある大腿骨頭の内部に同心円状にカセッテ近位の大腿骨頭が描出される．
- □動きによる不鋭がなく，大腿骨頭が観察される．
- □背側が過露光にならず，骨頭と臼蓋の関係が充分に観察されるコントラストである．
- □**応用**：左記のように検側と非検側を重複しないようにする撮影法もある．

撮影体位

FFD＝130　患者は背臥位．骨盤部にはスチロール等を敷く．撮影台に対し，骨盤を正しい正面位とする．両下肢は正面位とし，特に内旋しない．両側大腿骨頭を結ぶ線がカセッテに対し垂直とする．

中心X線

両側大腿骨頭を結ぶ線（大転子から2横指頭側の点）に，カセッテに垂直に入射

6 False Profile view (Faux Profile)

目的 VCA（vertical-center-anterior margin）angle の計測

描出部位 検側大腿骨頭，臼蓋および上前腸骨棘，大腿骨近位端

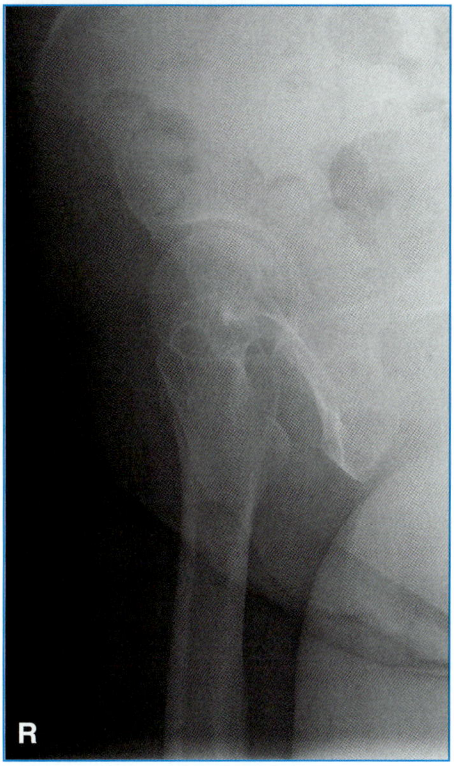

画像のチェックポイント

- □股関節臼蓋形成不全の診断における，前後方向の被覆の観察が主な目的である．
- □VCA angle および AAHI は治療方針決定・術前後評価に用いられるために，再現性が大変重要である．
- □VCA angle 計測において，骨盤の回旋に影響されやすいため，65°の角度をなす直角定規を用い，正しい角度で撮影された像であること．
- □大腿骨頭が鮮鋭に描出され，かつ臼蓋上縁が過露光とならないコントラストである．

撮影体位

FFD＝100 ①患者は立位で，検側に荷重をかけた状態とする．②骨盤とカセッテのなす角度を65°とし，非検側の大腿が重積しないようにする．

中心X線

恥骨結合から4 cm 上方の点で，大腿骨頭中央に垂直に入射

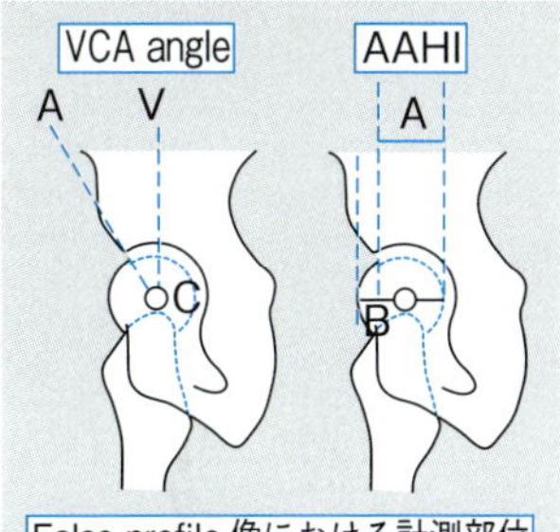

False profile 像における計測部位

VCA angle：V は大腿骨頭中心を通る垂直軸，C は骨頭中心，A は臼蓋前縁．そのなす角度．

AAHI：A/B（%）．A は骨頭後縁から臼蓋前縁までの距離，B は骨頭直径．

Ⅵ 骨盤・下肢領域

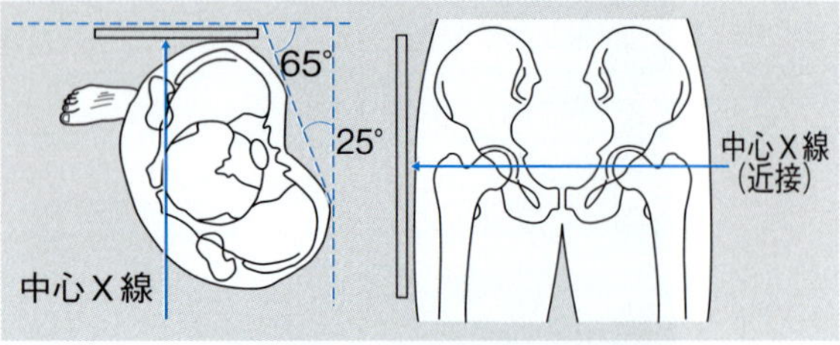
65°
25°
中心X線
中心X線
(近接)

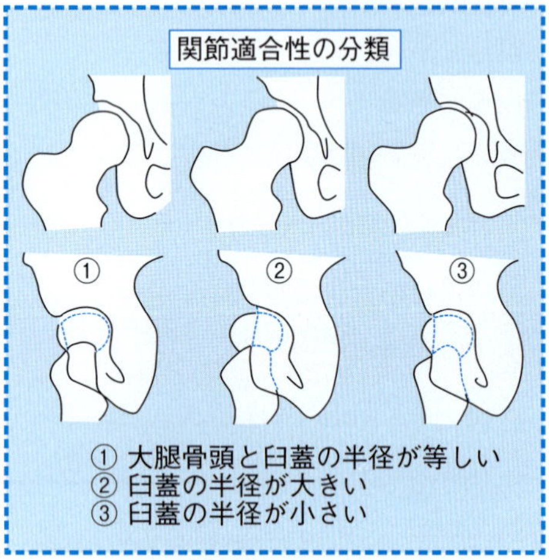
関節適合性の分類
①
②
③
① 大腿骨頭と臼蓋の半径が等しい
② 臼蓋の半径が大きい
③ 臼蓋の半径が小さい

7 （小児）伸展位

目的　想定される大腿骨頭と冠骨臼の位置関係の観察

描出部位　両側股関節

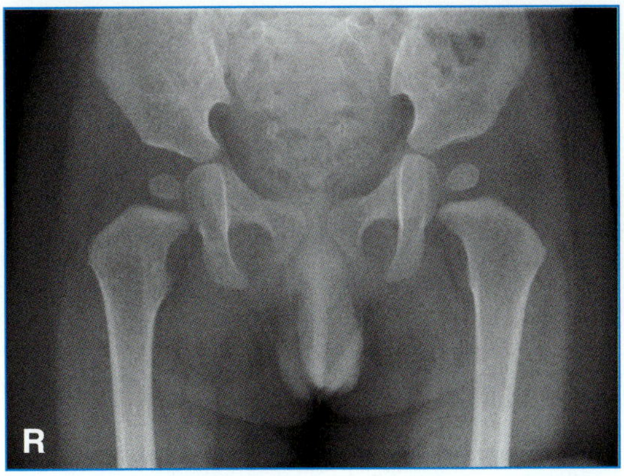

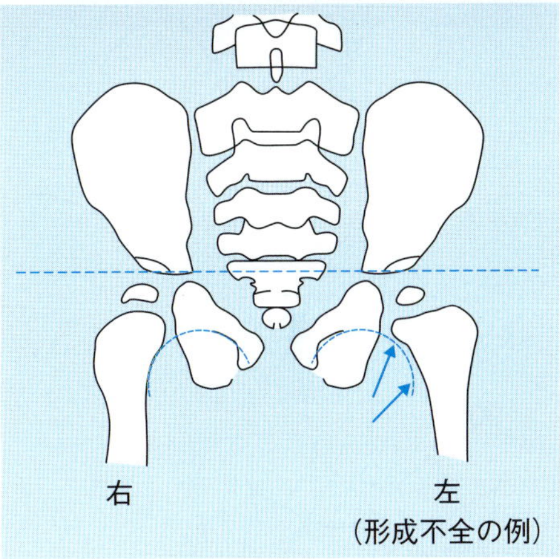

画像のチェックポイント

- □生殖腺防護につとめること.
- □左右差がなく，骨盤が正しい正面として描出されている.
- □想定される大腿骨頭と冠骨臼の位置関係を見る撮影法である.

撮影体位

FFD＝100　患者は背臥位．両下肢を伸展して軽く内旋し，膝蓋骨が上を向くようにする.

中心 X 線

両側の鼠径部を結ぶ中点に対し，カセッテに垂直に入射

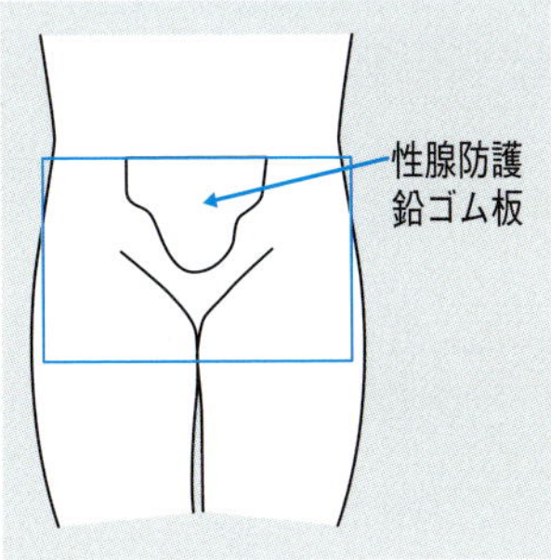

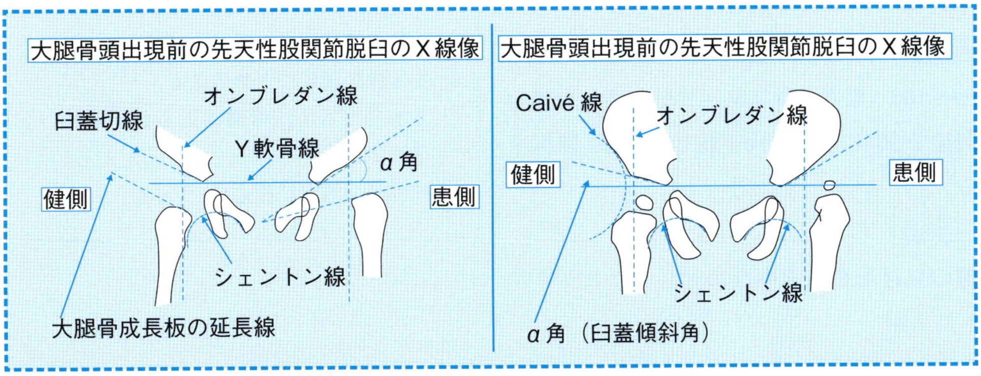

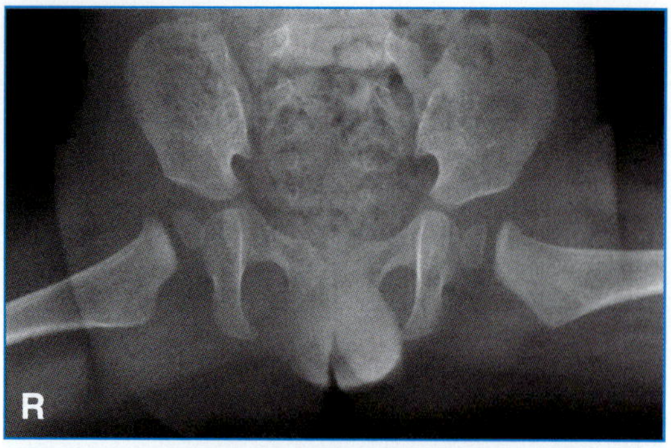

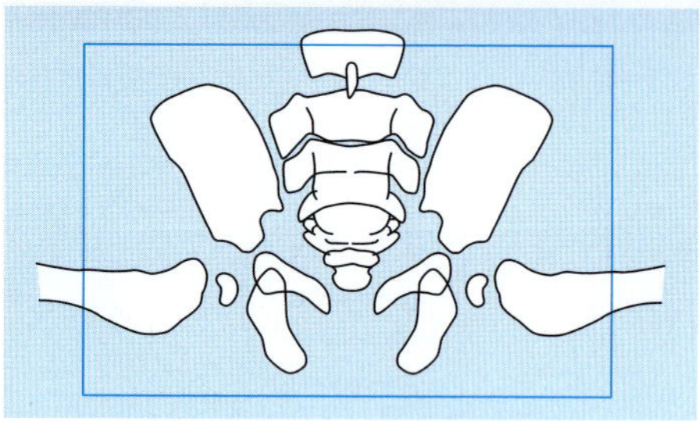

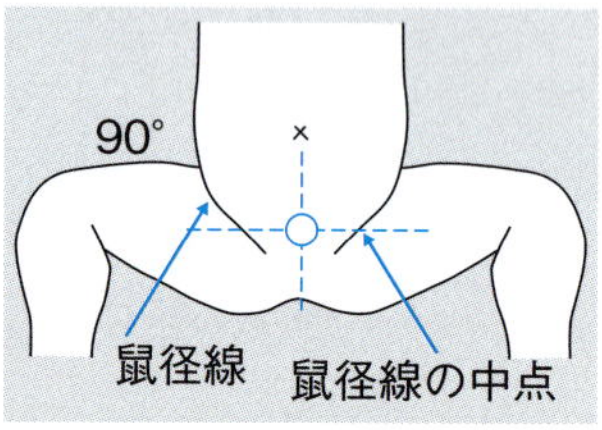

8 （小児）Lorenz 法 開排位

目的　想定される大腿骨頭の前捻角の計測

描出部位　両側股関節

画像のチェックポイント

- □生殖腺防護につとめること.
- □左右差がなく，骨盤が正しい正面として描出されている.
- □前捻角の計測に用いられる撮影法である.
- □整復の状態を観察するのに適している.

撮影体位

FFD＝100　患者は背臥位．股関節および膝関節を 90° 屈曲させ，開排させる．

中心 X 線

両側の鼠径部を結ぶ中点に対し，カセッテに垂直に入射

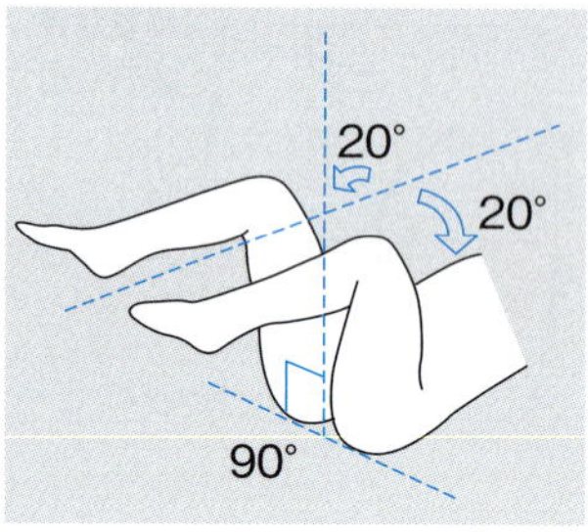

9 （小児）Rippstein 法

目的　想定される大腿骨頭と冠骨臼の位置関係の観察

描出部位　両側股関節

画像のチェックポイント

- □生殖腺防護につとめること.
- □左右差がなく，骨盤が正しい正面として描出されている.
- □前捻角の測定に役立つ.

撮影体位

FFD＝100　患者は背臥位．膝を曲げ，大腿を股関節で 90° に屈曲，両下肢を左右 20° 開排させる．

中心 X 線

両側の鼠径部を結ぶ中点に対し，カセッテに垂直に入射

10 （小児）Von Rosen 法 外転内旋位

目的　想定される大腿骨頸部と冠骨臼の位置関係の観察

描出部位　両側股関節

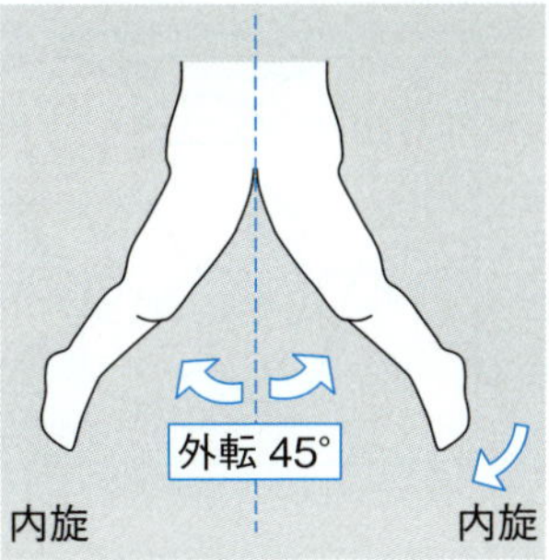

画像のチェックポイント

□生殖腺防護につとめること.
□左右差がなく，骨盤が正しい正面として描出されている.
□正常では大腿骨長軸の延長線が臼蓋内を通るが，形成不全の場合は臼蓋外を通る.

撮影体位

FFD＝100　患者は背臥位．両足を揃えた位置から左右に45°外転させ，足の基準線を45°内旋させる．

中心X線

両側の鼠径部を結ぶ中点に対し，カセッテに垂直に入射

11 （小児）Thomas 法 砕石位

目的　想定される大腿骨頭と冠骨臼の位置関係の観察

描出部位　両側股関節

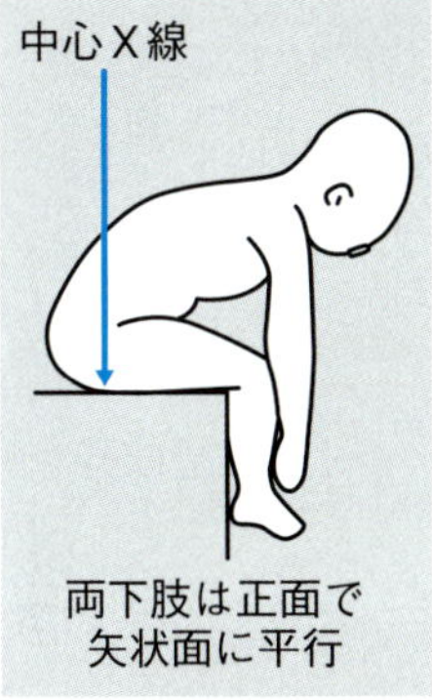

画像のチェックポイント

□生殖腺防護につとめること.
□左右差がなく，骨盤と股関節が正しい正面として描出されている.
□想定される大腿骨頭と冠骨臼の位置関係を見る撮影法である.

撮影体位

FFD＝100　患者を腰掛け座位として上体を前屈，両手で両足首を握らせる.

中心X線

患者背面から，両大腿骨骨頭を結ぶ線の中点に対しカセッテに垂直に入射

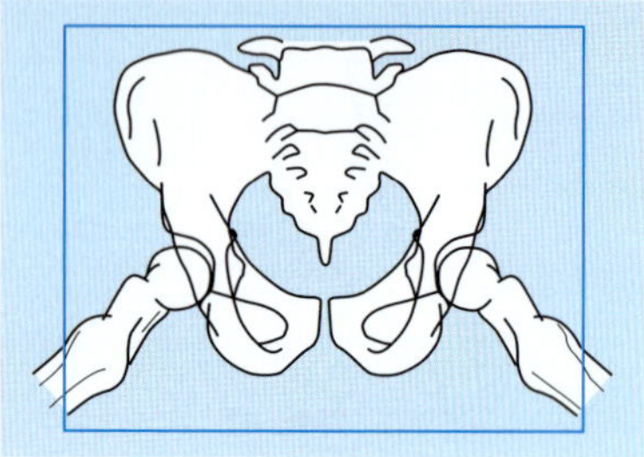

12　（小児）Frog Leg 法

目的　想定される大腿骨頭と大腿骨頸部の観察

描出部位　両側股関節

画像のチェックポイント

□生殖腺防護につとめること．
□左右差がなく，骨盤が正しい正面として描出されている．
□小児股関節撮影の基本ともいえる撮影法であり，計測に使用される．
□寛骨臼部は正面像で，大腿骨頭，頸部および骨幹部は不完全な側面像として描出される．

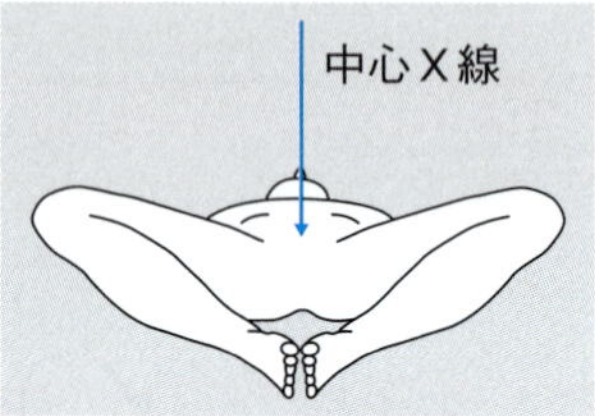

撮影体位

FFD＝100　患者は背臥位．大腿を左右対称に外転外旋させる．

中心X線

両側の鼠径部を結ぶ中点に対し，カセッテに垂直に入射

9 大腿

1 正面

目的 大腿骨全長および近位・遠位関節面の観察

描出部位 同上

画像のチェックポイント

- □両側の脛骨顆と大腿骨顆は左右対称形であり，膝蓋骨は大腿骨遠位端中央に位置する．
- □腓骨頭の内側約半分は脛骨頭に重積し，膝関節腔はX線が斜入するために広く描出されない．
- □動きによる不鋭がなく，股関節部と膝関節部の写真濃度に大きな差がない．
- □大腿骨全体の骨梁のみならず，骨皮質・髄質まで鮮鋭に描出されるコントラストである．
- □両端の関節面までの撮影が困難な場合，必ずどちらか一方が撮影されていること．

読影時のチェックポイントと Pitfall

- □骨折，遊離骨片の有無，限局した透亮像や石灰化の有無
- □緻密骨の厚さ（正常は約 20 mm）
- □関節内部や周囲の石灰化の有無
- □軟部組織の腫脹や石灰化の有無
- □脂肪層の異常の有無

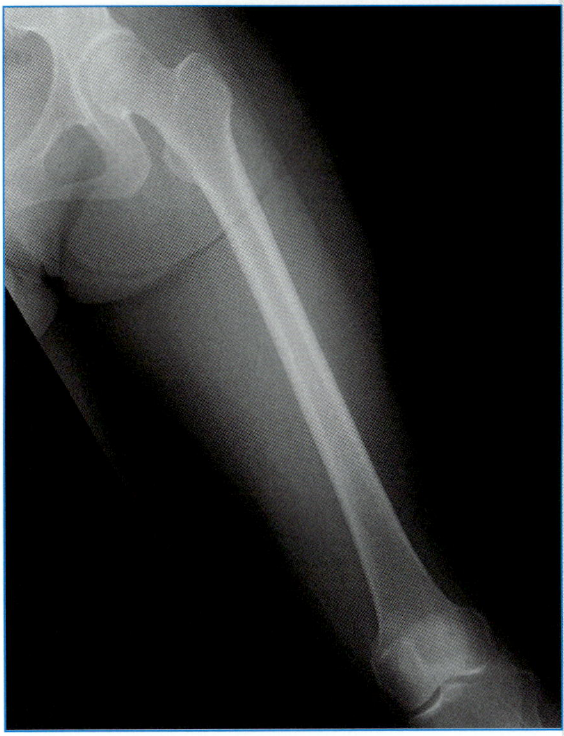

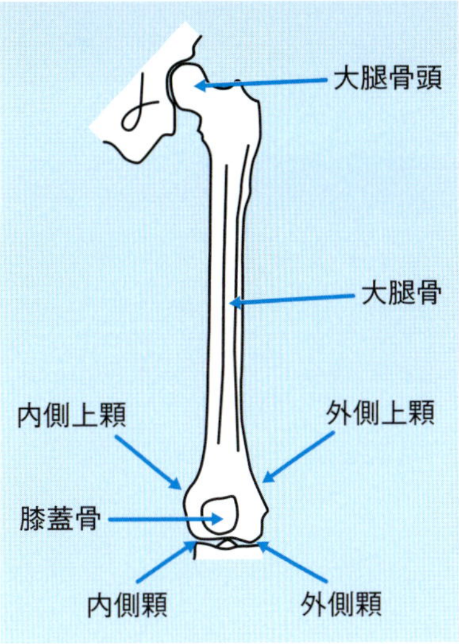

VI 骨盤・下肢領域

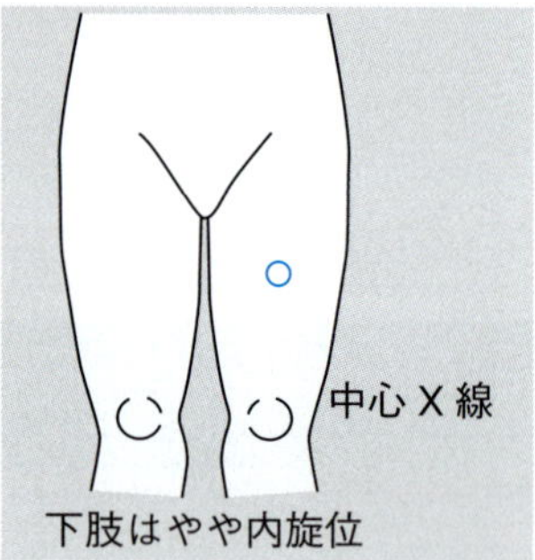

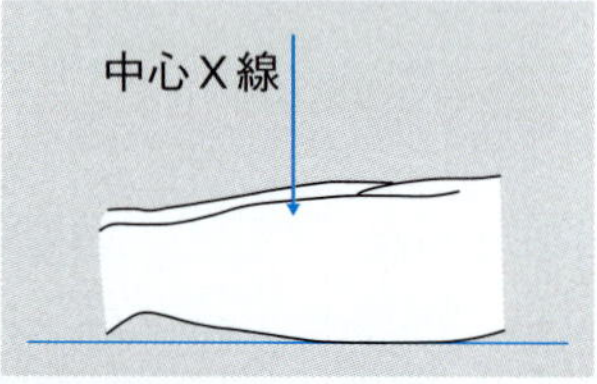

撮影体位

FFD＝130　患者は背臥位．膝を伸展し膝蓋骨が膝部の中央にくるようにやや内旋位とする．

中心X線

大腿骨中央に対し，カセッテに垂直に入射

MEMO

大腿骨近位部骨折の場合，大腿骨頭への栄養血管を損傷することで骨頭壊死を生じやすいので，骨折の存在部位を把握することは臨床上重要である．

2 側面

目的 大腿骨全長および近位・遠位関節面の観察

描出部位 同上

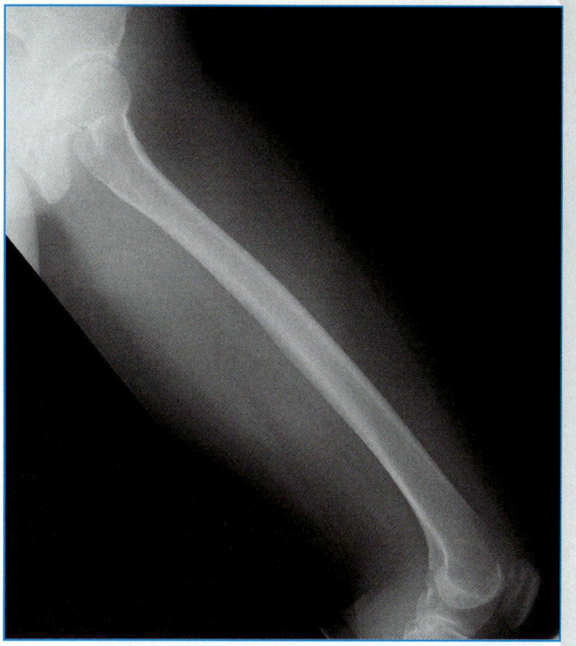

画像のチェックポイント

- □膝蓋骨が接線方向に描出され，膝蓋大腿関節腔が観察できる.
- □腓骨頭の内側約半分は脛骨頭に重積し，膝関節腔はX線が斜入するために広く描出されない.
- □動きによる不鋭がなく，股関節部と膝関節部の写真濃度に大きな差がない.
- □大腿骨全体の骨梁のみならず，骨皮質・髄質まで鮮鋭に描出されるコントラストである.
- □両端の関節面までの撮影が困難な場合，必ずどちらか一方が撮影されていること.

読影時のチェックポイントと Pitfall

- □骨折，遊離骨片の有無，限局した透亮像や石灰化の有無
- □緻密骨の厚さ（正常は約 20 mm）
- □関節内部や周囲の石灰化の有無
- □軟部組織の腫脹や石灰化の有無
- □脂肪層の異常の有無

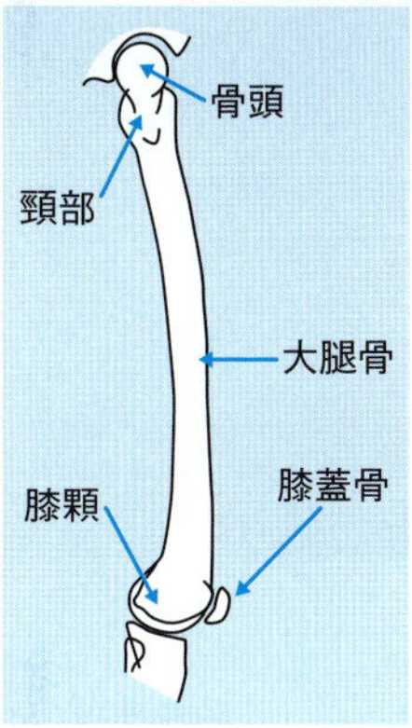

撮影体位

FFD＝130 ①患者は検側側臥位．膝を 130° ほど屈曲し，大腿は外旋位とする．②非検側大腿は開排位をとらせる.

中心X線

大腿骨中央に対し，カセッテに垂直に入射

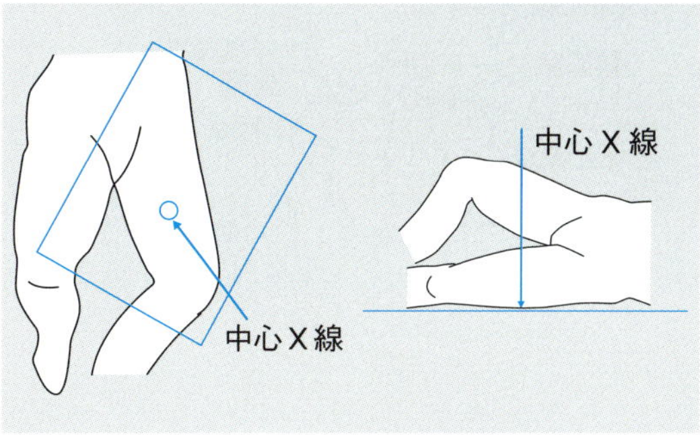

Ⅵ 骨盤・下肢領域

10 膝関節

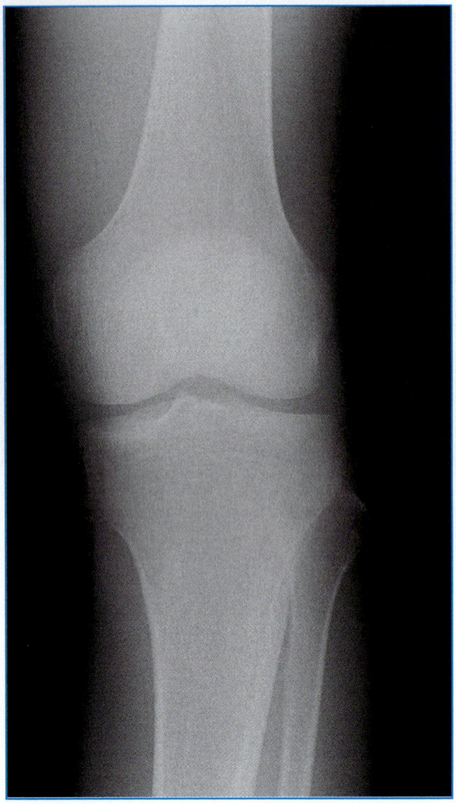

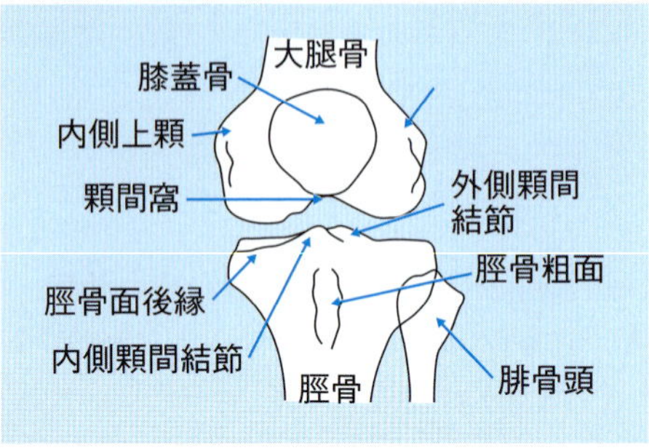

1 正面

目的　大腿骨遠位端，脛骨および腓骨の近位端，膝蓋骨および膝関節の観察

描出部位　同上

画像のチェックポイント

- □大腿脛骨関節腔が広く描出されている．
- □大腿骨および脛骨の内側顆と外側顆，大腿骨脛骨関節腔が左右対称形に描出されている．
- □腓骨頭の内側のおよそ半分は脛骨に重積して描出されている．
- □大腿骨に重積した膝蓋骨辺縁の観察ができる．
- □腓骨頭の脛骨と重積していない部分が過露光にならず，その他の骨の骨梁が鮮鋭で軟部組織も観察できるコントラストである．
- □(ストレス撮影）専用固定具を用い，正面像として観察する．
  外反ストレスでは内側側副靱帯損傷を観察．
  内反ストレスでは外側側副靱帯を観察する．

読影時のチェックポイントと Pitfall

- □脛骨高原骨折でも特に周辺部が壊れず関節面のみ陥没するタイプは慎重に読影する必要がある．
- □関節面の整合性，辺縁や骨梁の連続性に注意して観察する．特に透亮像や遊離体，硬化陰影などにも注意する．
- □正確な体位であるか．
- □適切な撮影条件であるか．
- □膝蓋骨は大腿骨遠位端に重複して観察される．
- □膝関節腔（正常は 3〜5 mm)，膝蓋骨の位置の異常の確認
- □膝関節の角度（FTA 正常は 173°）の確認
- □関節液，軟部組織の異常の確認
- □骨折，遊離骨片，脱臼の有無

撮影体位

FFD＝100　患者は座位もしくは背臥位．膝を伸展し，膝蓋骨が膝部の中央にくるようにやや内旋

中心Ｘ線

膝蓋骨の尖端下方に，カセッテに垂直に入射

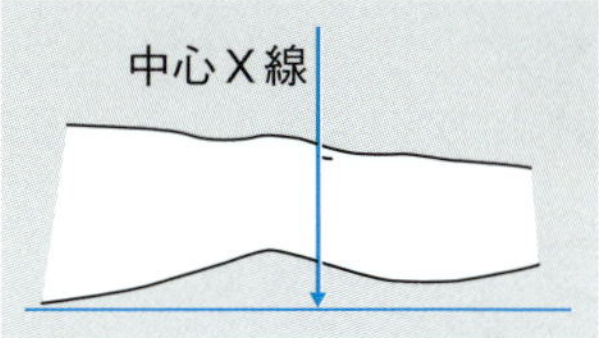

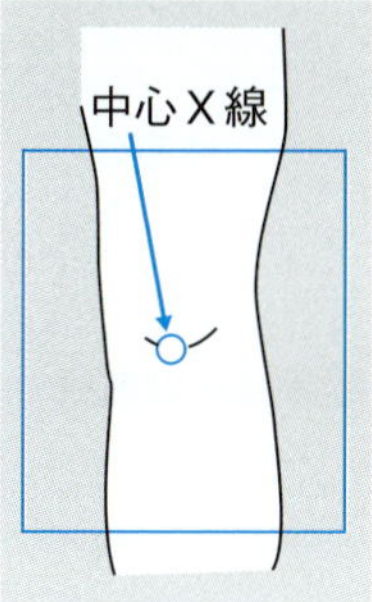

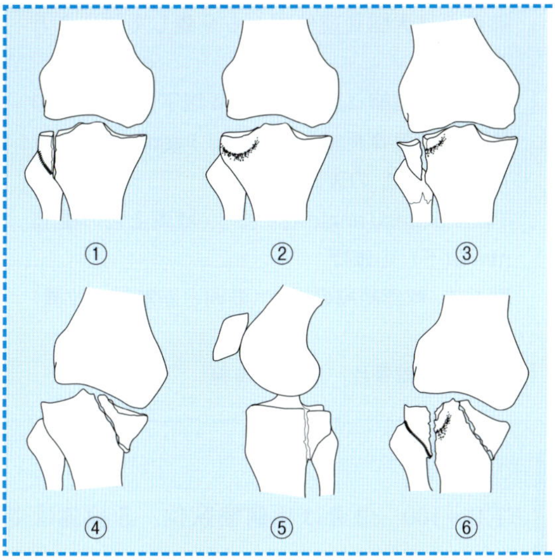

脛骨近位端骨折のHohl の分類
①非転位型
②局所的陥没型
③分裂陥没型
④全面的陥没型
⑤分裂型
⑥粉砕型

2　側面

目的　大腿骨遠位端，脛・腓骨近位端，膝蓋骨，大腿脛骨関節および膝蓋大腿関節の観察

描出部位　同上

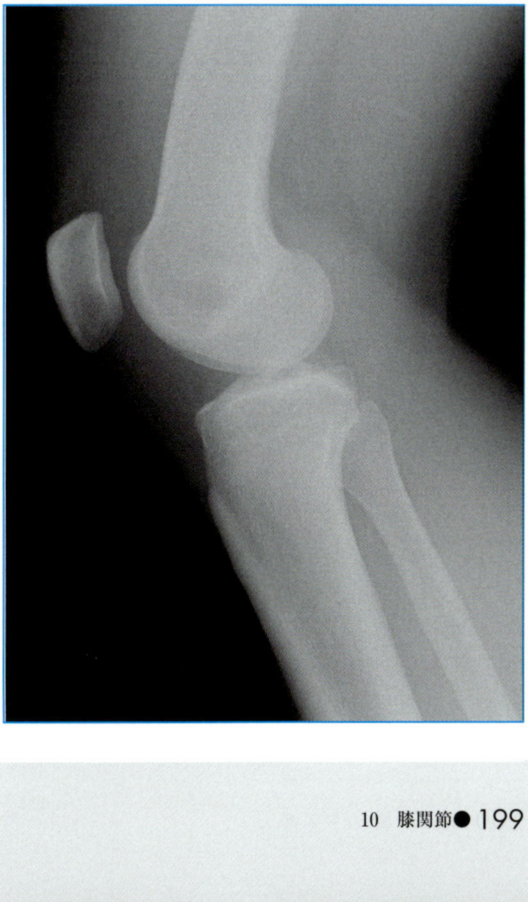

画像のチェックポイント

- □大腿骨の内側および外側顆の後縁および下縁が完全に重積している．
- □大腿脛骨関節腔は，顆間隆起が大腿骨顆と重積する部分を除いて広く描出されている．
- □膝蓋骨は接線状に描出され，膝蓋大腿関節腔が広く描出されている．
- □軟部組織から骨梁まで鮮鋭に観察できるコントラストである．
- □(ストレス撮影) 専用固定具を用い，膝を 90° 屈曲させた側面像にて観察する．
  前方引き出し：大腿に対し下腿を前方に引き出す撮影．前十字靱帯損傷を観察

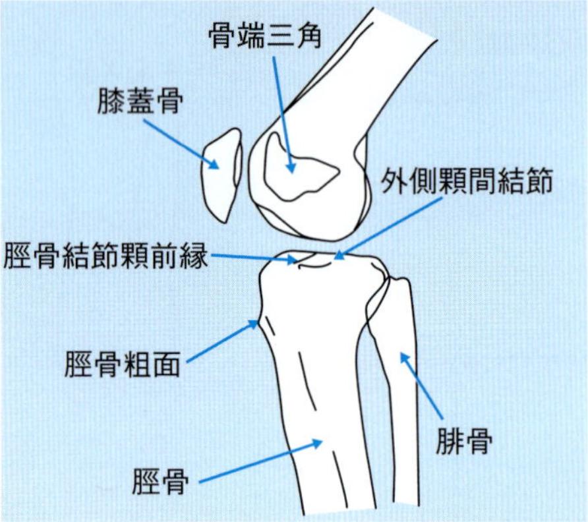

後方押し込み：上記と対称に下腿を後方に押し込む撮影．後十字靭帯を観察

読影時のチェックポイントと Pitfall

- □前・後十字靭帯損傷では，脛骨付着部裂離骨折や外側関節包脛骨付着部剥離骨折（Segond 骨折）に注意する．
- □膝蓋骨は大腿骨遠位端から分離して描出される．
- □膝蓋大腿関節（正常は 5 mm 以下），膝蓋骨の位置（膝蓋骨長径と Patellar ligament の長さはほぼ同等）の確認
- □Tibial platesu angle（約 13°），膝蓋上包の幅（5 mm 以下）の確認
- □関節液，軟部組織の異常（筋肉と脂肪層の位置）の確認
- □骨折，遊離骨片，脱臼の有無

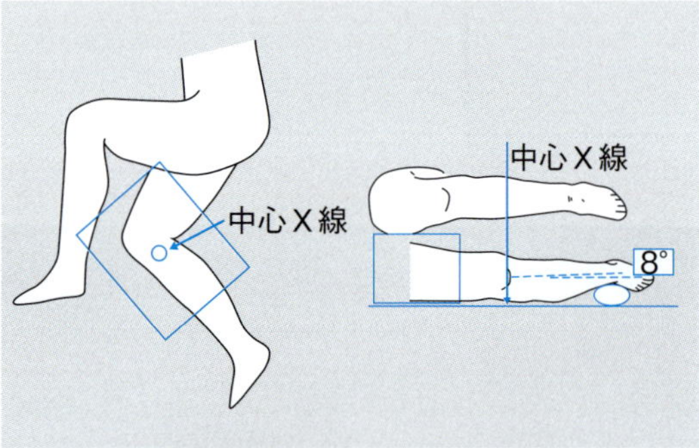

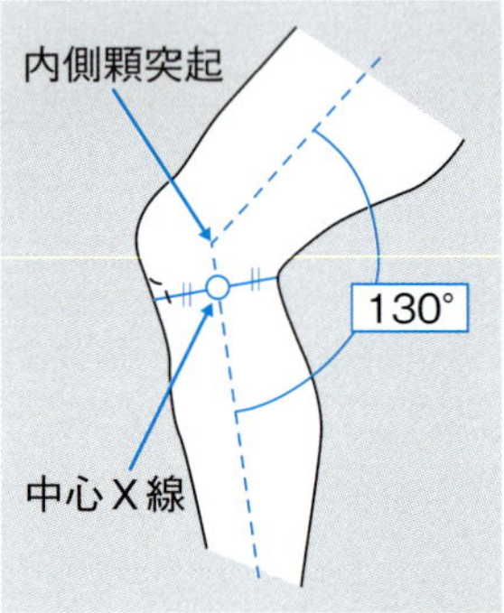

撮影体位

FFD＝100　患者は検側側臥位．非検側はポジショニングブロック上に上げさせて，側臥位とする．膝を 130° 屈曲し，膝の基準線（内外側上顆の突起を結ぶ線）を 7° 前傾，足首に低めの枕を置き脛骨前縁を 8° 上げる．

中心 X 線

膝蓋骨尖端下と膝の背面を結ぶ線の中点に，カセッテに垂直に入射

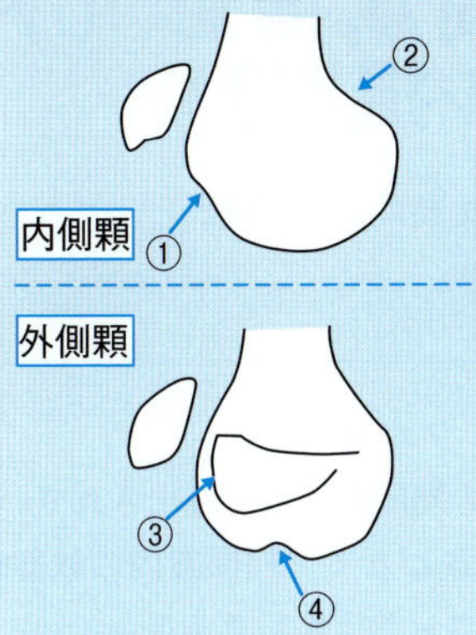

①膝蓋骨の下前方の凹み
②腓腹筋が付着する起始部の不規則な凹凸．更にその上方の内転筋付着部の凹凸．
③Ludloff の骨端三角前縁と平行．
④外側顆の脛骨顆間結節が凹み．Ludloff の骨端三角の頂点かやや後方に曲線のくびれ．

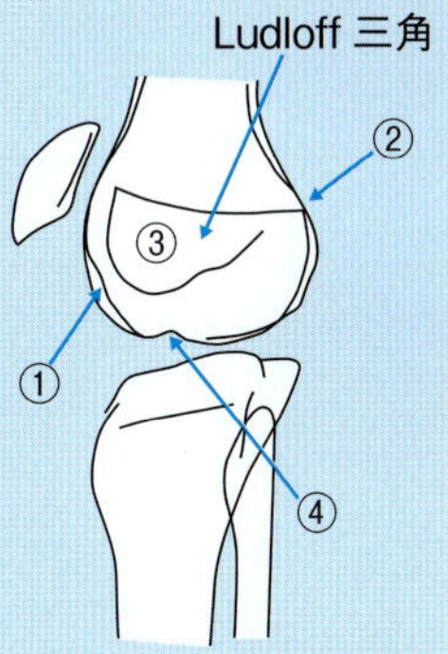

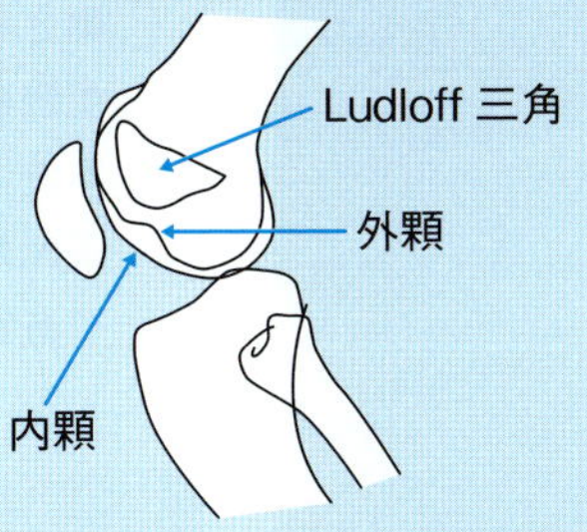

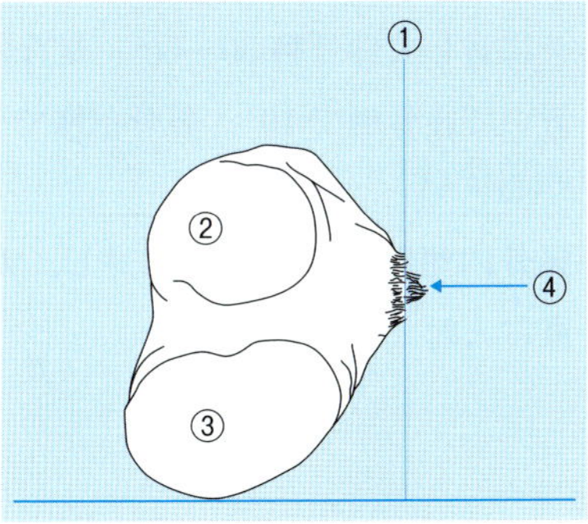

脛骨結節部（粗面）の接線撮影
①中心線　②外側顆　③内側顆　④脛骨結節

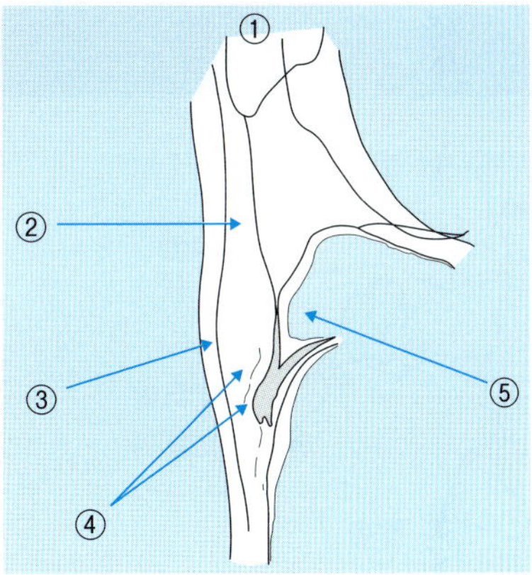

オズグット・シュラッター病の X 線所見
①膝蓋骨　②膝蓋腱の肥厚　③脛骨結節の膨隆　④細片化　⑤脛骨結節

Ⅵ 骨盤・下肢領域

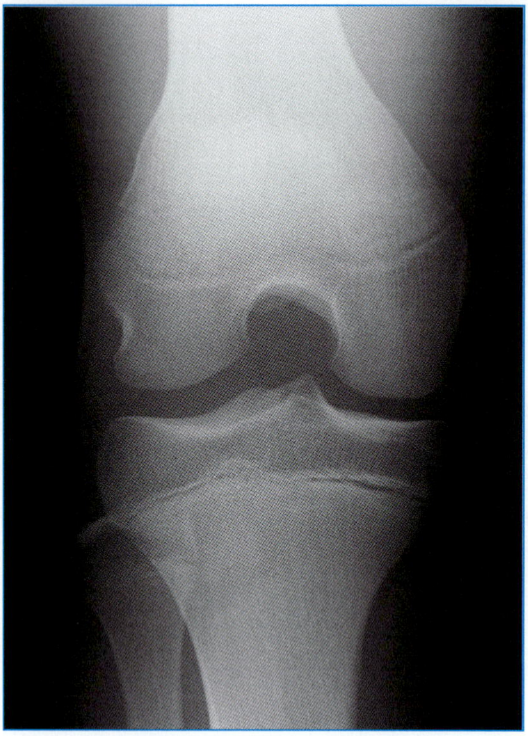

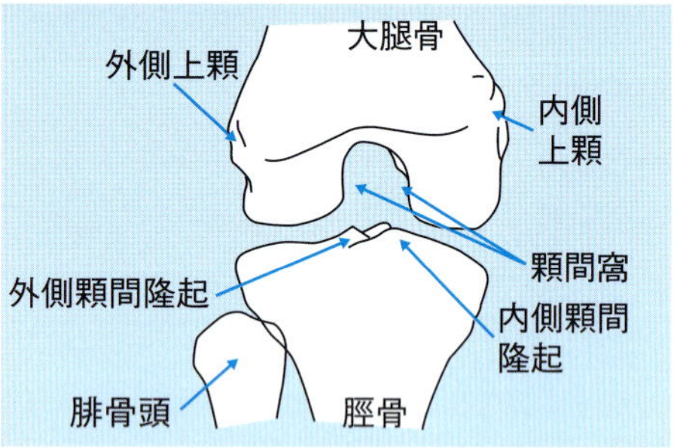

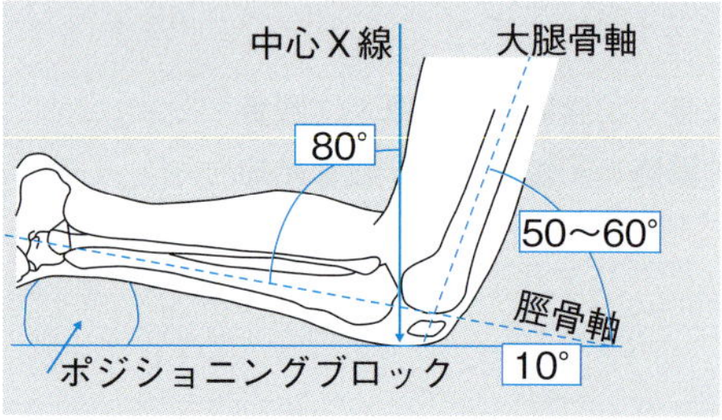

3 顆間窩撮影（トンネル撮影）

目的　大腿骨内側顆間窩の観察

描出部位　同上

画像のチェックポイント

- □大腿骨内側顆の顆間窩が広く描出されている．
- □動きによる不鋭がなく，顆間窩内の軟部組織が観察できるコントラストである．
- □本法は，離断性骨軟骨炎，関節遊離体，十字靱帯起始部剝離骨折などの診断に有効な撮影法である．

撮影体位

FFD＝100　撮影台に四つ這いになり，カセッテに対し大腿骨軸50～60°，足首に低めの枕を置いて脛骨軸で10°，脛骨前縁で13°上げる．

中心X線

脛骨内側顆関節面中央に対し，カセッテに垂直に入射

MEMO

膝関節液が貯留すると側面像で脂肪層内に拡張したsuprapatellar bursaが見えてくる．

4　荷重時(立位)正面

目的　検側立位荷重時の大腿脛骨関節腔の観察

描出部位　同上

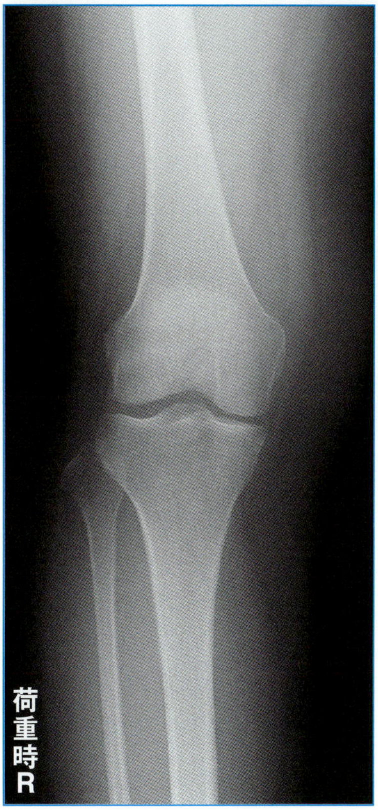

画像のチェックポイント

- □大腿脛骨関節腔が広く描出されている．また大腿骨・下腿骨の全長の3分の1以上が描出されていること．
- □大腿骨および脛骨の内側顆と外側顆，大腿骨脛骨関節腔が左右対称形に描出されている．
- □腓骨頭の内側のおよそ半分は脛骨に重積して描出されている．
- □大腿骨に重積した膝蓋骨辺縁の観察ができる．
- □腓骨頭の脛骨と重積していない部分が過露光にならず，その他の骨の骨梁が鮮鋭で軟部組織も観察できるコントラストである．

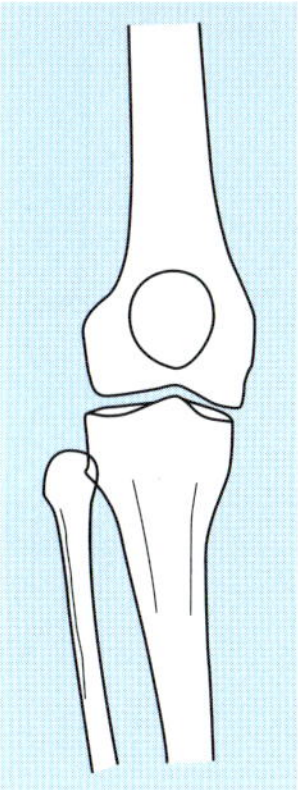

撮影体位

FFD＝100　患者は検側に荷重をかけた片足立位．膝を伸展し，膝蓋骨が膝部の中央にくるようにやや内旋．膝関節背面にカセッテを立てる．

中心X線

膝蓋骨の尖端下方に，カセッテに垂直に入射

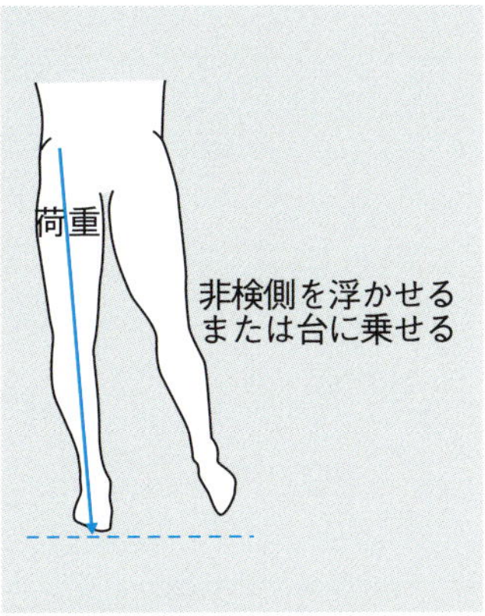

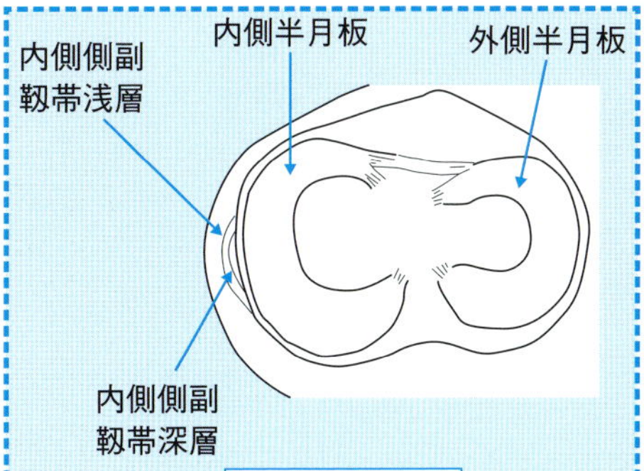

半月板の形状

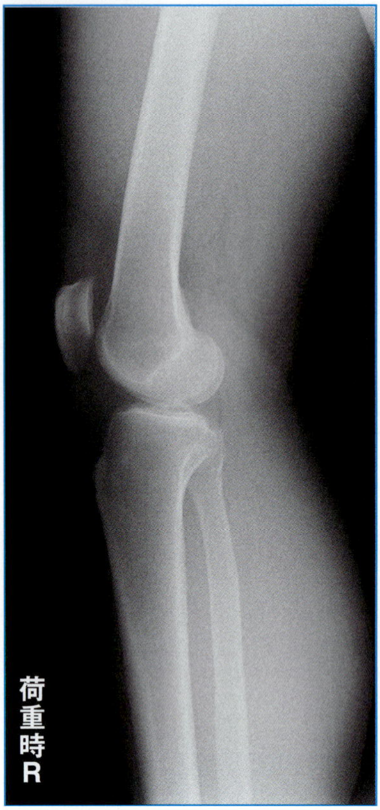

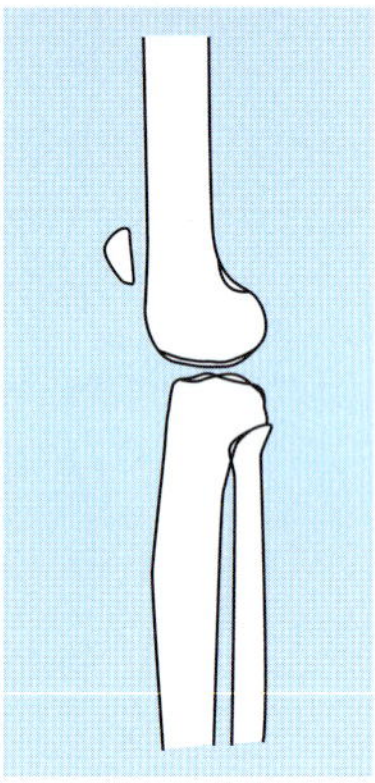

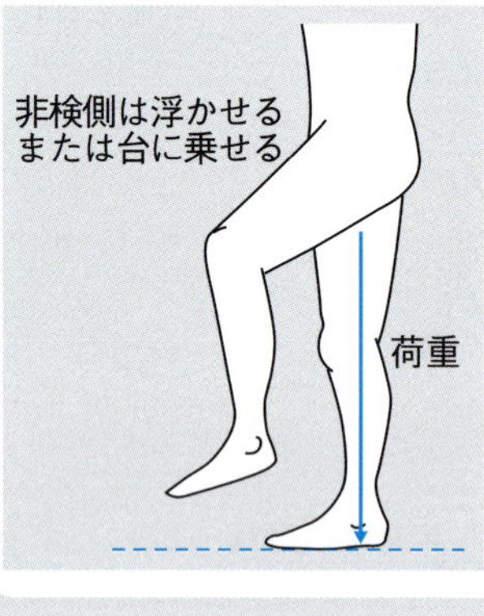

5 荷重時(立位)側面

目的 検側立位荷重時の大腿脛骨関節腔・膝蓋大腿関節腔の観察

描出部位 同上

画像のチェックポイント

- □大腿骨の内側および外側顆の後縁および下縁が完全に重積している.
- □大腿脛骨関節腔は，顆間隆起が大腿骨顆と重積する部分を除いて広く描出されている.
- □膝蓋骨は接線状に描出され，膝蓋大腿関節腔が広く描出されている.
- □軟部組織から骨梁まで鮮鋭に観察できるコントラストである.

撮影体位

FFD＝100 患者は検側に荷重をかけた片足立位．膝を伸展し，下肢をやや外旋する．

中心X線

膝蓋骨尖端下と膝背面を結ぶ線の中点に，カセッテに垂直に入射

6 Rosenberg view

目的　立位荷重時の大腿骨内・外側顆と脛骨荷重部分の観察

描出部位　大腿骨脛骨関節面

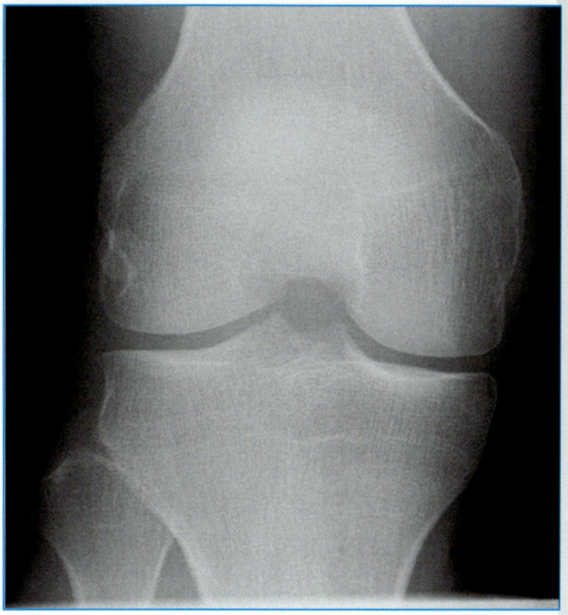

画像のチェックポイント

- □大腿骨および脛骨の内側顆と外側顆，大腿骨脛骨関節腔が左右対称形に描出されている．
- □基本的には，左右同時撮影が望ましい撮影法である．
- □大腿脛骨関節腔が広く描出されており，大腿骨の内・外側顆と脛骨荷重面が重積せずに明瞭に描出されている．
- □脛骨内側・外側顆関節面の前縁と後縁が完全に重積している．
- □軟部組織から骨梁まで鮮鋭に観察できるコントラストである．
- □変形性膝関節症による関節痛や不安定感のある疾患を対象に，大腿骨内・外側顆と脛骨荷重部分の狭小化を診断する目的で撮影される．
- □カセッテに対し大腿長軸・下腿長軸が 45° をなす撮影もある．

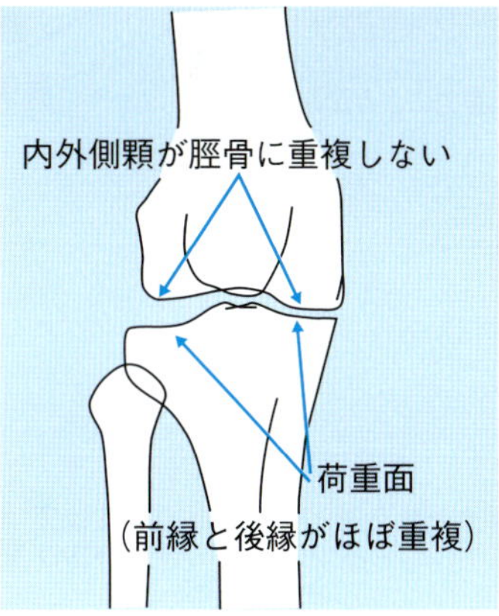

撮影体位

FFD＝100　①患者は立位．後前方向で，正しい膝関節の正面となるように下肢をやや内旋する．②膝関節を少し屈曲し，カセッテに膝先端をつける．カセッテに対し，大腿骨長軸は 25°，下腿骨長軸は 20° とする．

中心 X 線

脛骨内側顆関節面に対し，水平より頭側から 10° でカセッテに斜入する．

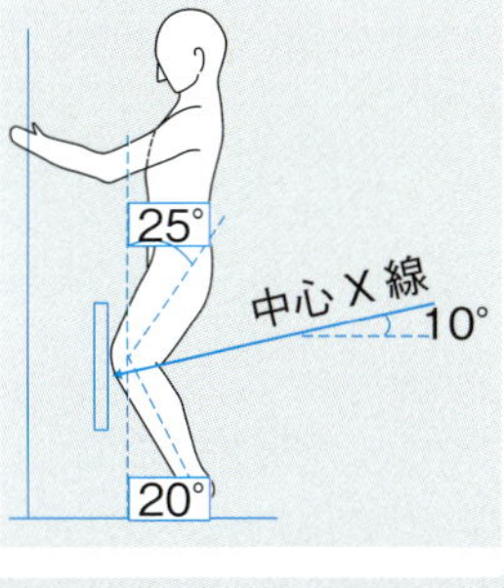

Ⅵ 骨盤・下肢領域

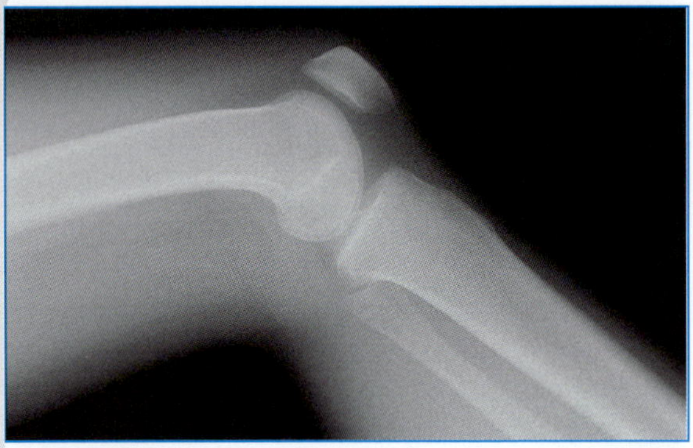

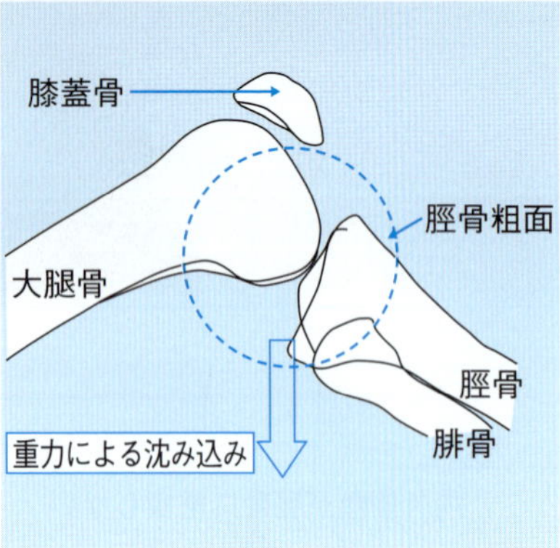

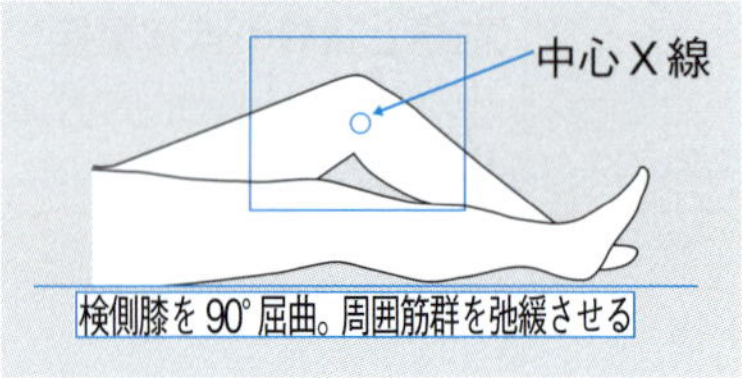

7 Postero-Sagittal view（グラビティテスト）

目的　非荷重で膝関節90°屈曲時の側面像の観察．後方沈み込み，可動性の評価

描出部位　大腿脛骨関節面，膝蓋大腿関節面

画像のチェックポイント

- □大腿骨の内側および外側顆の後縁および下縁が完全に重積している．
- □大腿脛骨関節腔は顆間隆起が大腿骨顆と重積する部分を除いて広く描出されている．
- □膝蓋骨は接線状に描出され，膝蓋大腿関節腔が広く描出されている．
- □軟部組織から骨梁まで鮮鋭に観察できるコントラストである．
- □本撮影は，大腿骨に対して下腿側が重力により後方に（下方に）沈み込む状態を撮影するものである．よって膝周囲筋群をできるだけ弛緩させた状態で撮影しなければならない．比較撮影において，左右の屈曲角度はできるだけ同角度が望ましい．

撮影体位

FFD＝100　①患者は背臥位．膝周囲筋群を弛緩させることが重要である．左右両側を可能な限り正確に同じ角度に屈曲する．②膝を90°屈曲し，下肢をやや内転・内旋し，膝の基準線（内外側上顆の突起を結ぶ線）をカセッテに垂直にする．

中心X線

水平から，膝蓋骨尖端下と膝の背面を結ぶ線の中点に，カセッテに垂直に入射

8 斜位

目的 内旋位で近位脛腓関節腔，外旋位で大腿骨・脛骨内側顆の観察

描出部位 同上

画像のチェックポイント

- □内旋位では近位脛腓関節腔が広く描出される．大腿骨および脛骨の外側顆と腓骨頭・頸の観察に適している．
- □腓骨頭が過露光にならず，その他の骨の骨梁が鮮鋭で軟部組織も観察できるコントラストである．
- □外旋位では大腿骨および脛骨の内側顆の観察に適し，腓骨近位端は脛骨近位端に完全に重積する．
- □大腿骨内側顆・内側上顆が過露光でなく，その他の骨の骨梁が鮮鋭で軟部組織も観察できるコントラストである．

撮影体位

FFD＝100 ①内旋位：膝関節正面位から，45°の内旋位とする．②外旋位：膝関節正面位から，45°の外旋位とする．

中心Ｘ線

膝蓋骨の尖端下方で，内・外側皮膚縁の中央にカセッテに垂直に入射

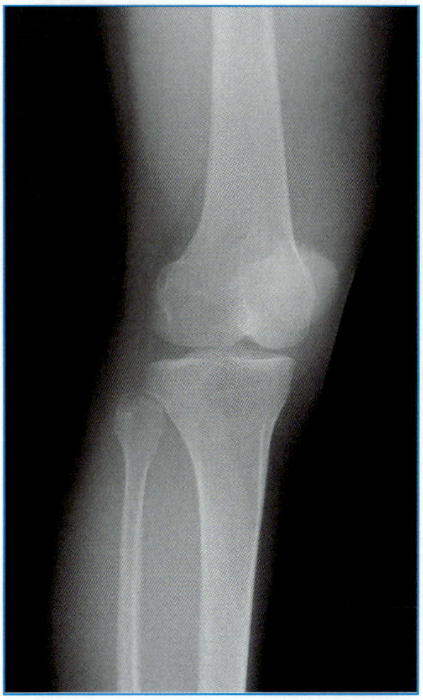

内旋位

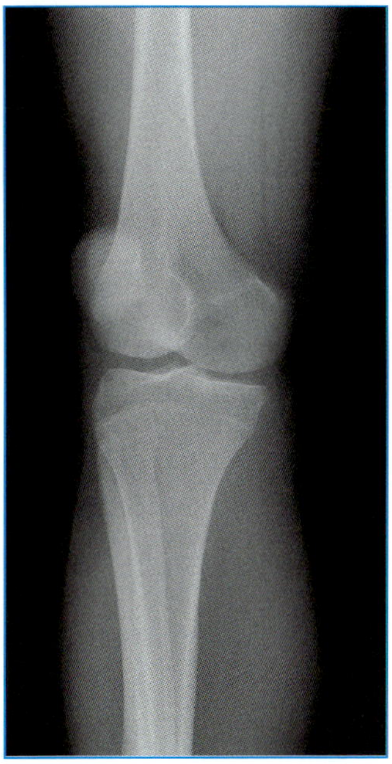

外旋位

11 膝蓋骨

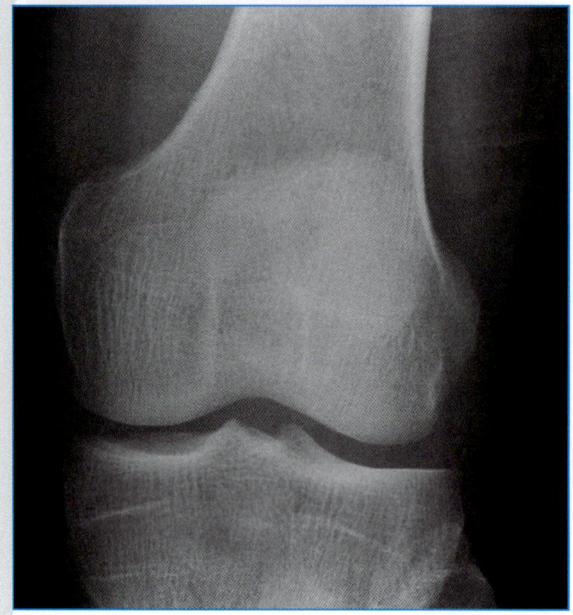

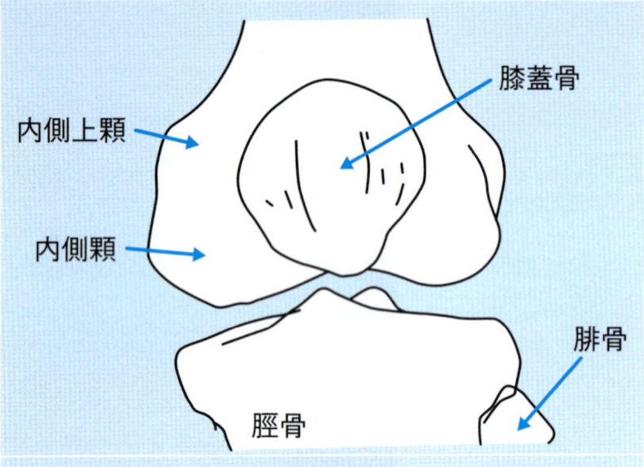

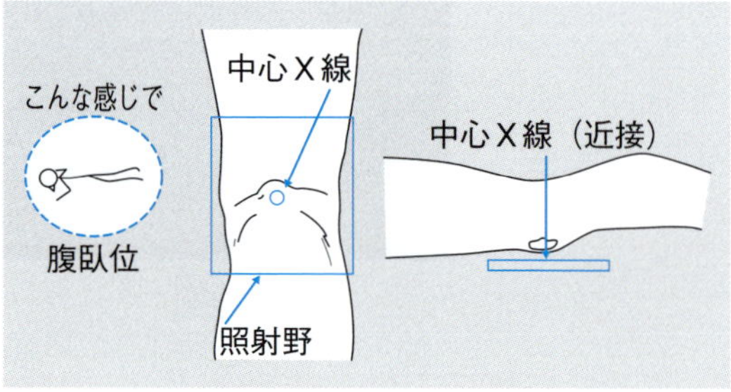

1 正面（近接）

目的　膝蓋骨を大腿骨と重積させた正面像の観察

描出部位　同上

画像のチェックポイント

- □大腿骨の内側顆と外側顆の中央に，大腿骨に重積した膝蓋骨辺縁が観察できる．
- □近接撮影のため大腿骨の骨梁はやや不鮮明である．
- □動きによる不鋭がなく，膝蓋骨の骨梁が鮮鋭に観察できるコントラストである．

読影時のチェックポイントと Pitfall

- □骨折例か二分膝蓋骨との鑑別も必要
- □膝蓋骨の形態，位置の確認
- □軟部組織の異常の有無
- □骨折，遊離骨片，脱臼の有無

撮影体位

FFD＝60　患者は腹臥位．膝を緊張させずにややつま先を立て，検側膝蓋骨を正面とする．

中心X線

膝関節背側から入射し，検側膝蓋骨の中心にカセッテに垂直に射出する．

2 側面

目的 膝蓋骨の側面像と，大腿膝蓋関節腔の観察

描出部位 同上

画像のチェックポイント

- □膝蓋骨は接線状に描出され，膝蓋大腿関節腔が広く描出されている．
- □大腿骨の内側および外側顆の前縁および下縁がほぼ重積している．
- □動きによる不鋭がなく，軟部組織から膝蓋骨の骨梁までが鮮鋭に観察できるコントラストである．

読影時のチェックポイントと Pitfall

- □骨折例では横骨折の形をとることが多い．大腿四頭筋と膝蓋腱（膝蓋靱帯）に牽引され，内外側の支帯断裂の程度に応じ上下に分かれて転位する．
- □できれば膝関節は伸展位で撮影すると，上下骨片の離開の度が治療方針を決定する参考になる．

撮影体位

FFD＝100　患者は，検側側臥位．膝を 130° 屈曲し，膝の基準線（内外側上顆の突起を結ぶ線）を 7° 前傾，足首に低めの枕を置き脛骨前縁を 8° 上げる．

中心 X 線

大腿膝蓋関節腔に対し，カセッテに垂直に入射

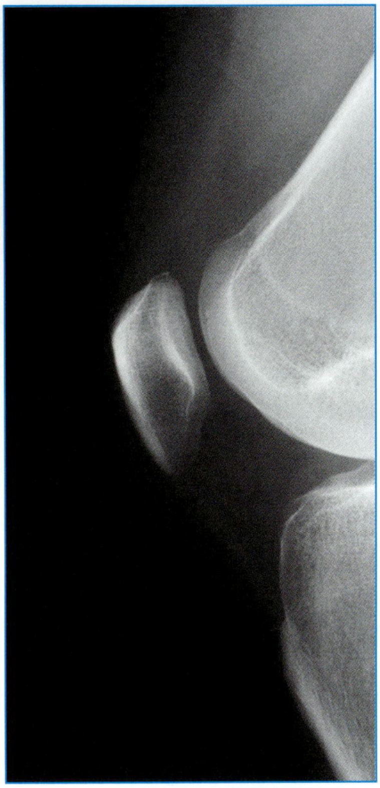

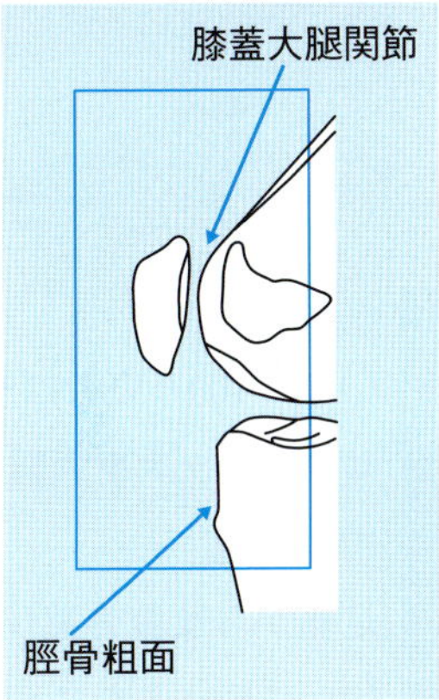

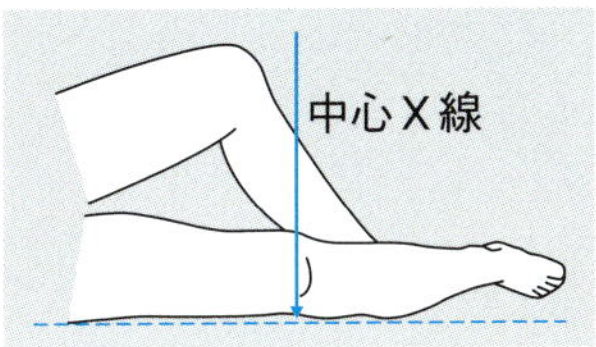

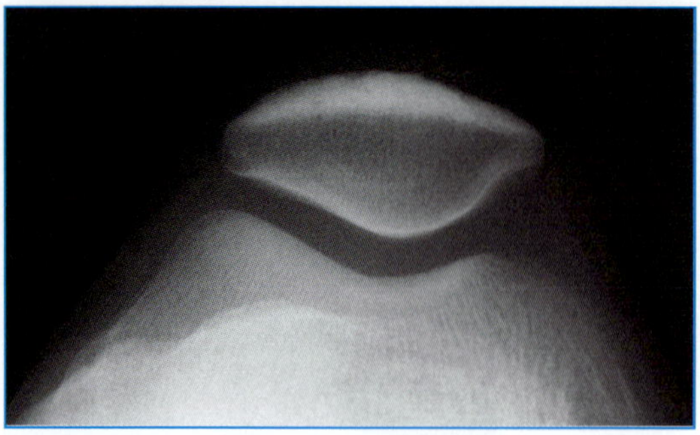

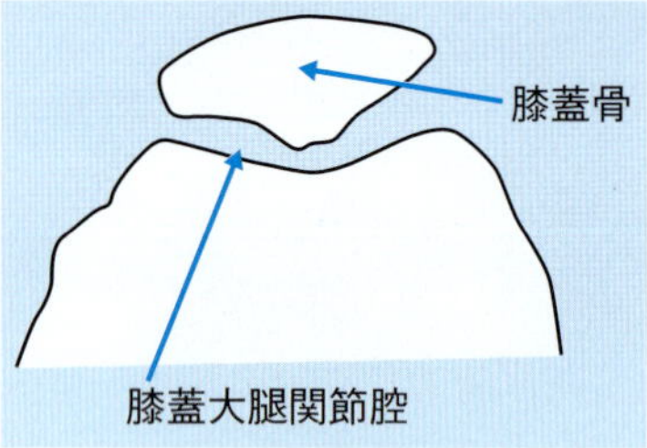

3 軸位 (Skyline view)

目的 膝蓋骨軸位像，果間溝および大腿膝蓋関節の観察

描出部位 同上

画像のチェックポイント

□照射野が膝蓋骨と大腿骨の両側顆の前面のみに絞られている．

□顆間溝が接線状に，膝蓋大腿関節腔が広く描出されている．

□軟部組織から関節腔の骨の辺縁まで観察でき，膝蓋骨の骨梁までも観察できるコントラストである．

□大腿膝蓋関節に対する膝蓋骨の適合性を観察する撮影である．

□膝屈曲を 30°，60°，90° として，大腿四頭筋の緊張・弛緩による膝蓋骨の位置と安定性を見る方法もある．

読影時のチェックポイントと Pitfall

□骨折が疑われる場合，転位が少なければ軸位を撮影することにより，縦骨折も診断できる．

□脱臼が疑われる場合は膝関節屈曲 30°，60°，90° で撮影し，屈曲に伴う外側偏位，大腿骨溝の低形成，骨軟骨骨折の有無を評価する．

□脱臼例では整復時の剪断力により膝蓋軟骨下骨を伴った軟骨片が脱落することがある．骨片は大部分が軟骨からなり，骨性部分はきわめて小さいので注意深く読影する．

□分裂膝蓋骨では縦の分裂線であり，本撮影法は鑑別に重要である．

□膝蓋骨の形態，位置の確認

□関節裂隙の幅（5 mm 以上）の確認

□軟部組織の異常の有無

□骨折，遊離骨片，脱臼の有無

□関節遊離体の有無

撮影体位

FFD＝100　患者は座位．膝関節を 60° 屈曲させ，カセッテを大腿前部に持ってもらう．

中心 X 線

足側から膝蓋骨遠位尖部に向け，大腿膝蓋関節面に沿うようにカセッテに垂直に入射

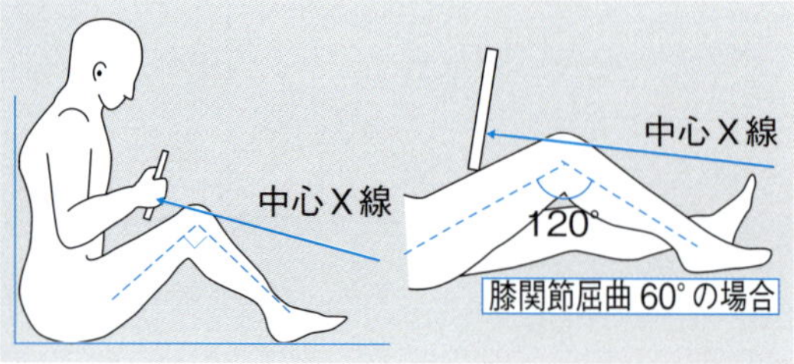

12 下腿

1 正面

目的　脛骨，腓骨，膝関節および足関節の観察

描出部位　同上

画像のチェックポイント

- □脛骨・腓骨・膝関節部の大腿骨内外側顆および顆間隆起・足関節部の内外顆・距骨が描出されている．
- □脛骨および腓骨は近位および遠位端で重積するが，極力重積が少なく描出されている．
- □膝部と足部の濃度差が小さく，骨辺縁および骨梁が鮮鋭に描出されるコントラストである．

読影時のチェックポイントと Pitfall

- □局所の陥没骨折例などは見逃しやすく，膝関節撮影と組み合わせて注意深く観察が必要
- □陳旧性の脛骨近位端骨折では，膝関節部の正側方向撮影だけでなく，ストレス撮影が必要
- □脛骨のらせん骨折例では，その延長線上に腓骨骨折を伴うことが多いので注意して観察する．
- □骨の位置関係，形態の確認
- □脛骨～腓骨間距離の確認
- □脛骨軸～関節裂隙の角度（Johnson 角度＝約92°，大部分は軽い内反位）の確認
- □軟部組織の異常，石灰化の確認
- □骨折，遊離骨片，脱臼の確認

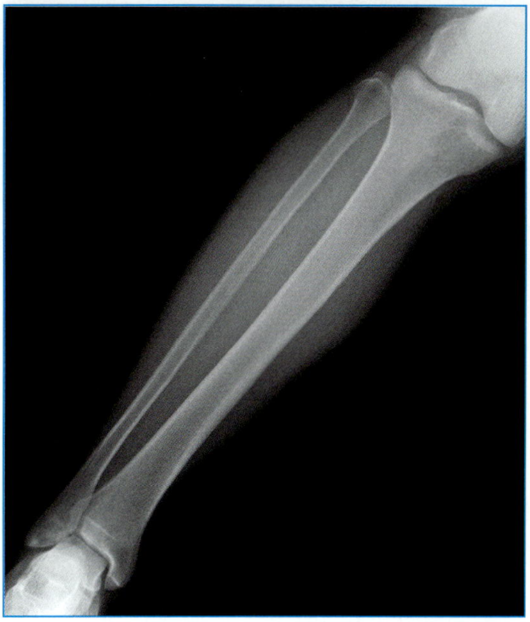

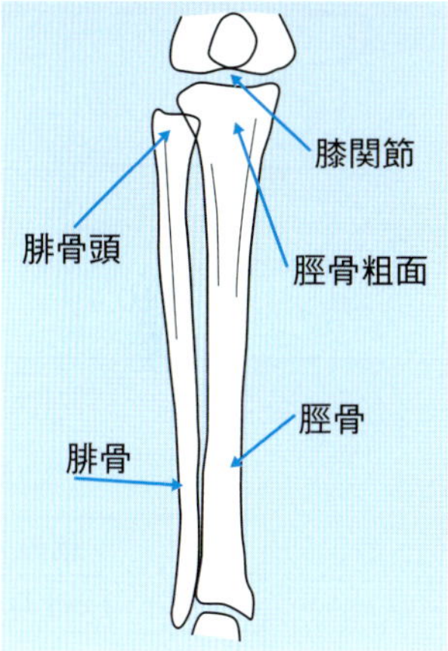

撮影体位

FFD＝130　患者は座位もしくは背臥位．膝を伸展し，下腿をやや内旋位とする．

中心X線

膝関節と足関節の中点で，腓骨側皮膚面（外側）に対し，カセッテに垂直に入射

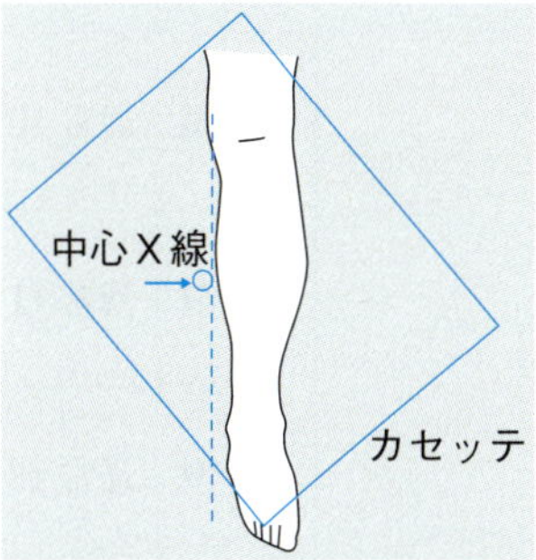

Ⅵ 骨盤・下肢領域

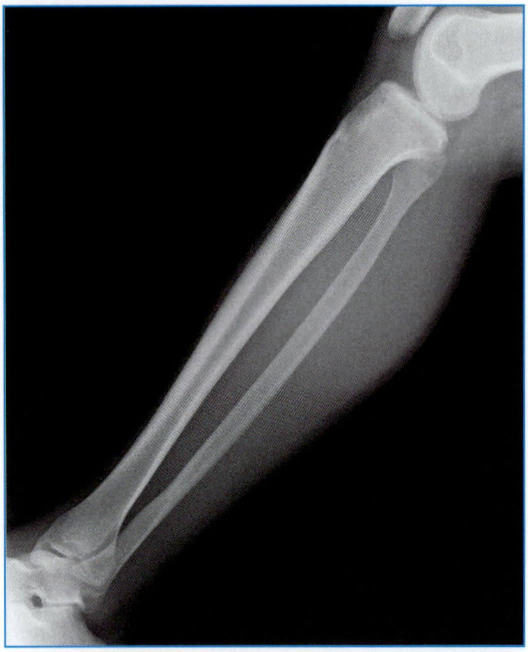

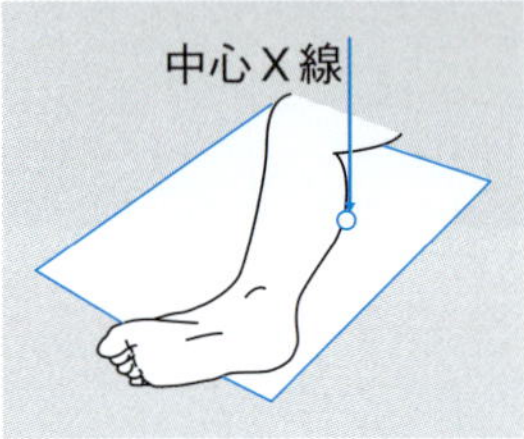

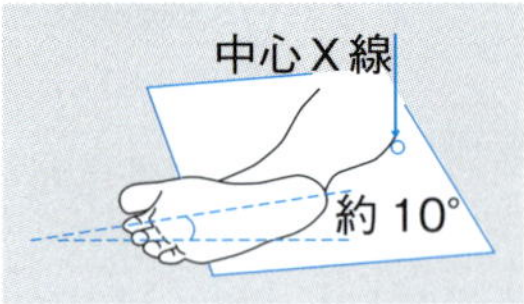

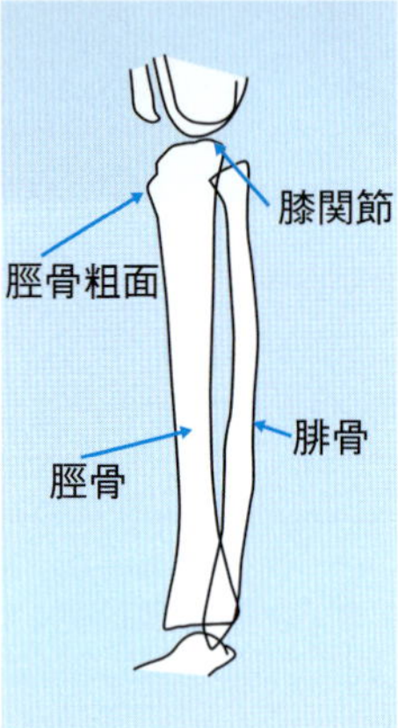

2 側面

目的 脛骨，腓骨，膝関節および足関節の側面像の観察

描出部位 同上

画像のチェックポイント

□脛骨・腓骨・膝蓋骨から足関節まで含まれる．
□大腿骨の内側および外側顆がほぼ重積し，腓骨は遠・近位両端で一部脛骨に重積する．
□脛腓骨の重積は極力少なく描出されることが望ましい．
□膝部と足部の濃度差が小さく，骨辺縁および骨梁が鮮鋭に描出されるコントラストである．

読影時のチェックポイントと Pitfall

□骨の位置と形態の確認
□関節裂隙の幅の確認
□軟部組織の異常，石灰化の確認
□骨折，遊離骨片，脱臼の有無

撮影体位

FFD＝130　患者は検側側臥位．軽く膝を屈曲し，やや外旋位とする．

中心X線

膝関節と足関節の中点で，背側皮膚面（背側）に対し，カセッテに垂直に入射

開放性骨折が生じている場合の分類（Gustilo 分類）

	創の大きさ	汚染の程度	軟部組織損傷	骨損傷
Ⅰ型	1 cm 以下の創	なし	単純骨損傷	最小限の粉砕
Ⅱ型	1 cm 以上の創	中等度	中等度 多少の筋損傷あり	中等度の粉砕
ⅢA 型	通常 10 cm 以上	高度	挫滅により高度	通常粉砕性 軟部組織による骨の被覆可能
ⅢB 型	通常 11 cm 以上	高度	非常に高度 被覆欠損	骨の被覆は不可能 通常軟部組織の再建外科的手術が必要
ⅢC 型	通常 12 cm 以上	高度	非常に高度 被覆欠損＋修復を必要とする血管損傷	骨の被覆は不可能 通常軟部組織の再建外科的手術が必要

13 足関節

1 正面

目的 足関節腔の正面像，広く描出されない外側の関節腔を含めて足関節腔を広く観察する．

描出部位 同上

画像のチェックポイント

- □遠位脛腓関節から足根骨近位部まで描出されている．
- □足関節腔は，腓骨遠位端と距骨，脛骨遠位端と距骨が，それぞれ重積せずに広く描出されている．
- □遠位脛腓関節腔の重積が，できる限り少ない．
- □動きなどの不鋭がなく，軟部組織から距骨までの輪郭および足根骨の骨梁が鮮明に描出されるコントラストである．

読影時のチェックポイントと Pitfall

- □内外顆の骨折線，各靱帯付着部，脛距関節など関節面の不整像を見逃さない．
- □非骨折症例ではストレス撮影による不安定性の把握が必要となる．その際，透視下撮影を行えば false negative が少なくなる．
- □「足首をひねった」症例では，第 5 中足骨骨折なども考えられるため周辺部まで入念に観察して X 線撮影すべきである．
- □正確な体位であるか．
- □適切な撮影条件であるか．
- □足関節の角度（Johnson 角約 92°，脛骨角 45～65°，腓骨角 43～63°）の確認
- □足関節（3～4 mm），骨の形状および位置の確認
- □種子骨の位置の確認
- □軟部組織の異常，石灰化の有無
- □骨折，遊離骨片，脱臼の有無

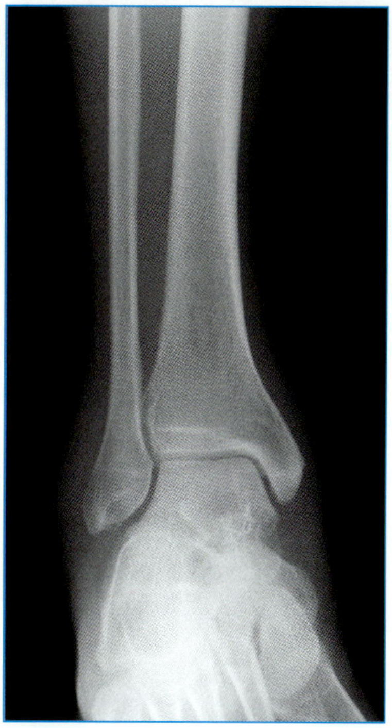

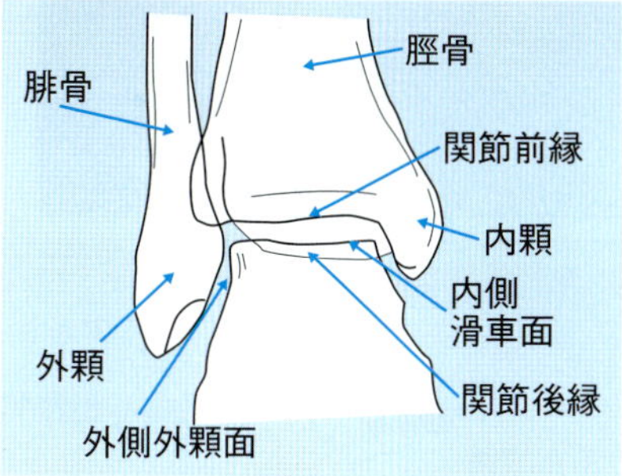

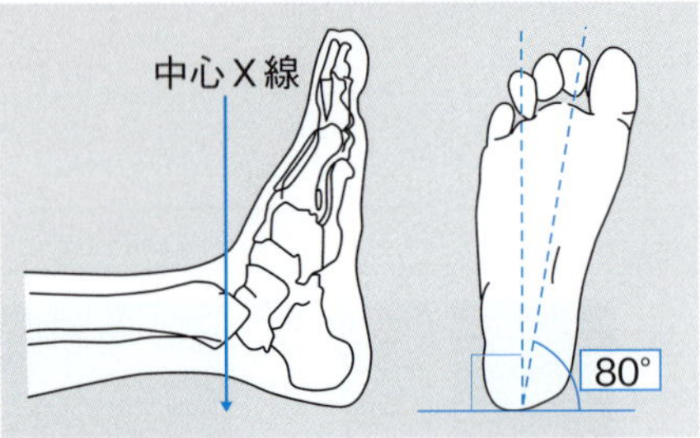

撮影体位

FFD＝100　①患者は座位．膝を伸展し足底をカセッテに垂直にする．②足の基準線（第2趾の中央と踵の中央を結んだ線）を10°内旋する．

中心X線

内顆，外顆を結ぶ線の中点に，カセッテに垂直に入射

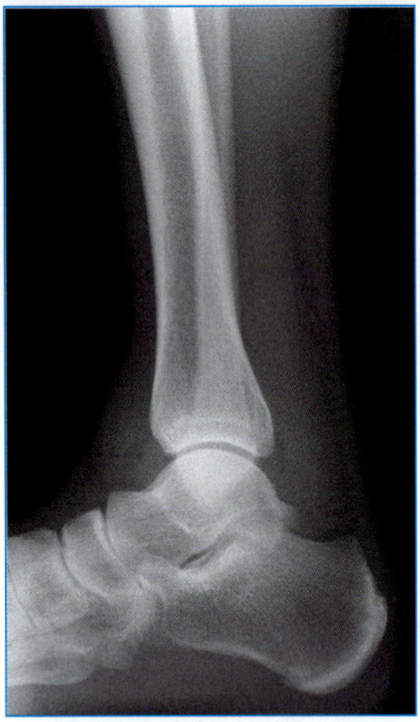

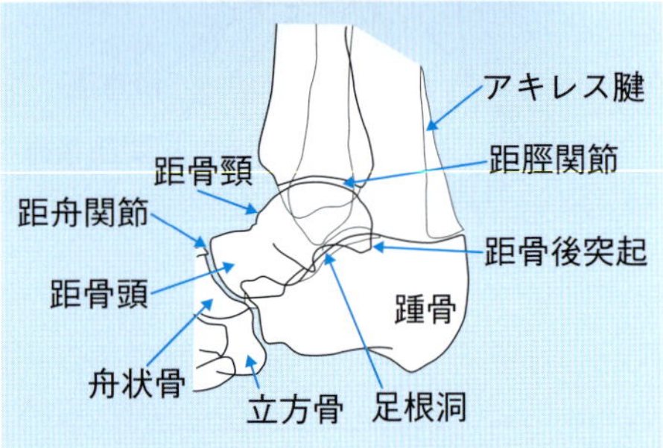

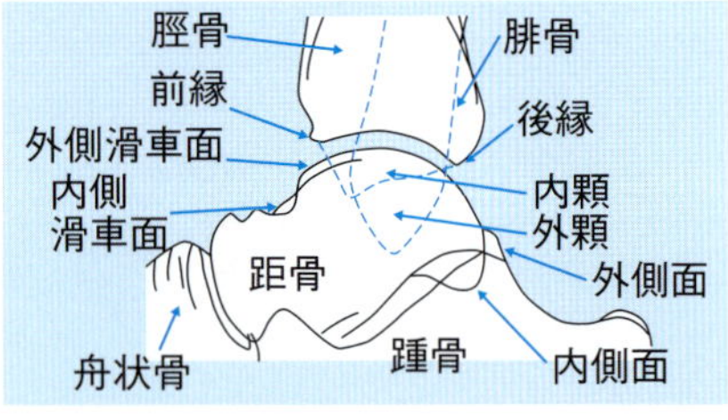

2　側面

目的　脛骨と腓骨の遠位端，足関節，距骨および踵骨の側面像の観察

描出部位　同上

画像のチェックポイント

□脛骨距骨関節腔が広く描出され，内顆と外顆は中心線が一致して重積している．

□距骨と踵骨の全体像と足根骨の一部が観察できる．

□距骨に重積した腓骨遠位端と軟部組織も観察でき，骨辺縁から骨梁まで鮮鋭に描出されるコントラストである．

読影時のチェックポイントとPitfall

□非骨折症例ではストレス撮影による不安定性の把握が必要となる．その際，透視下撮影を行えばfalse negativeが少なくなる．

□距骨骨折は稀だが，転位を伴わないと見逃しやすい．無腐性壊死や変形性関節症などの合併症が多いため見逃さないように．

□距骨下関節やショパール関節の配列など，骨折を伴わない脱臼などもあるので注意して観察する．

□アキレス腱陰影，踵骨付着部の確認

□関節液，関節包の前後線の確認

□骨の形状および位置の確認

□種子骨の位置の確認

□軟部組織の異常，石灰化の有無

□骨折，遊離骨片，脱臼の有無

撮影体位

FFD＝100　①患者は検側側臥位もしくは座位．外顆側をカセッテにつけ，足底を15°回外．②足の基準線を10～12°内旋させ，足関節は緊張させずに自然にさせる．

中心X線

内顆の中央に垂直に，カセッテに垂直に入射

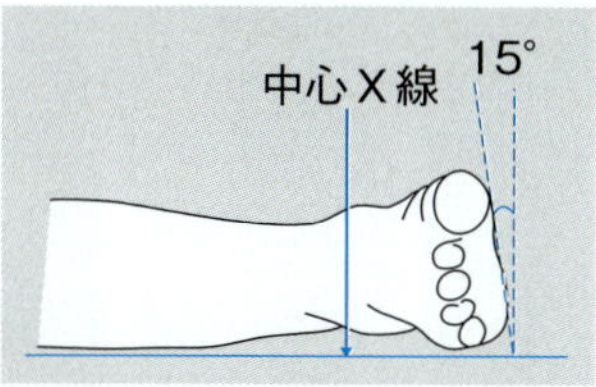

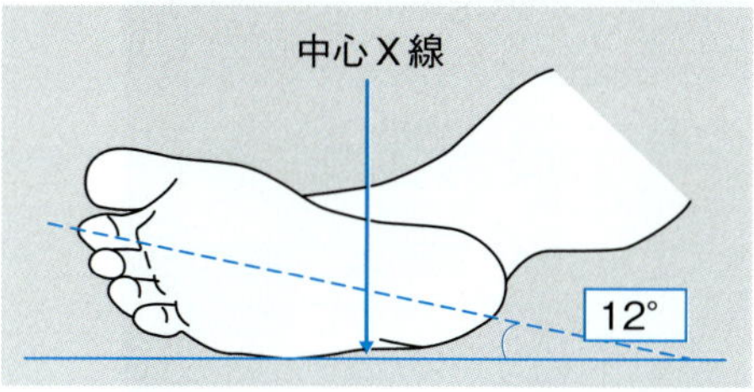

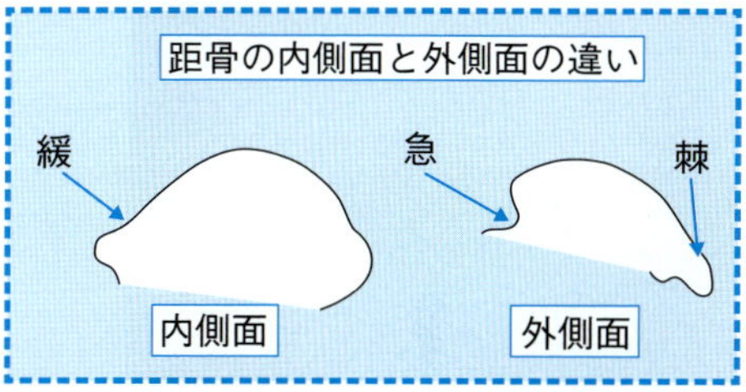

Ⅵ 骨盤・下肢領域

3 内旋斜位

目的 外側関節腔および脛距骨関節腔の観察

描出部位 同上

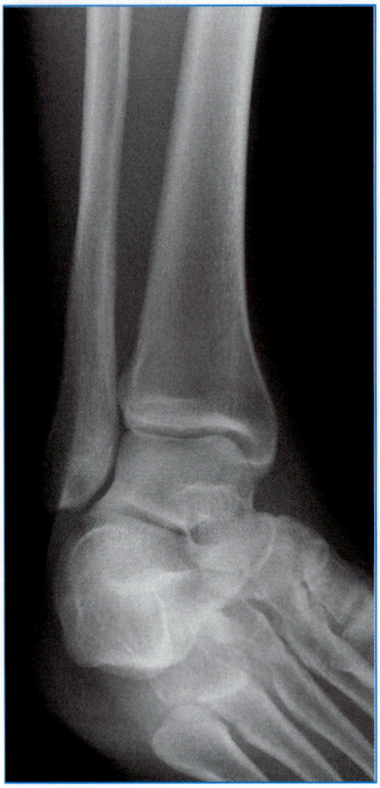

画像のチェックポイント

- □一般的に，内旋斜位は足軸を 35° の内旋位として撮影される．
- □腓骨遠位端と距骨のなす関節腔が重複せずに広く描出されている．
- □動きなどの不鋭がなく，軟部組織から骨辺縁まで明瞭に観察できるコントラストである．

撮影体位

FFD＝100 患者は背臥位もしくは座位．検側膝下および下腿遠位部にポジショニングブロックを置き，下肢の内旋に無理をさせないようにする．足軸を 35° の内旋位とする．

中心 X 線

脛骨と距骨との関節腔に，カセッテに対し垂直に入射

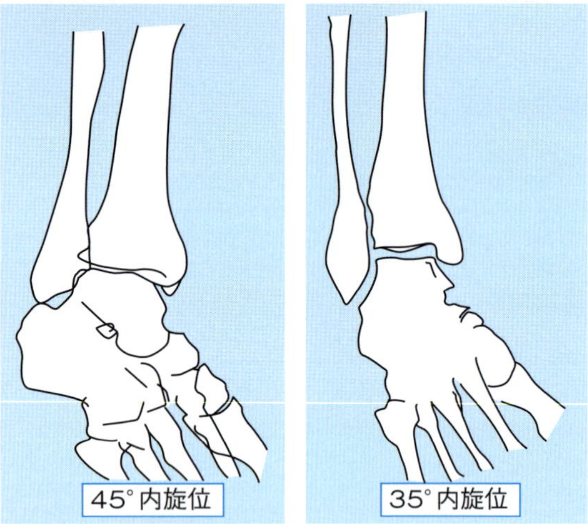

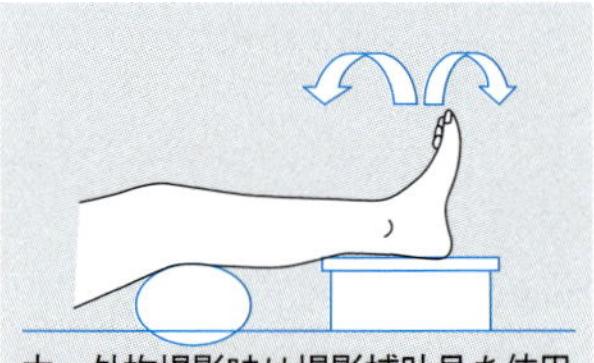

内・外旋撮影時は撮影補助具を使用

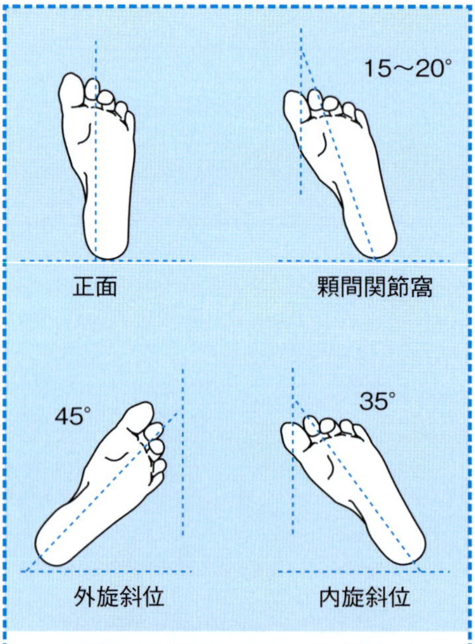

足関節斜位撮影の種類と顆間関節窩撮影時の X 線像

4　外旋斜位

目的　内側関節腔および腓骨遠位端の観察

描出部位　同上

画像のチェックポイント

- □脛骨遠位端と距骨が重複せずに描出され，内側関節窩が明瞭に観察される．
- □動きなどの不鋭がなく，軟部組織から骨辺縁まで明瞭に観察できるコントラストである．

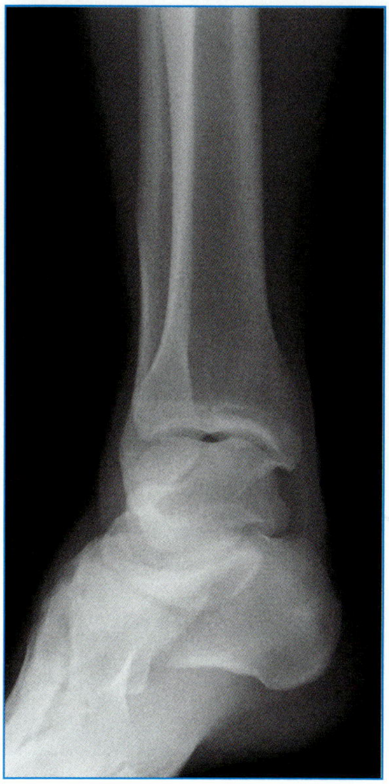

撮影体位

FFD＝100　患者は背臥位もしくは座位．検側膝下および下腿遠位部にポジショニングブロックを置き，下肢の外旋に無理をさせないようにする．足軸を45°の外旋位とする．

中心X線

脛骨と距骨との関節腔に，カセッテに対し垂直に入射

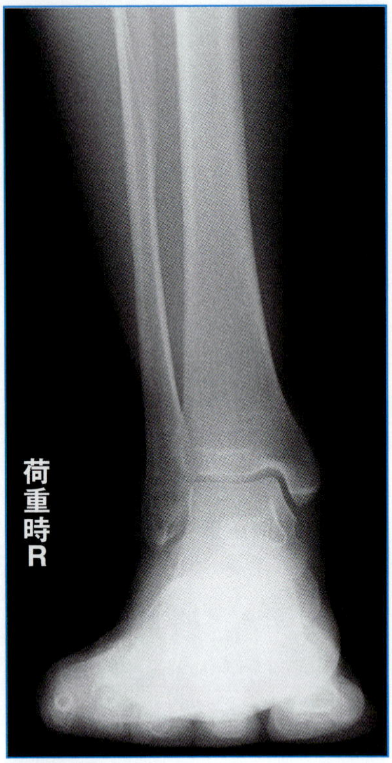

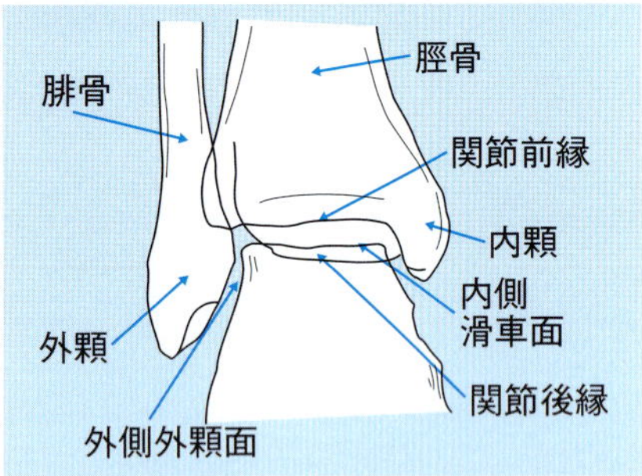

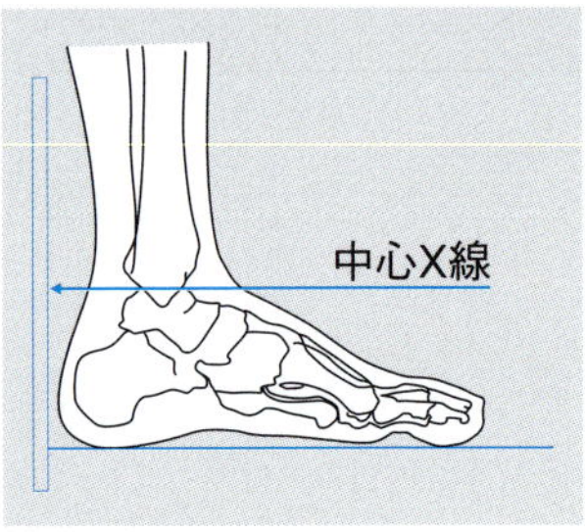

5　荷重時正面

目的　立位荷重時における足関節（距腿関節・距舟関節等）の観察

描出部位　同上

画像のチェックポイント

- □脛骨と距骨のなす関節腔が荷重のかかった状態で観察される．
- □脛骨側関節面の前縁と後縁が判別できる．
- □腓骨遠位端が過露光にならず，関節腔が明瞭に観察されるコントラストである．

撮影体位

FFD＝100　患者はスチロール等の撮影補助具上に立位とする．足関節の中点と足部第4趾を結ぶ線がカセッテに対し垂直とする．

中心X線

足関節の中点と足部第4趾を結ぶ線に平行で，距腿関節部に対しカセッテに垂直に入射

6 荷重時側面

目的 立位荷重時における足関節（距腿関節・距舟関節等）の観察

描出部位 同上

画像のチェックポイント

- □脛骨と距骨のなす関節腔が荷重のかかった状態で描出される．
- □脛骨距骨関節腔が広く描出され，内顆と外顆は中心線が一致して重積している．
- □距骨と踵骨の全体像と足根骨の一部が観察できる．
- □距骨に重積した腓骨遠位端と軟部組織も観察でき，骨辺縁から骨梁まで鮮鋭に描出されるコントラストである．

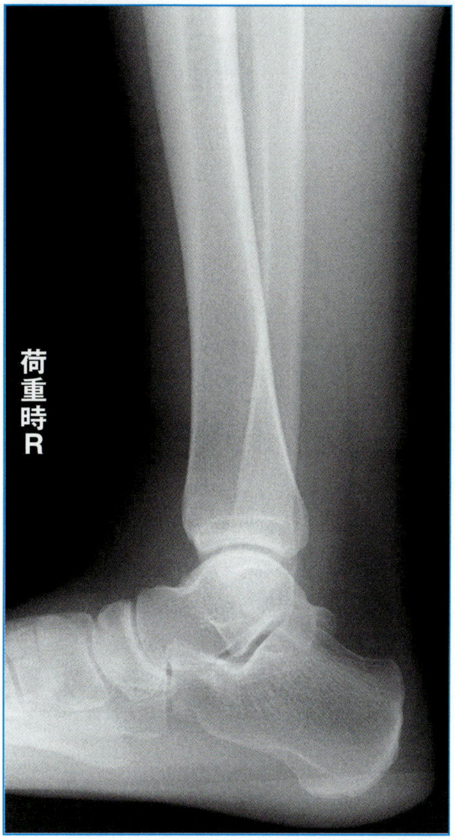

撮影体位

FFD＝100　患者はスチロール等の撮影補助具上に立位とする．足関節の中点と足部第4趾を結ぶ線がカセッテに対し平行とする．

中心X線

足関節の中点と足部第4趾を結ぶ面に垂直で，内顆部に対し，カセッテに垂直に入射

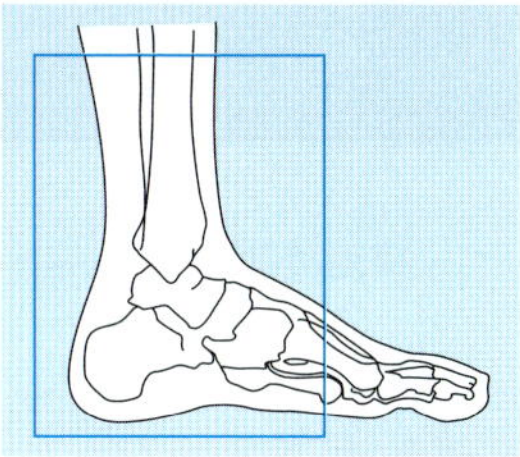

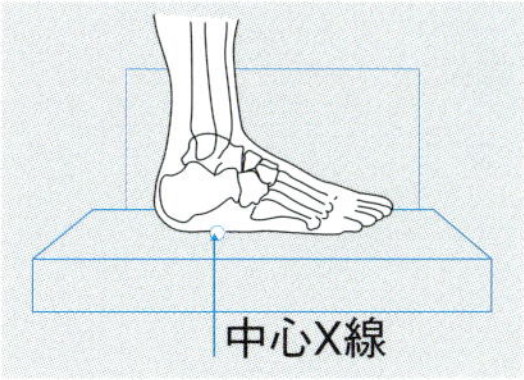

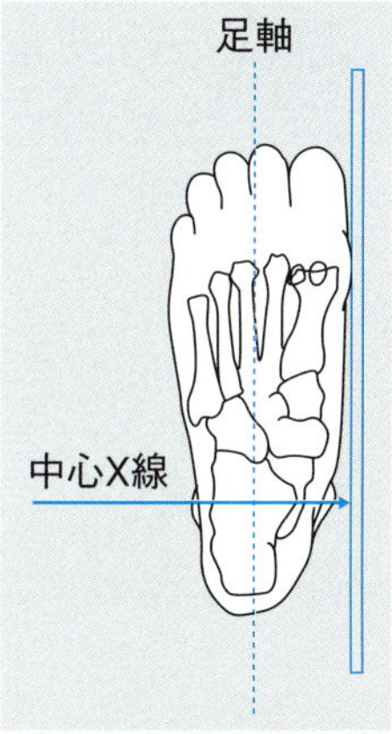

14 踵骨

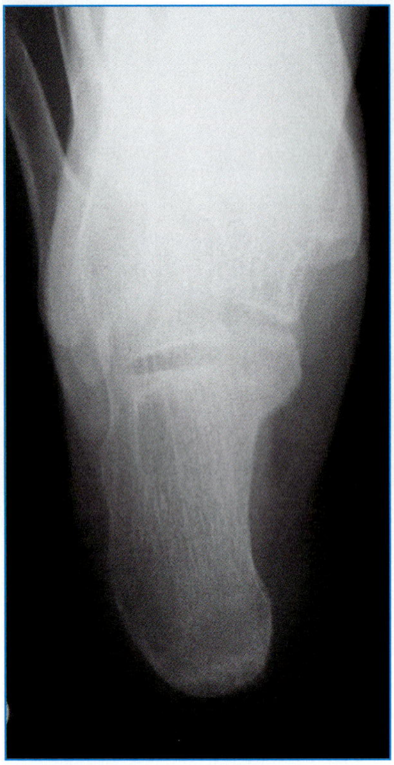

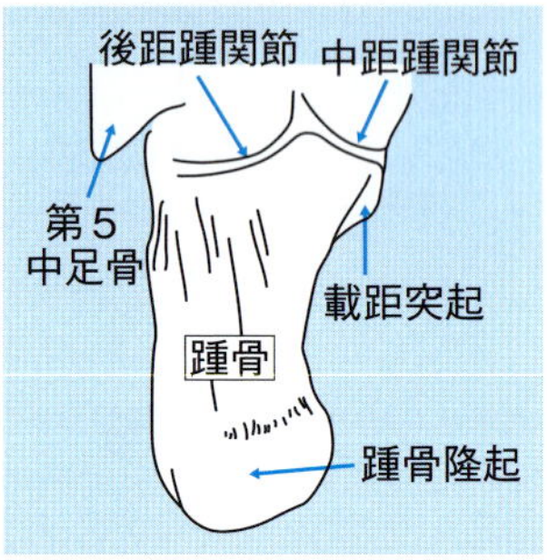

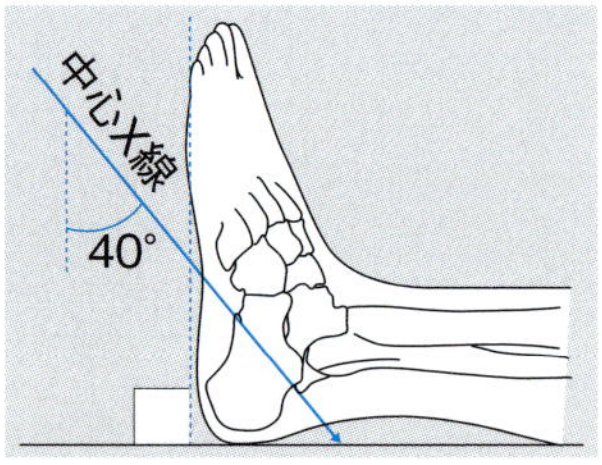

1 正面（軸位）

目的 踵骨正面像の観察

描出部位 同上

画像のチェックポイント

- □踵骨隆起から外側に後距踵関節，内側に中距踵関節が観察でき，その後方に載距突起が描出されている．
- □後・中距踵関節面が適正な濃度で描出され，かつ踵骨突起が過露光にならない．
- □動きによる不鋭がなく，骨梁が明瞭に観察できるコントラストである．

読影時のチェックポイントと Pitfall

- □踵骨横径・骨稜の連続性などに注意する．
- □転落などの外傷では，側面と Anthonsen 像の3方向が必須
- □引っ張り応力による裂離骨折の診断には CT が有用
- □骨の形状，踵骨軸角度（約 15°）の確認
- □軟部組織の異常，石灰化の確認

撮影体位

FFD＝100 ①足底を垂直に立て，足の基準線（第 2 趾の中央と踵の中央を結んだ線）をカセッテに垂直にする．②抑制帯等を用いて足底を背屈させる．

中心Ｘ線

内踝端の高さで足底中央，後距踵関節に対して足方から 40° でカセッテに斜入

2 側面

目的　踵骨，距骨および距踵関節の観察

描出部位　同上

画像のチェックポイント

- □後距踵関節間隙が観察される．
- □踵骨突起が過露光にならない．
- □動きによる不鋭がなく，骨梁が明瞭に観察できるコントラストである．
- □踵骨隆起の上端と踵骨の上方頂点を結ぶ線，およびこの点と前距骨関節面の先端を結ぶ線でなす角（Böhler 角）は通常 20〜30° だが，骨折があるとこの角度が減少する．

読影時のチェックポイントと Pitfall

- □Böhler 角の計測，骨折型の判定に役立つ．
- □引っ張り応力による裂離骨折の診断には CT が有用
- □骨の形状，角度（踵骨隆起角 30〜40°）の確認
- □距骨や立方骨との位置関係の確認
- □関節裂隙の幅の確認
- □種子骨の位置の確認
- □軟部組織の異常，石灰化の確認
- □踵骨軟部陰影（heal pad＝約 25 mm 以下）の確認

撮影体位

FFD＝100　①患者を検側側臥位とし，足底をカセッテに垂直にする．②足の基準線をカセッテに平行にする．

中心 X 線

足関節内顆下端 1.5 cm 下方（距踵関節の位置）に対し，カセッテに垂直に入射．

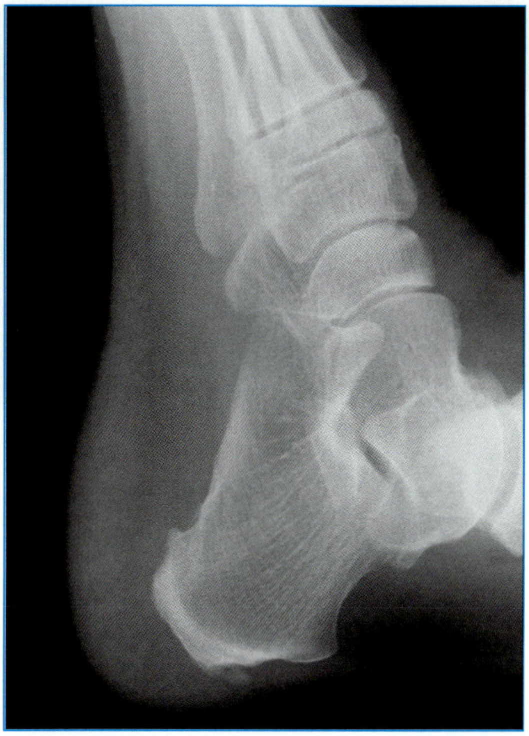

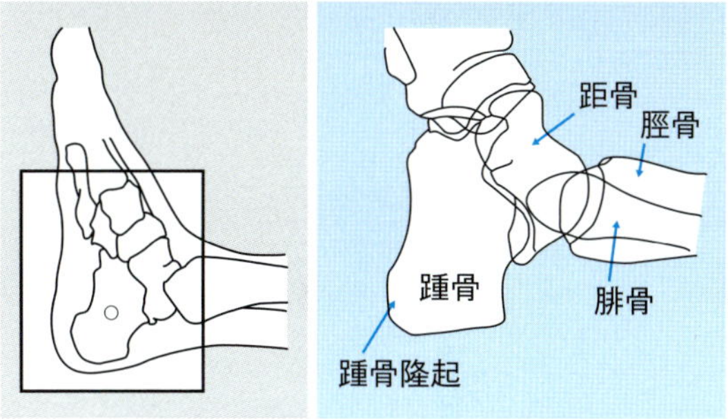

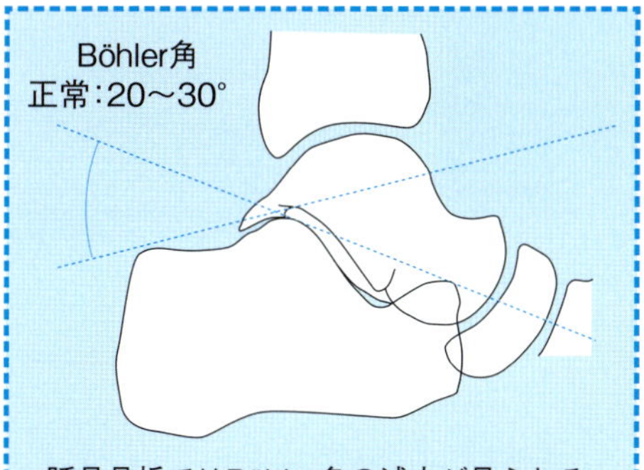

踵骨骨折ではBöhler角の減少が見られる．

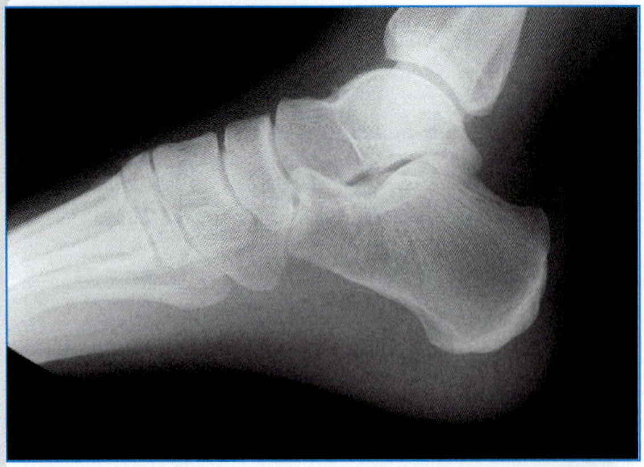

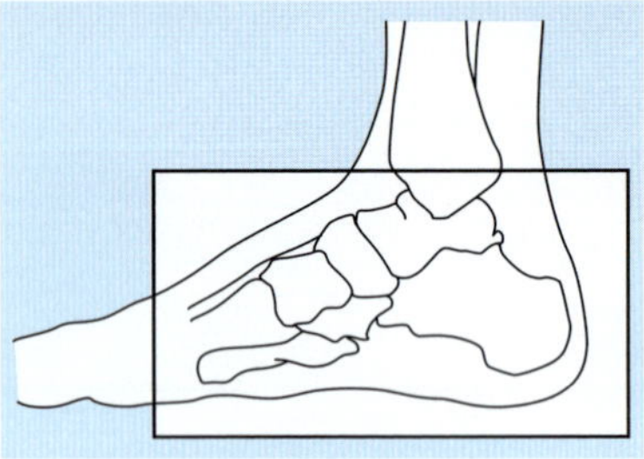

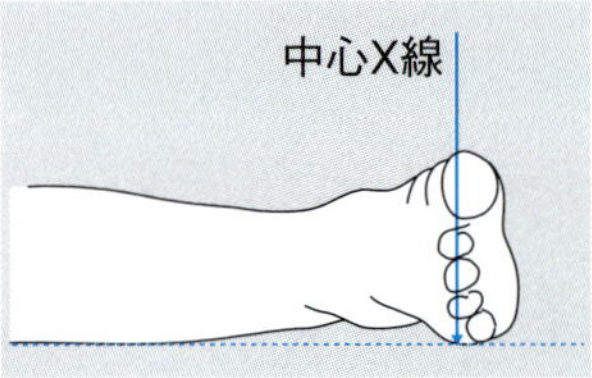

3 Heal Pad

目的 踵骨足底部の軟部組織の観察

描出部位 同上

画像のチェックポイント

- □踵骨足底部の軟部組織が観察できるよう，軟部組織撮影する.
- □皮膚面の撮影であるため過露光にならず，軟部組織が明瞭に観察されるコントラストである.

撮影体位

FFD＝100 ①患者を検側側臥位とし，足底をカセッテに垂直にする. ②足の基準線をカセッテに平行にする.

中心X線

足関節内顆下端 1.5 cm 下方（距踵関節の位置）に対し，カセッテに垂直に入射

15 距踵関節

1 Anthonsen Ⅰ法（内側部）

目的 距踵関節前面部（内側部）の観察

描出部位 同上

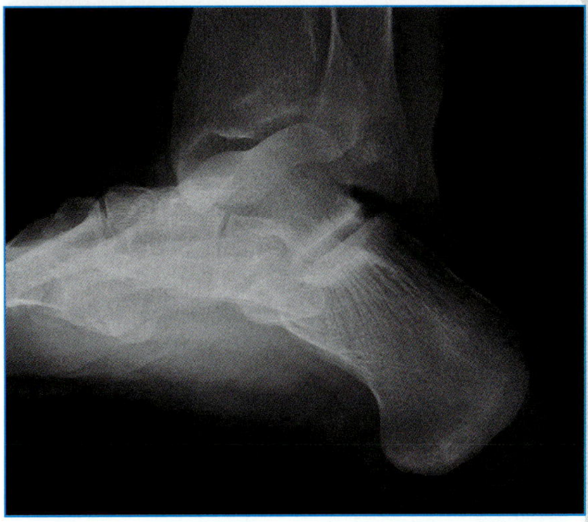

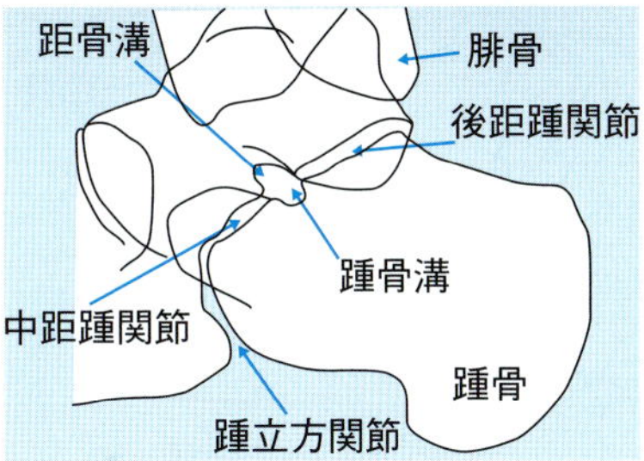

画像のチェックポイント

- □後距踵関節の前面と中距踵関節が描出され，距骨溝と踵骨溝が円状に観察される.
- □踵骨前縁に踵立方関節が描出されている.
- □踵骨遠位端が過露光にならず，関節面は明瞭に観察できるコントラストである.

読影時のチェックポイントと Pitfall

- □距踵関節面の適合性に注意して観察する.
- □距踵関節面は複合面であるため，所見から疑わしい面に適応した撮影法を選択する.
- □骨の形状，位置，関節裂隙の幅の確認
- □関節遊離体の有無
- □骨折，脱臼の有無
- □軟部組織の異常，石灰化の有無

撮影体位

FFD＝100　患者は検側を下とした側臥位とする．下肢を130°外旋させ，踵を浮かせて矢状面をカセッテに対し40°とする．足底はカセッテに対し垂直とする.

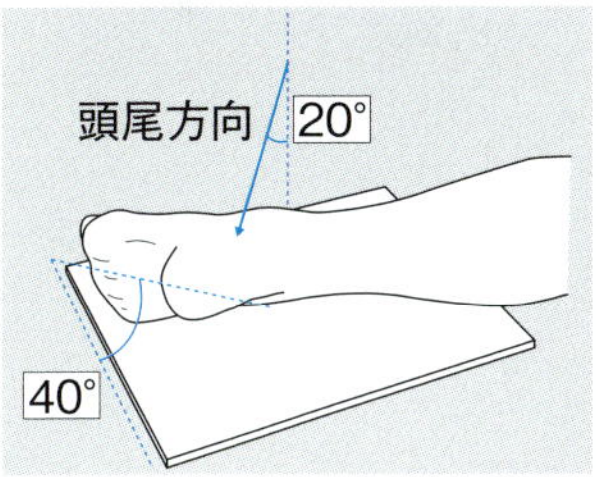

中心X線

内顆から1横指遠位点に，カセッテに対し20°で斜入する.

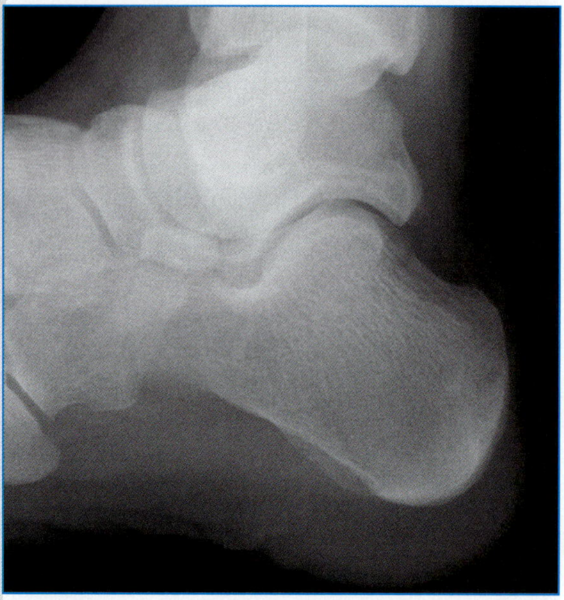

2 Anthonsen Ⅱ法（外側部）

目的 距踵関節後面部（外側部）の観察

描出部位 同上

画像のチェックポイント

□後距踵関節の後縁部から中部にかけての関節腔が描出されている.

□踵骨遠位端が過露光にならず，関節面は明瞭に観察できるコントラストである.

読影時のチェックポイントと Pitfall

□距踵関節面は複合面であるため，所見から疑わしい面に適応した撮影法を選択する.

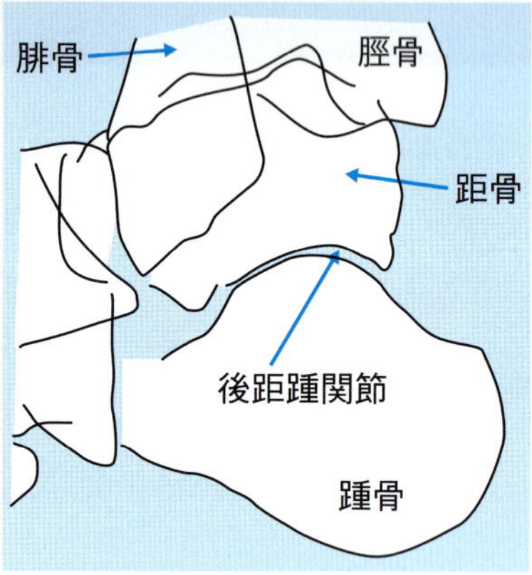

撮影体位

FFD＝100 患者は背臥位もしくは座位．踵をカセッテにつけ，下肢を外旋させて矢状面をカセッテに対し 45° とする．足底はカセッテに対し垂直とする.

中心Ｘ線

検側内顆に，足側から足頭方向に 15° でカセッテに対し斜入する.

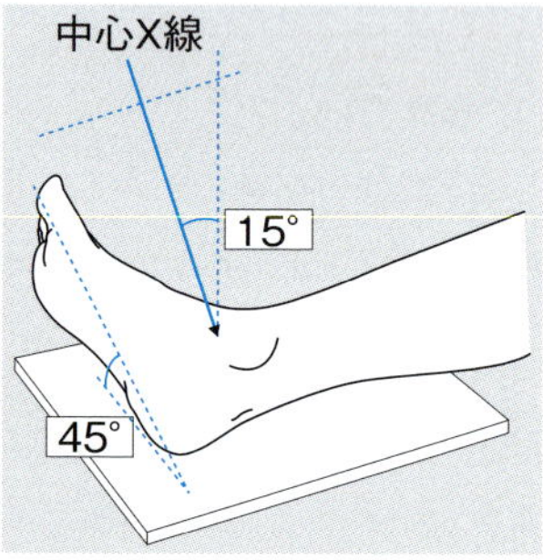

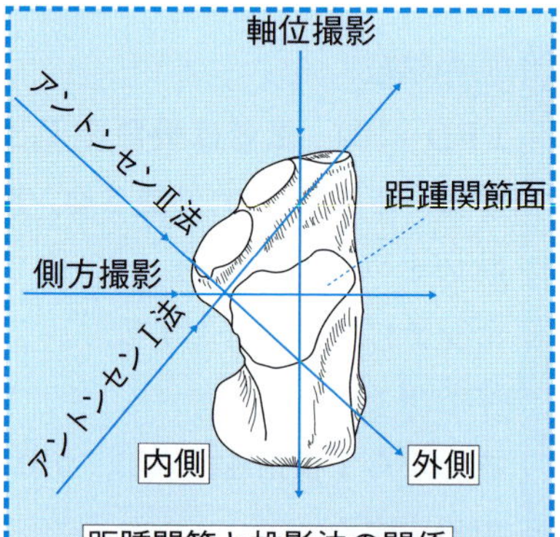

距踵関節と投影法の関係
（右踵骨 頭側より俯瞰）

3　Broden Ⅰ法(内側)

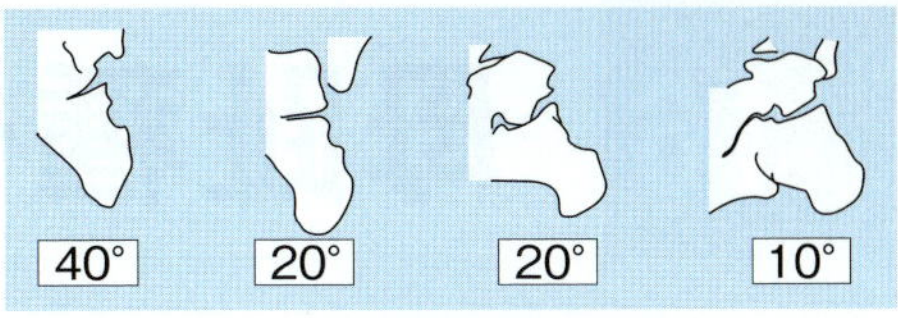

目的　距踵関節面の観察

描出部位　同上

撮影体位

FFD＝100　患者は座位もしくは背臥位．検側下肢の矢状面を45°内旋し，足底はカセッテに対し垂直とする．

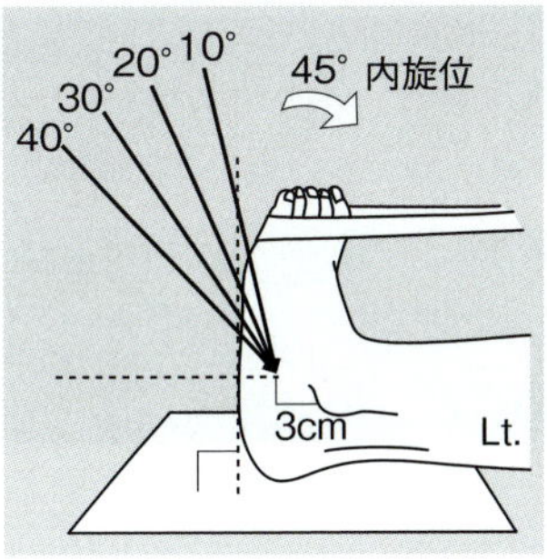

中心X線

外顆中央から2〜3 cm遠位で，かつ2〜3 cm前方の点に対し，10°から40°の範囲で矢状面上で足頭方向にカセッテに斜入する．

4　Broden Ⅱ法(外側)

目的　距踵関節面の観察

描出部位　同上

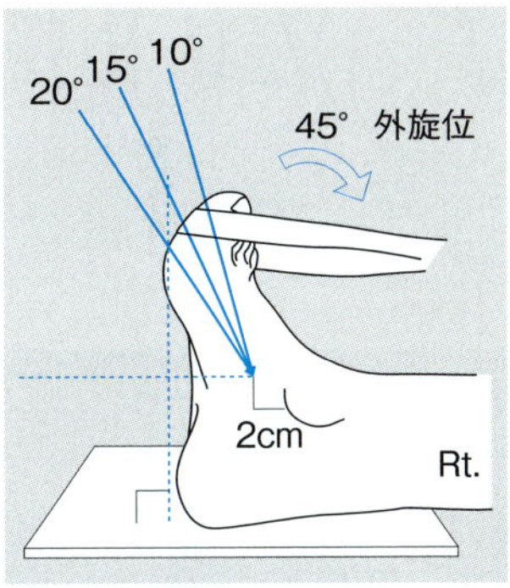

画像のチェックポイント

Ⅰ法

- □10°から40°の範囲で撮影すると，後距踵関節の前面と中距踵関節が描出され，距骨溝と踵骨溝が円状に観察される．
- □足根洞症候群における足根洞付近の骨形成等の変化を観察している．
- □足根洞から後距踵関節面までが過露光にならず，明瞭に観察されるコントラストである．

Ⅱ法

- □後距踵関節後面が描出され，距骨と踵骨関節面の関係が描出される．
- □同部位が過露光にならず，明瞭に観察されるコントラストである．

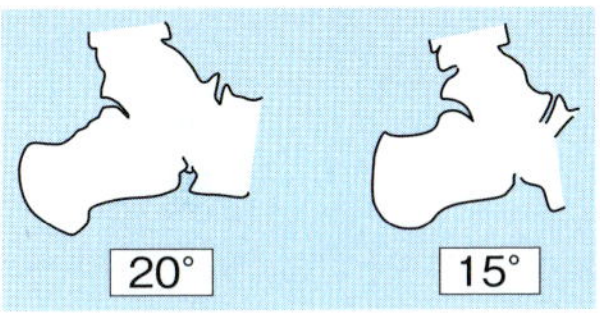

撮影体位

FFD＝100　患者は座位もしくは背臥位．検側下肢の矢状面を45°外旋し，足底はカセッテに対し垂直とする．

中心X線

内顆中央から2 cm遠位でかつ約2 cm前方の点に対し約15°を中央として数度ずつ変え，矢状面上で足頭方向にカセッテに斜入する．

Ⅵ 骨盤・下肢領域

16 母趾種子骨

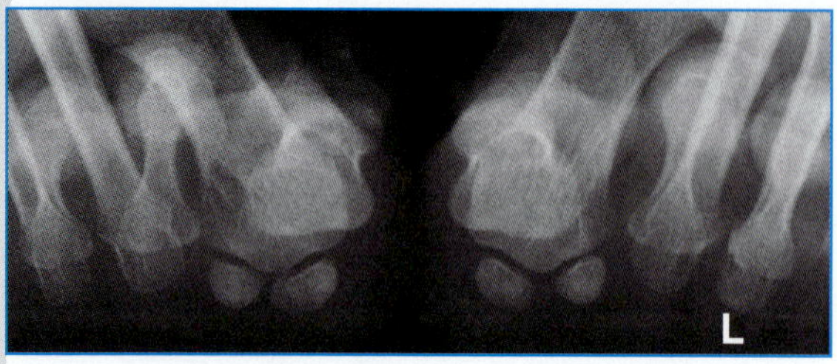

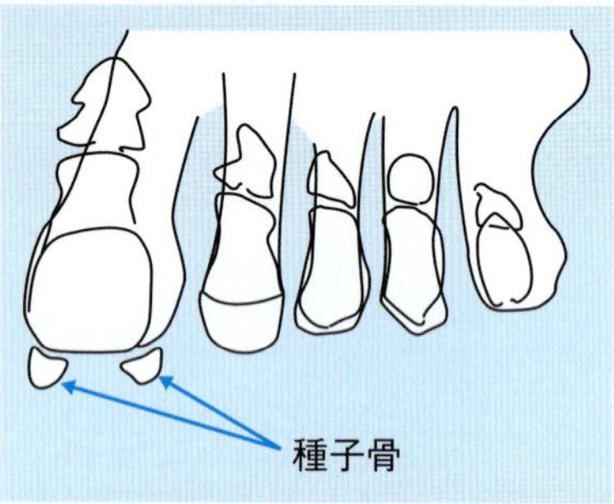

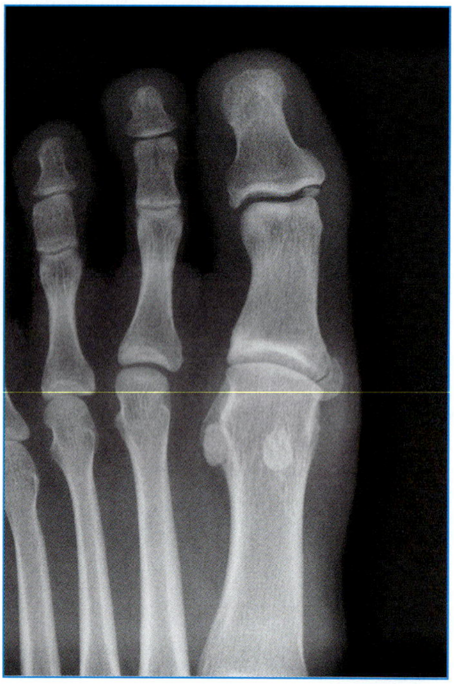

応用：立位荷重時正面とする撮影もある

1 正面（軸位像）

目的　第1足趾底部の種子骨の観察

描出部位　同上

画像のチェックポイント

- □第1中足骨足底の種子骨が2個，軸位で観察される．
- □過露光にならず，明瞭に観察できるコントラストである．

撮影体位

FFD＝100　患者は座位．検側下肢を伸展し，足底を垂直にする．足趾をできるだけ反らせる．

中心X線

第1中足骨の種子骨内側に，カセッテに対し垂直に入射

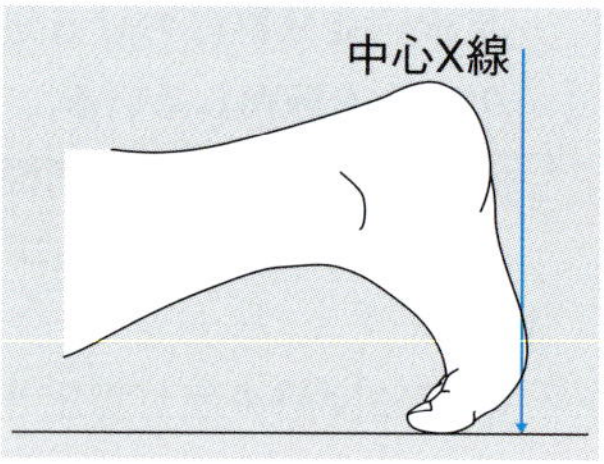

2 側面

目的　第1足趾底部の種子骨の観察

描出部位　同上

画像のチェックポイント

□第1中足骨足底の種子骨が側面に近い斜位像として観察される．

□過露光にならず，明瞭に観察できるコントラストである．

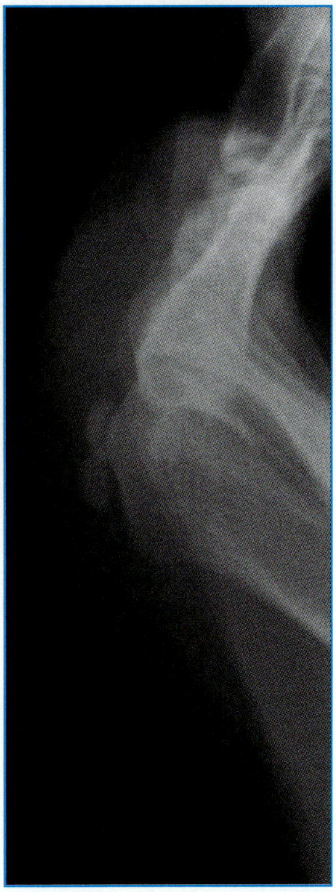

撮影体位

FFD＝100　患者は座位．足関節内顆側を下に，カセッテに対し足底を垂直として足趾をできるだけ反らせる．

中心X線

第1中足骨の種子骨内側に，カセッテに対し足底面に平行で踵側から30°で斜入する．

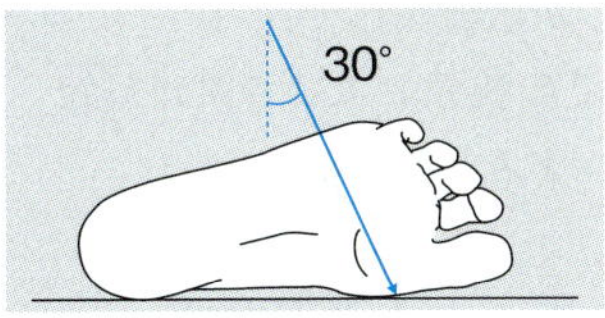

外反母趾による第1趾種子骨の偏位

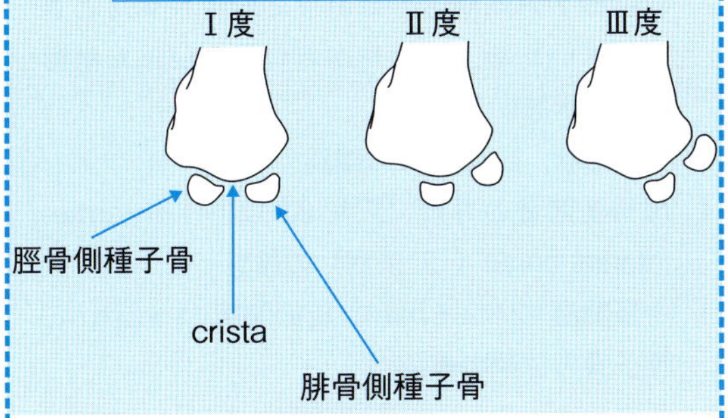

外反母趾は種子骨が外側に脱臼する傾向がある．変形が強いと，第1中足骨頭下面（crista）が平坦化することもある．この変位を3度に分け，手術適応の選択・術後評価に用いられている．

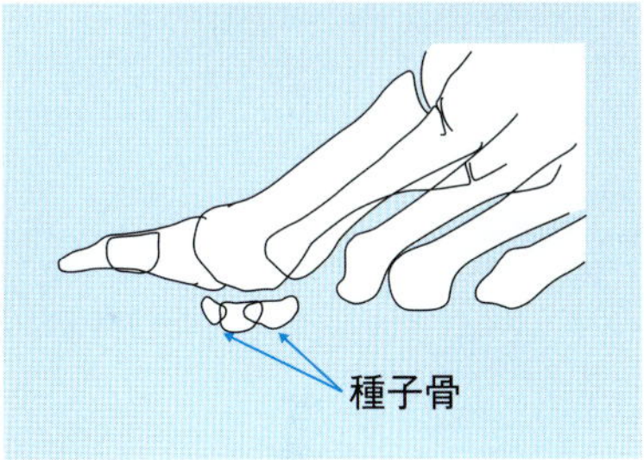

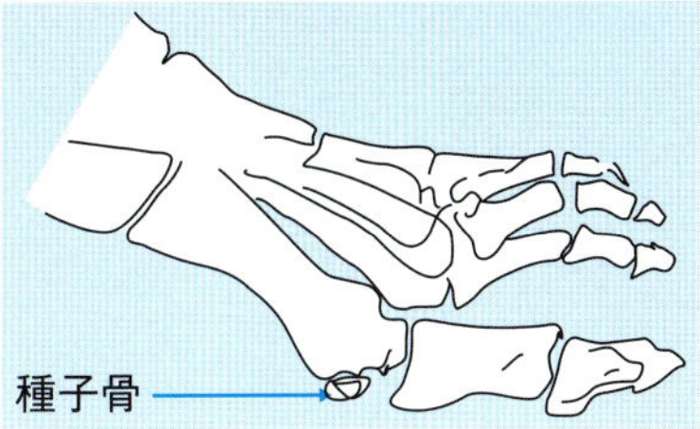

Ⅵ 骨盤・下肢領域

17 足

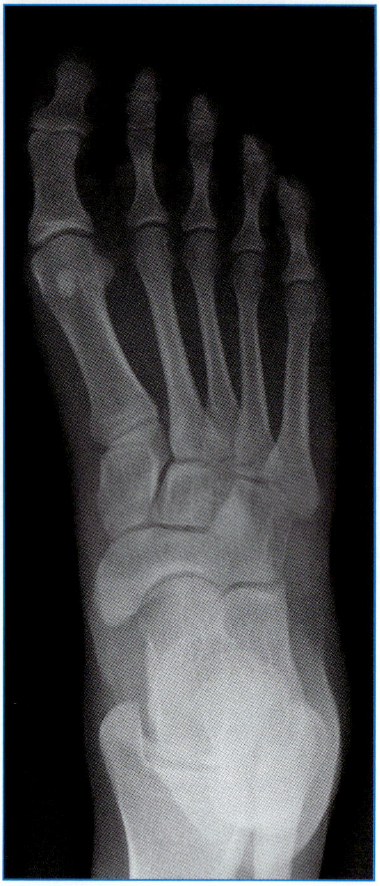

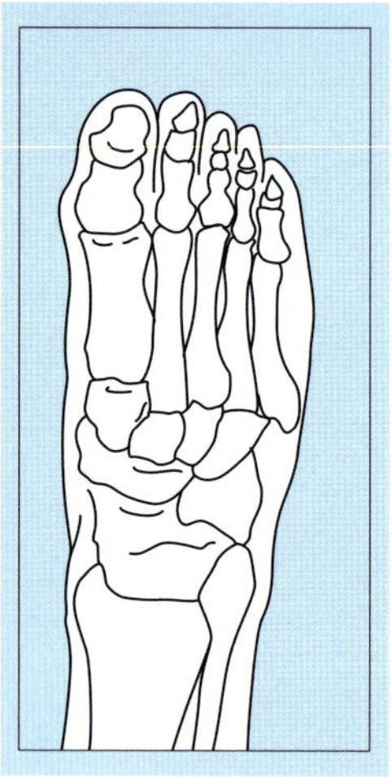

1 正面

目的 趾節，中足骨，楔状骨，立方骨および舟状骨の観察

描出部位 同上

画像のチェックポイント

- □すべての趾節，中足骨，3 個の楔状骨および立方骨が描出されている．
- □捻れがなければ第 2～5 中足骨像が等しい間隔で並ぶ．また第 1～2 中足骨底は分離して描出される．
- □第 1 中足骨頭に種子骨が存在すれば，中足骨と重積して描出される．
- □中足趾節間関節は広く描出されるものの，趾節間関節腔は一部しか描出されない．
- □趾節から足根骨までの輪郭および骨梁が鮮鋭に描出されるコントラストである．

読影時のチェックポイントと Pitfall

- □リスフラン関節脱臼などを疑う場合，正面と斜位の 2 方向撮影では軽度の転位が見落とされやすいため，側面や逆斜位像といった撮影法も選択肢に入る．
- □骨の形状，位置，数の確認
- □母指基節骨の外反（正常 20° 以下），intermetatarsal angle（12° 未満）の確認
- □中足関節（2～2.5 mm），趾節関節（1～2 mm），種子骨の位置の確認
- □骨硬化やエロージョンの有無
- □軟部組織の異常，石灰化の有無
- □骨折，遊離骨片，脱臼の有無

撮影体位

FFD＝100　患者は座位．足関節を軽く伸展し足底をカセッテにつける．

中心 X 線

第 2 楔状骨遠位端（Lisfranc 関節）に対し，カセッテに足方 15° から斜入

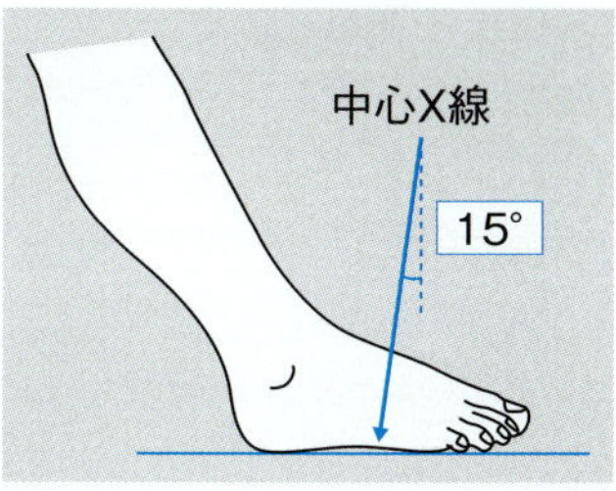

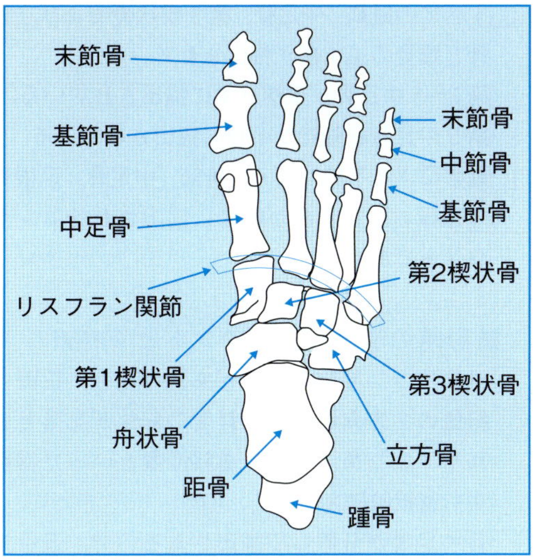

●ショパール関節（横足根間関節）：
距踵舟関節と踵立方関節によって形成される関節
後足部に対する前足部の回外内転・回内外転・底屈内転・背屈外転運動が行われる．
●リスフラン関節（足根中足関節）：
足根骨と中足骨基底部とで形成される関節

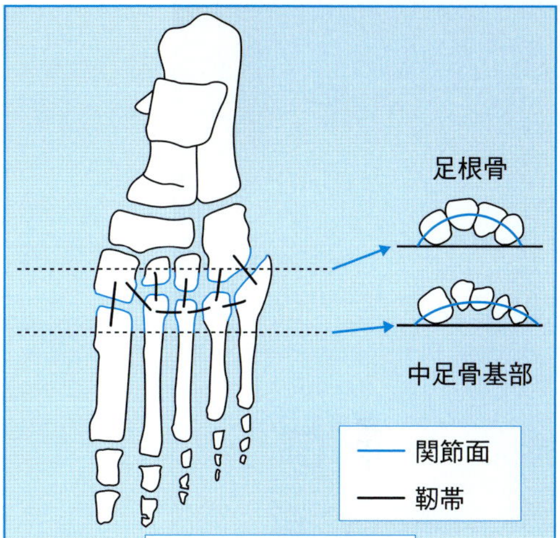

リスフラン関節の構成

リスフラン関節は足根骨と中足骨基部に横アーチを形成しているため，1 枚の X 線画像ではすべての関節面は確認できない．

図に示すとおり，第 1 中足骨と第 2 中足骨基部の間に靭帯がないため，第 1 中足骨は他の中足骨とは異なる方向に脱臼する場合がある．

Ⅵ 骨盤・下肢領域

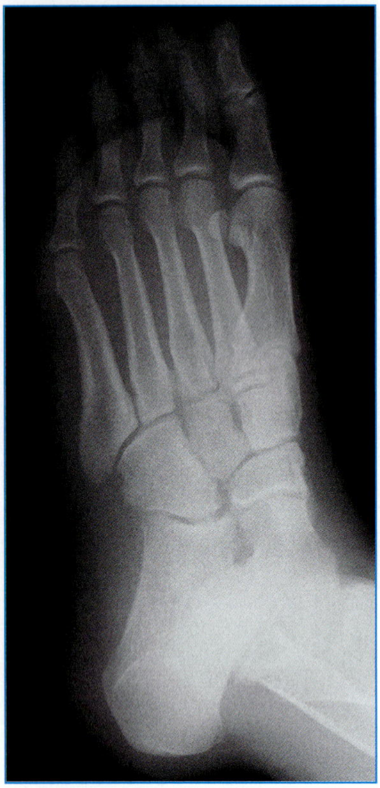

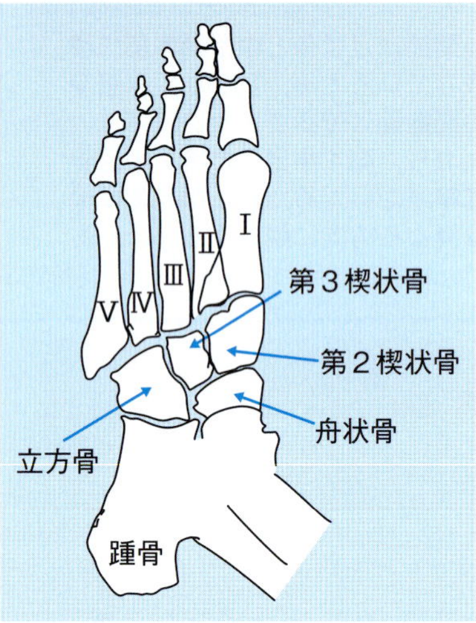

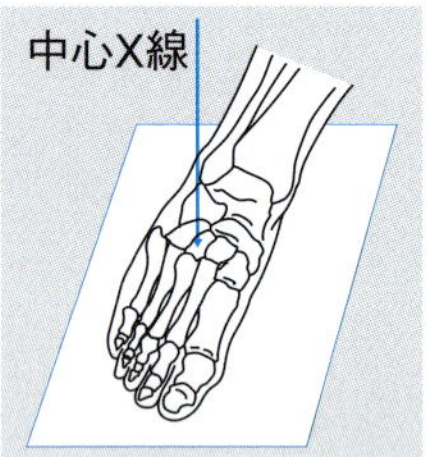

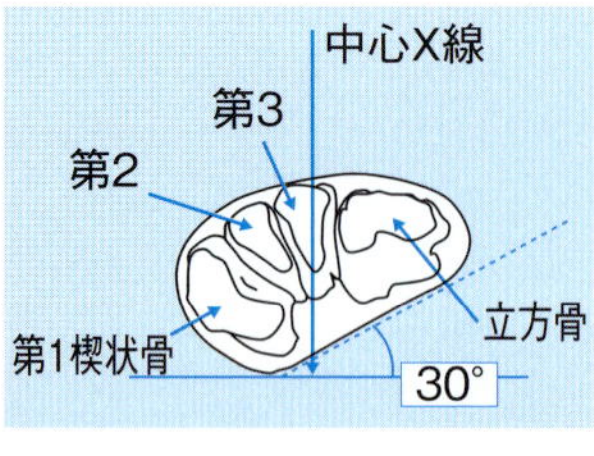

2　斜位

目的　趾節，中足骨，立方骨，第３楔状骨，舟状骨と踵骨遠位部およびそれらの関節腔の観察

描出部位　同上

画像のチェックポイント

- □すべての趾節，中足骨，第３楔状骨および立方骨と踵骨の遠位部が描出されている．
- □第３〜5中足骨が重複せずに描出されている．
- □第５中足骨底隆起が明瞭に描出されている．
- □動きによる不鋭がなく，趾節，中足骨，足根骨の辺縁および骨梁が鮮鋭に描出されるコントラストである．

読影時のチェックポイントと Pitfall

- □リスフラン関節脱臼などを疑う場合，正面と斜位の２方向撮影では軽度の転位が見落とされやすいため，側面や逆斜位像といった撮影法も選択肢に入る．
- □各中足骨が分離して描出されるので，近位端の関節面不整合などにも注意して観察する．
- □第１・２中足骨骨折は，足背動脈が貫通しているので注意が必要
- □第５中足骨基部剥離骨折は「下駄履き骨折」として有名
- □骨の形状，位置，数の確認
- □観察裂隙の幅の確認
- □種子骨の位置の確認
- □骨硬化やエロージョンの有無
- □軟部組織の異常，石灰化の有無
- □骨折，遊離骨片，脱臼の有無

撮影体位

FFD＝100　患者は座位．足関節を軽く伸展しカセッテに足底をつけ，30°の回内位とする．

中心Ｘ線

第２楔状骨遠位端（Lisfranc 関節）に対し，カセッテに垂直に入射

3 側面

目的 足根骨，足関節，距骨下関節，中足骨および趾節の観察

描出部位 同上

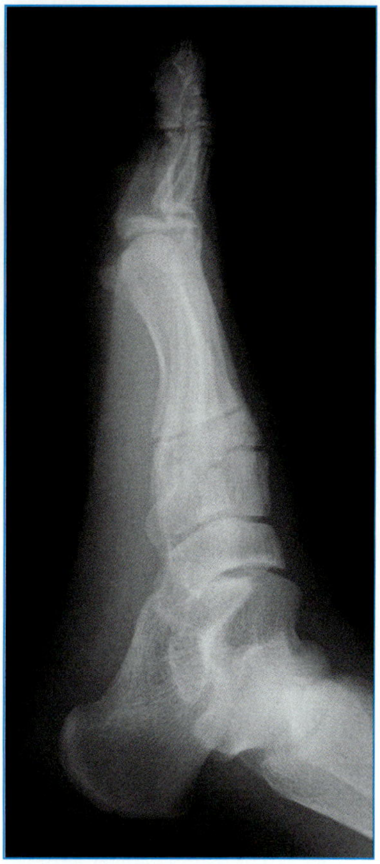

画像のチェックポイント

- □すべての趾節は，重積して描出される．
- □足底弓が描出され，距骨と踵骨・中足骨の関係が観察される．

読影時のチェックポイントと Pitfall

- □骨の形状，位置，数の確認
- □足弓の角度，踵骨隆起角（ベーラー角 30〜40°），踵骨軸/足内側の長軸（約 144°），踵骨下縁接線/接面（20〜30°）
- □種子骨の位置の確認
- □骨硬化やエロージョンの有無
- □軟部組織の異常，石灰化の有無
- □骨折，遊離骨片，脱臼の有無

撮影体位

FFD＝100　患者は検側側臥位．足関節は緊張させず，足底にポジショニングブロックを当てて垂直にする．

中心 X 線

第 1 楔状骨に対し，カセッテに垂直に入射

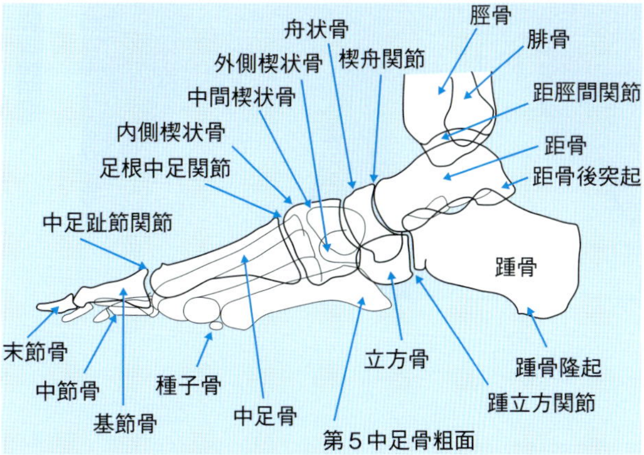

18 足部荷重時

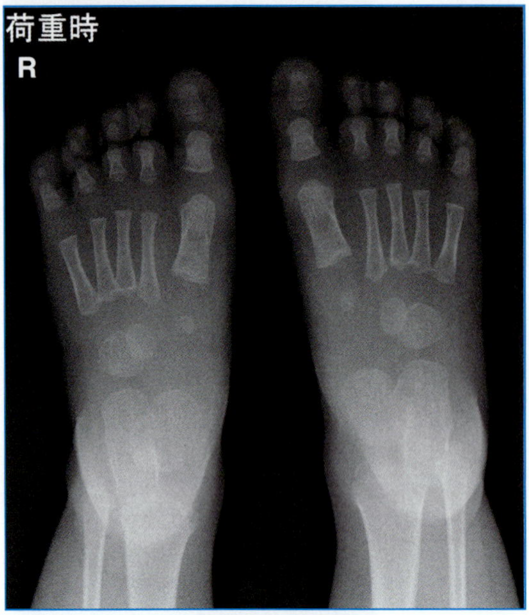

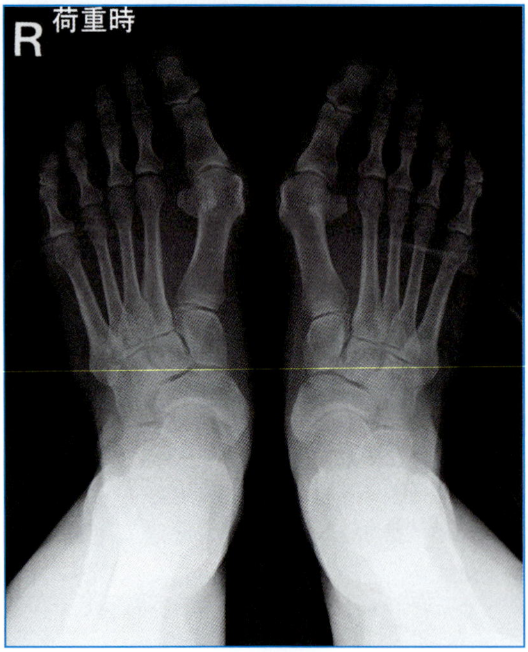

1 荷重時正面

目的 立位の荷重時における趾節，中足骨および足根骨の位置関係の観察

描出部位 同上

画像のチェックポイント

□この際，足底を無理に押しつけようとせず，下腿が左右対称となり側方に偏らないように保つ．

□距骨長軸と踵骨長軸のなす角度を計測する撮影であるため，同部位が十分に観察できるコントラストであること．

□立位可能な小児の場合，足趾がハレーションで見えにくくならないように留意すること．

読影時のチェックポイントと Pitfall

□正常であれば，距骨長軸が第 1 中足骨のわずか内側を通るかほぼ一致する．

撮影体位

FFD＝100 患者は立位．両足をそろえ，カセッテ上に立たせる．下腿長軸をカセッテに対し 60° とし，両足に均等に体重をかけさせる．

中心 X 線

第 2 楔状骨遠位端（Lisfranc 関節）に対し，カセッテに足方 30° から斜入

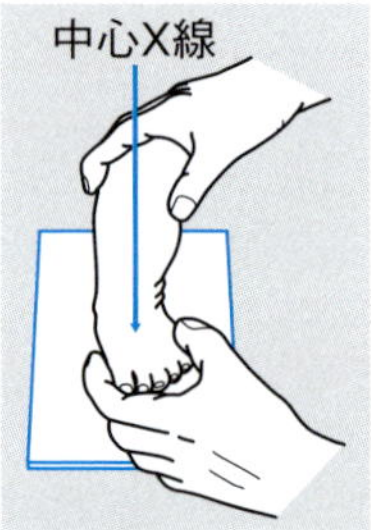

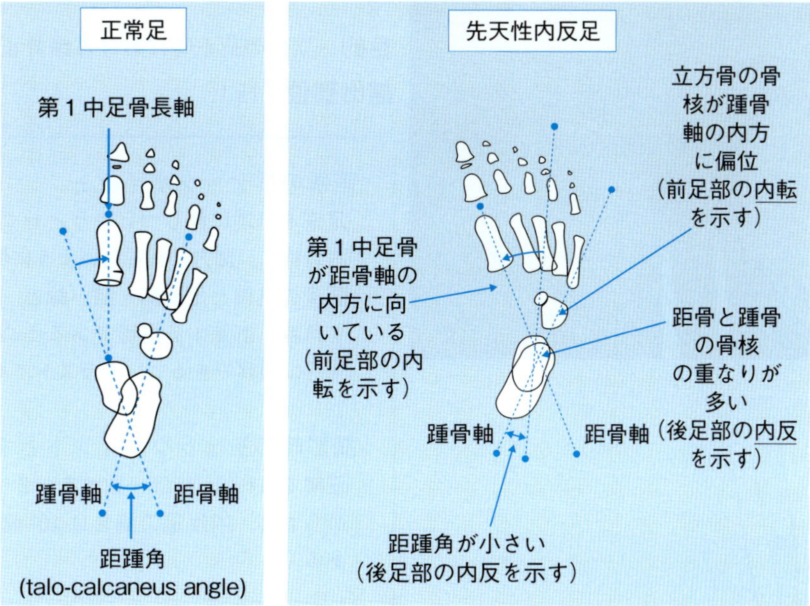

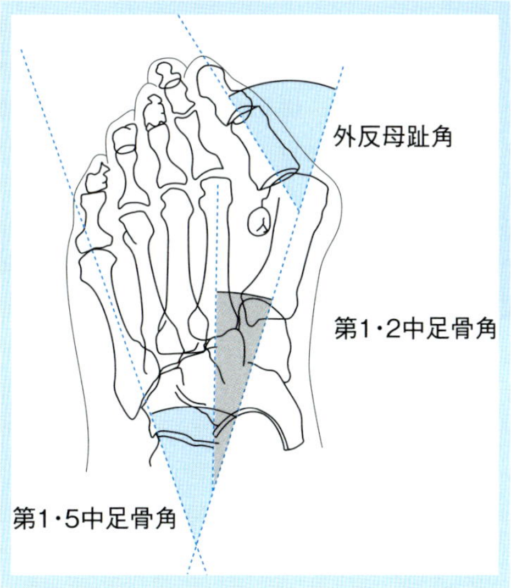

- 外反母趾角

荷重時正面像で第１中足骨長軸と第１趾基節骨長軸のなす角．正常：15～20°

- 第1・2中足骨角

第１中足骨長軸と第２中足骨長軸のなす角．中足骨内転の評価に有用．正常：8～9°

- 第1・5中足骨角

第１中足骨長軸と第５中足骨長軸のなす角．開張足の評価に有用．正常：24～30°

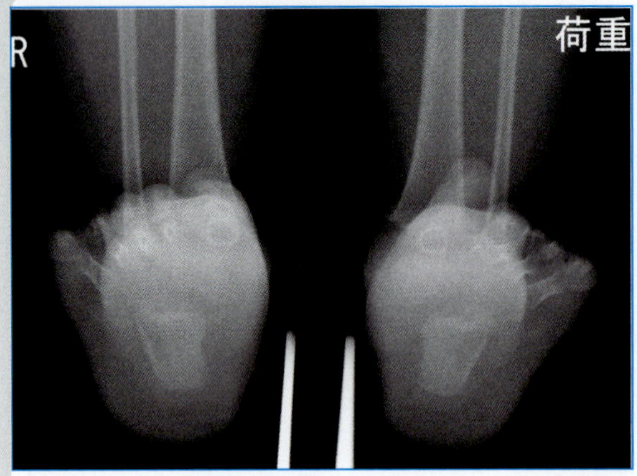

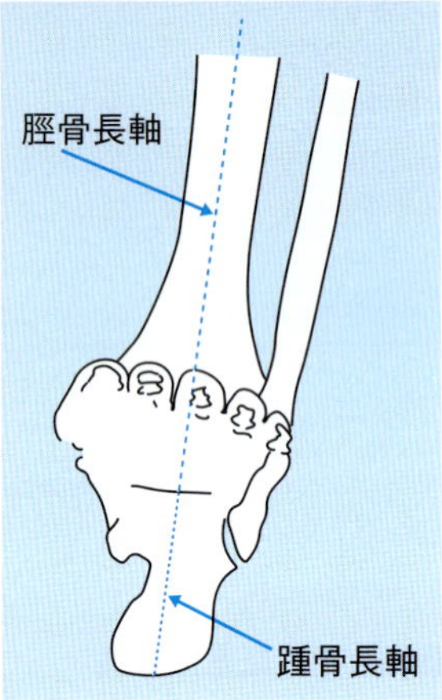

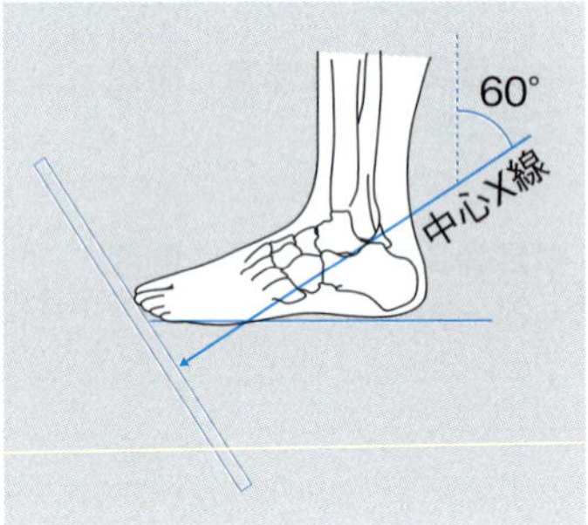

2 荷重時軸位

目的　立位の荷重時における踵骨正面像の観察

描出部位　同上

画像のチェックポイント

□足底を無理に押しつけようとせず，下腿が左右対称に，側方に偏らないように保つ．

□脛骨の長軸と足関節を結ぶ線と，踵骨軸のなす角度を計測する撮影であるため，同部位が十分に観察できるコントラストであること．

読影時のチェックポイントと Pitfall

□正常であれば，ほぼ一致するか 2～3° の差が認められる．内反足の場合は 10° 前後の開きがある．

撮影体位

FFD＝100　患者は立位．両足に均等に体重をかけさせる．撮影台を用い，趾尖部をカセッテにつける．両足に均等に体重をかけさせる．

中心 X 線

足根骨に，前額面に対し 60° でカセッテに対し垂直に入射

3　荷重時側面

目的　立位の荷重時における縦方向の足底弓の観察

描出部位　同上

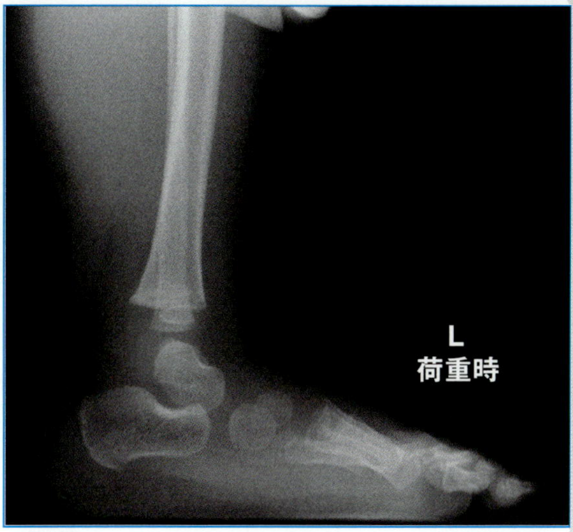

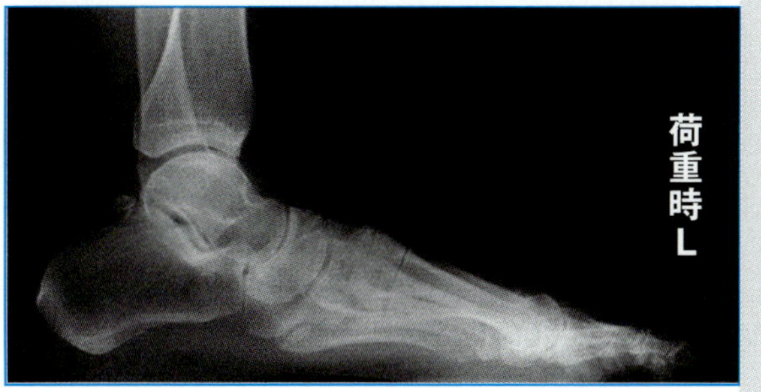

画像のチェックポイント

□足底弓が描出され，荷重時の距骨と踵骨・中足骨の関係が観察される．

□距骨と踵骨の長軸が交差する角度を計測する撮影であるため，同部位が十分に観察されるコントラストであること．

読影時のチェックポイントと Pitfall

□正常であれば 1 歳未満で約 40°，以後少しずつ減少し 7 歳で一定となり，20°～30° である．

□最大背屈・底屈位でも同様に計測する．

□1 歳未満で立位不可能あれば側臥位とし，足底部に均等に荷重をかけて擬似的立位荷重時として撮影する．

撮影体位

FFD＝100　患者は立位．両足に均等に体重をかけさせる．

中心 X 線

第 1 楔状骨に対しカセッテに垂直に入射

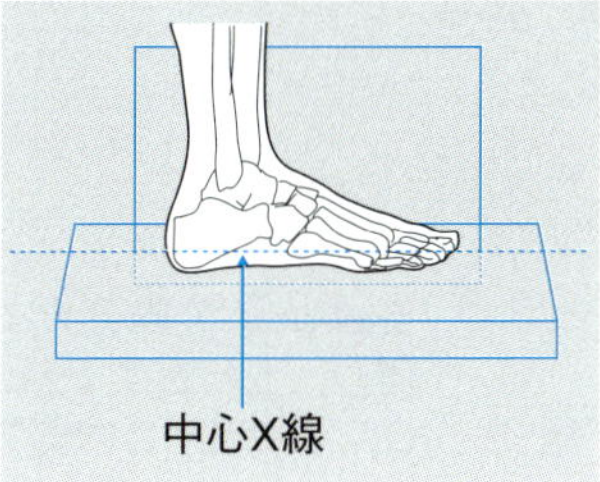

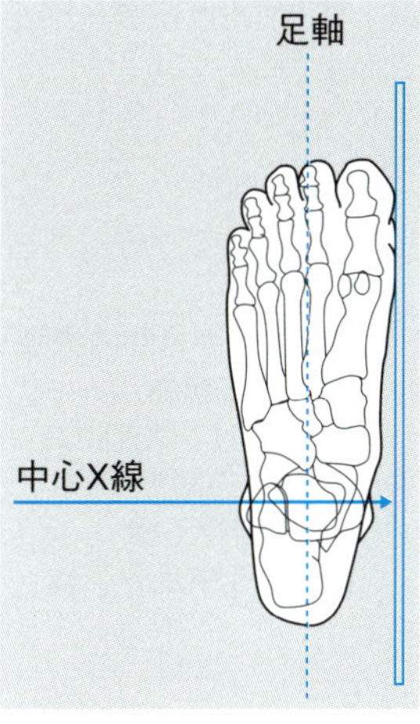

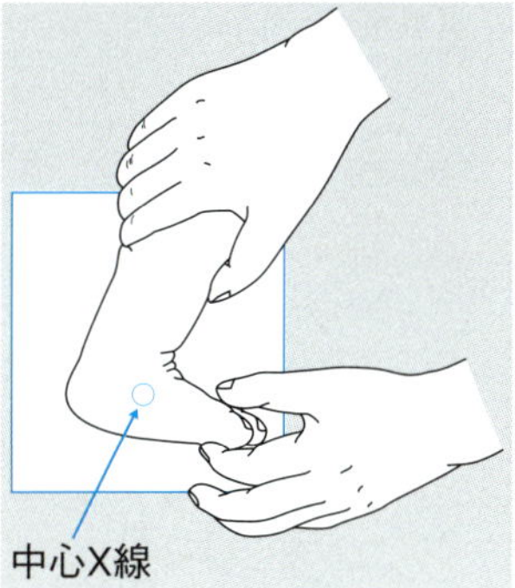

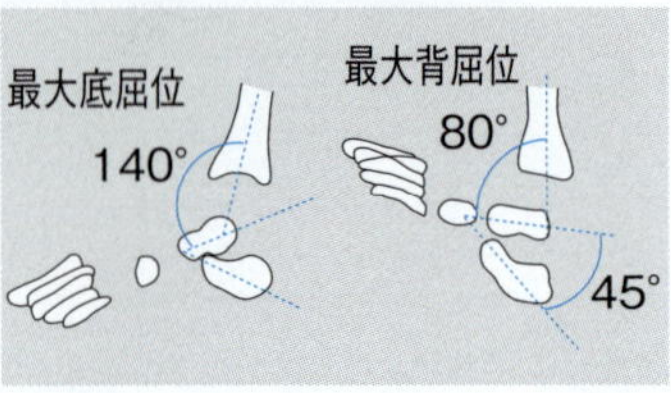

側面における距踵骨角の計測（正常）

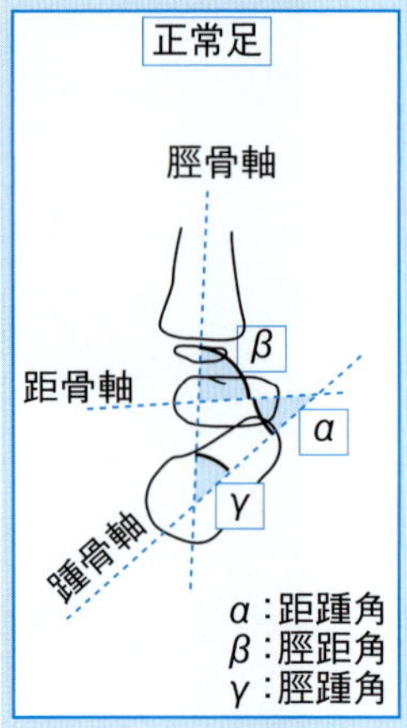

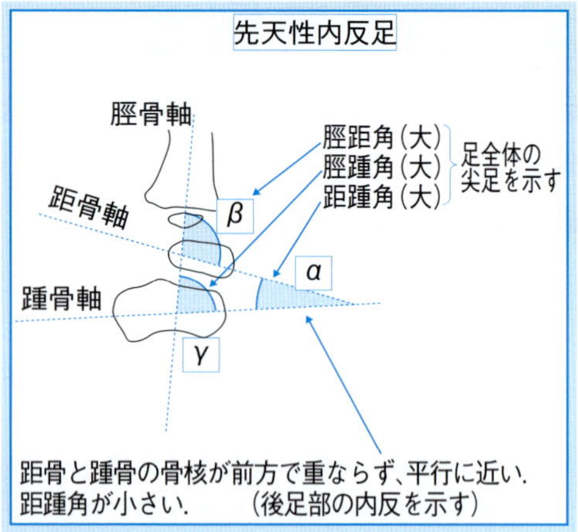

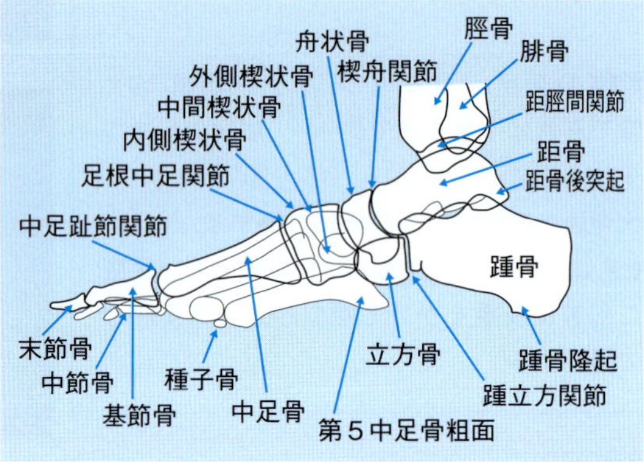

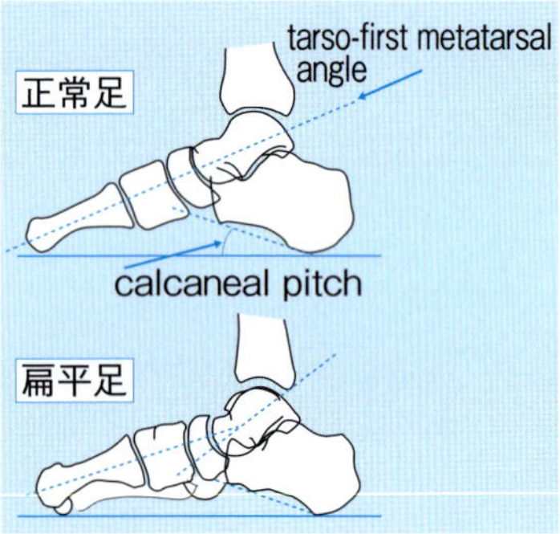

Calcaneal pitch：荷重時側面像において，踵骨下縁の接線と踵骨−第１中足骨底面の接線とのなす角度（正常：10〜30°）

Tarso-first metatarsal angle：荷重時側面像において，距骨長軸と第１中足骨長軸とのなす角度（正常：0°）

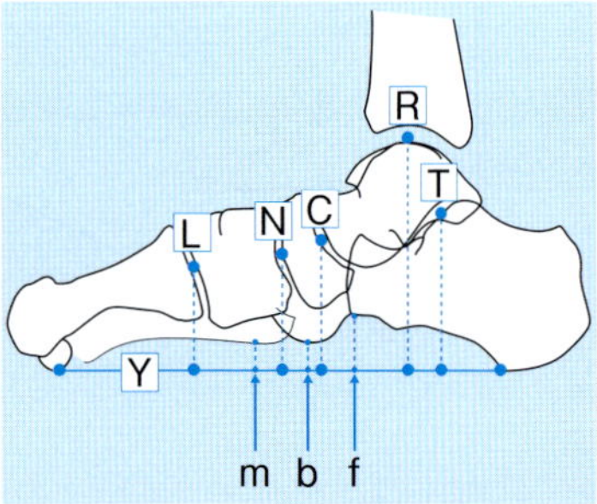

Y：第１中足骨内側種子骨下縁−踵骨隆起端
C：L：N：関節中点
f：踵立方関節下端
b：立方骨下縁
m：第５中足骨下端

各点からＹ線分までの距離を計測し，Ｙに対する割合を求める．Cy，Ny，Ly は内側アーチを，fy，by，my は外側アーチを表す．

	正常値	有痛足（扁平足）
Cy	32.71±0.16	29.49±0.36
Ny	28.38±0.16	25.97±0.48
Ly	21.66±0.12	20.36±0.18
fy	12.08±0.13	9.44±0.47
by	8.11±0.12	6.50±0.38
my	3.02±0.11	3.12±0.43

19 足趾

1 正面

目的　趾骨およびその関節面の観察

描出部位　同上

画像のチェックポイント

- □検趾に対して正しい正面像であり，末節骨が過露光にならない.
- □動きによる不鋭がなく，軟部組織から骨梁までが鮮鋭に描出されるコントラストである.

撮影体位

FFD＝100　足底をカセッテにつけ，対象骨以外の重なりをなくす.

中心X線

近位趾節間関節に対し，カセッテに垂直に入射

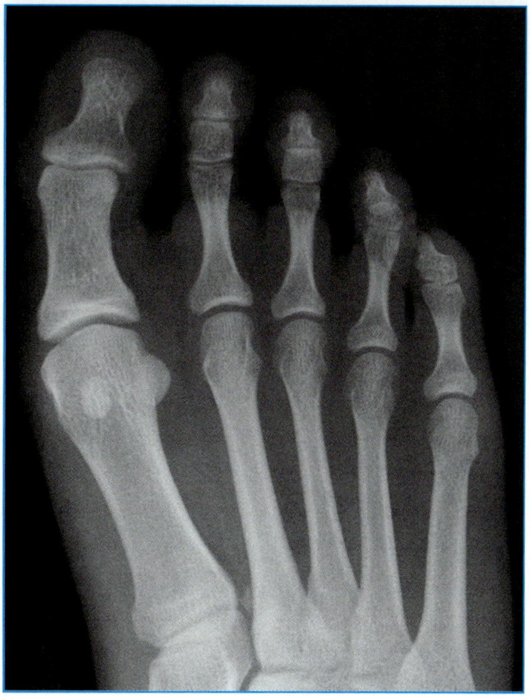

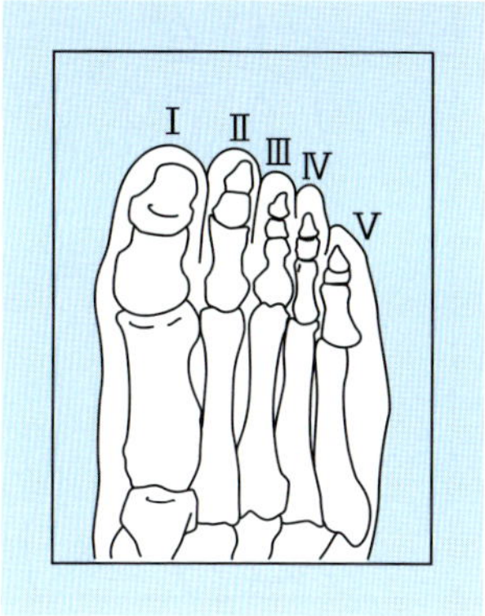

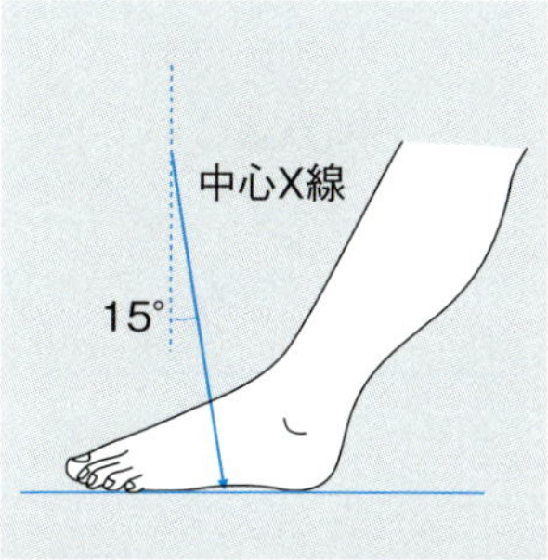

Ⅵ 骨盤・下肢領域

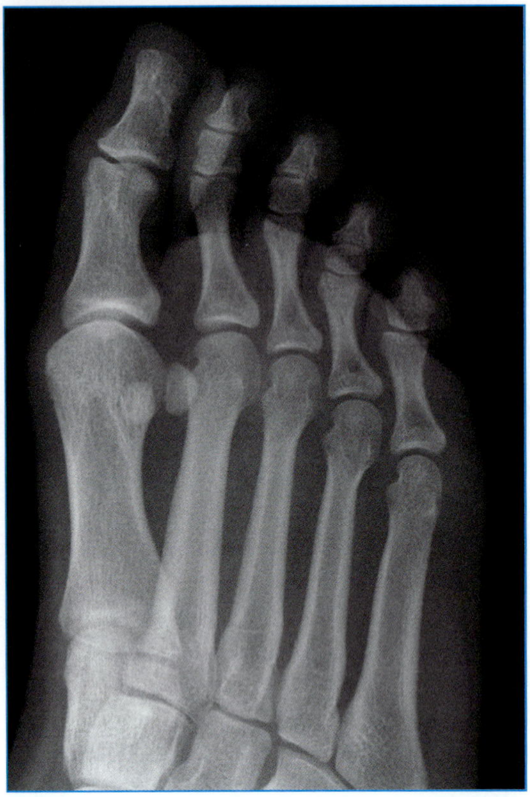

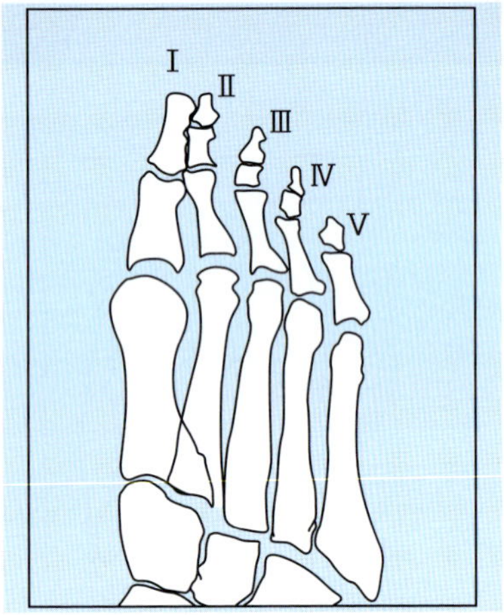

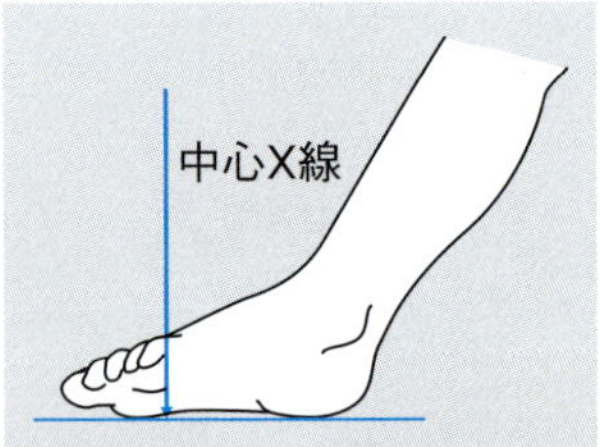

2 斜位

目的 趾骨およびその関節面の観察

描出部位 同上

画像のチェックポイント

- □検趾に対した斜位像であり，対象骨以外の重なりがない．
- □末節骨が過露光にならない．
- □動きによる不鋭がなく，軟部組織から骨梁までが鮮鋭に描出されるコントラストである．

撮影体位

FFD＝100　対象骨以外の重なりは避け，第1趾を軸とした斜位とする．

中心X線

近位足趾間関節に対し，カセッテに垂直に入射

Appendix　撮影の前に

1．全般的注意事項

本書の撮影法はあくまでも基本形である．これには患者の状態によっては姿勢を保持させるのが困難なポジションもあり，基本とは逆に撮影するなどは日常茶飯事である．したがって，基本に留意しながら個々の患者に応じた最適なポジショニングと撮影条件を選択し，基本形で撮影した写真とほとんど差のない写真を撮影するように努力しなければならない．

2．診断目的

単純X線写真の多くは骨撮影が目的だが，医師が読影のポイントとする変化は，主に次の7点といえる．

1）**輪郭の変化**：連続しているか・骨皮質の連続性の断裂・不規則輪郭・骨折線・局所的吸収・肥厚・新生

2）**大きさの変化**：増殖（Osteophyte）・縮小

3）**数の変化**

4）**骨梁構造の変化**：連続性の断裂・減少

5）**成長の変化**

6）**位置の変化（特に関節）**：関節裂隙の変化・狭小・開大・軟骨下組織の硬化・吸収の有無・関節内遊離体（Joint Mouse：：関節鼠）

7）**X線写真濃度の変化**：低下（骨透過性亢進）・増加（骨硬化性）・軟部組織の骨化・石灰化・異物

これらの目的を留意しながら，個々の患者について最適化を行わなくてはならない．

3．鮮鋭な写真を撮影するために

被写体をできる限りカセッテに近づけ，幾何学的不鋭と動きによる不鋭を防がなければならない．また，被写体の厚みをできる限り薄くすることと，照射野を最小限とすることによって，散乱線の発生を最小限にする必要がある．

4．歪みのない写真を撮影するために

被写体をできる限りカセッテと平行にすることによって，幾何学的位置の違い（拡大率の違い）を原因とする歪みの発生を防ぐことも重要である．

5．間隙を描出するために

関節腔や骨折部位を描出するために，その間隙をX線が透過するようなポジショニングをする．

6．患者の保護

患者の保護は，常に心がけなければならない．複数のポジショニングが可能な場合や，撮影条件設定に選択の余地があるならば，特に以下の点において最適化を図らなければならない．

1）Quality of Life（QOL）

検査のためとはいっても，無用な苦痛を強いることはQOL尊重の面からも許されない．少しでも苦痛の少ないポジショニングを工夫すると共に，移動中および撮影中の患者の安全に対して責任を持たなければならない．

2）プライバシー

性別，年齢を問わずに，プライバシーは保護されなければならない．例えば，羞恥心を引き起こすようなポジショニングは極力用いない工夫や，秘密を守る義務を持たない者を撮影室内に立ち合わせないなどの配慮が必要である．

3）被ばく軽減

特定の臓器に対する被ばくは，撮影方向の工夫で軽減できる．撮影条件も，画質面で許される限り被ばくが軽減できるよう最適化することが肝要である．

7．撮影に必要な基準点・面・体位・撮影方向・状態など

1）頭部の基準点（図1）

①前頂　②眉間　③鼻根点　④前鼻棘点　⑤外眼角　⑥眼窩下縁　⑦大泉門点　⑧外後頭隆起　⑨耳点　⑩乳様突起先端　⑪鼻橋点

2）頭部の基準線

⑫正中矢状線：median sagittal line

⑬ドイツ水平線：眼窩下縁と外耳孔上縁を結ぶ線

＝ABL：Anthropological Base Line

＝RBL：Reid's Base Line

＝人類学的水平線

＝DHL：Deutsche Horizontal linie（独）

＝フランクフルト線

⑭眼窩耳孔線：外眼角と外耳孔の中点を結ぶ線

＝OrbitMeatal Line

⑮耳垂直線：外耳孔中心を通ってドイツ水平線に垂直な線

＝ARL：AuRicular Line

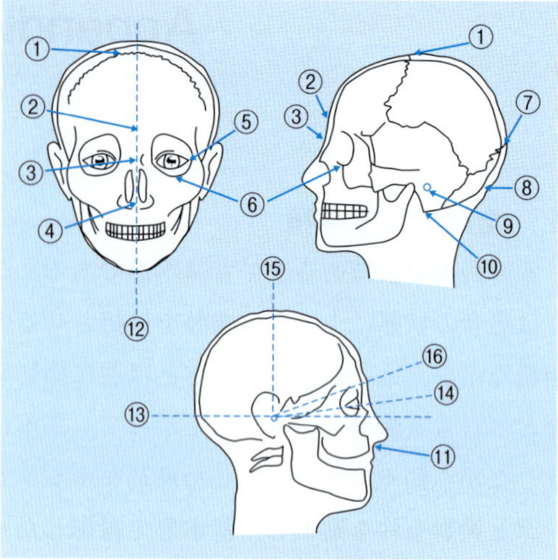

図1　頭部の基準点

⑯上眼窩耳孔線：眼窩上縁と外耳孔の中点を結ぶ線

＝SML：Superior orbito-Meatal Line

⑰鼻底耳孔線：鼻橋根点と外耳孔中心を結ぶ線

＝AML：AcanthoMeatal Line

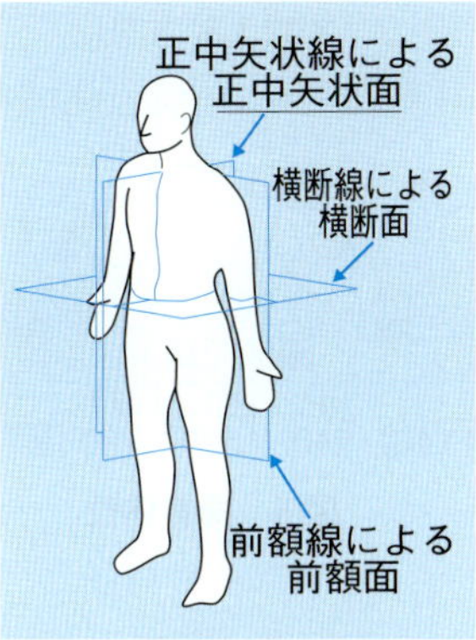

図 2　体幹部の基準点・線

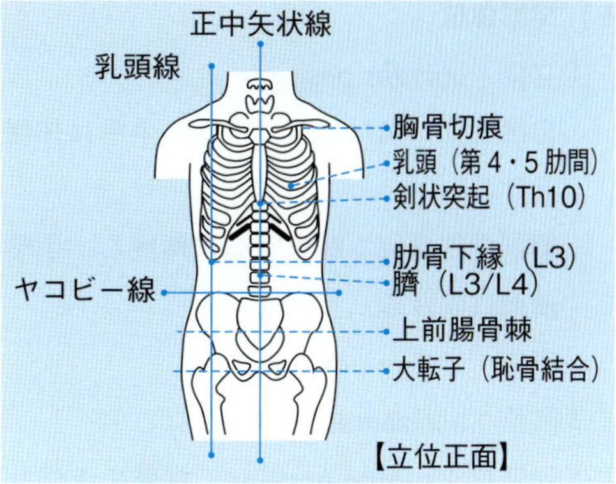

図 3　体幹部の基準点・線

3）体幹部の基準点・線（図 2，3）

①正中矢状線：median sagittal line

②正中線：median line

③矢状線：sagittal line

④前額線：coronal line＝frontal line

⑤横断線：transverse line

⑥乳頭線：mammillary line

⑦ヤコビー線：YL：Jacoby's line

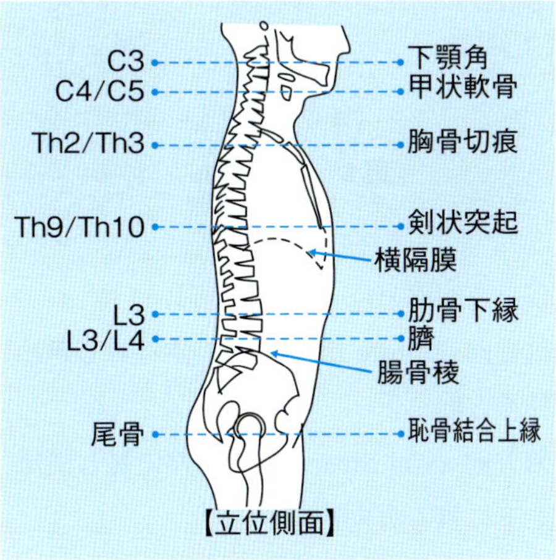

図 4　体表面と骨格の位置関係

4）体表面と骨格の位置関係（図 4）

⑧下顎角：angle of mandible：C3

⑨甲状軟骨：thyroid cartilage：C5〜C6

⑩胸骨切痕：SN：Suprasternal Notch：Th2〜Th3

⑪剣状突起：XP：Xiphoid Process：Th9〜Th10

⑫肋骨下縁：CM：costal Margin：L3

⑬腸骨稜：IC：illiac crest：L4

⑭臍：UB：navel＝Umbilicus：L3〜L4

⑮上前腸骨棘：anterior superior illiac spine：S2〜S3

⑯恥骨結合（上縁）：PS：Pubic Symphysis：尾骨

・季肋部：上腹部に属する部分で，左右の乳房下部から肋骨弓までの間.

・肋骨弓：第 7〜10 肋軟骨の下縁は，胸骨下端から左右に向かって開く一連の弓状線として体表から触知される．この部分を言う.

5）撮影体位

①立位：upright position

自然立位：腕は体側に下げ，手掌は体側に向ける．

解剖学的立位：肘を完全に伸展し，手掌は前面に向ける．

②座位：sitting position

③臥位：horizontal position

仰臥位：supine position：背部を下にした臥位で，正中矢状面が垂直

腹臥位：prone positon：腹部を下にした臥位で，正中矢状面が垂直

側臥位：decubitus position：横臥し，正中矢状面が水平

（右側臥位 right lateral decubitus position　右を下にした側臥位）

（左側臥位 left lateral decubitus position　左を下にした側臥位）

④斜位：oblique position（**図 5**）

第 1 斜位 RAO（Right Anterior Oblique position）体の右前側が記録系になる斜位．

第 2 斜位 LAO

第 3 斜位 LPO（Left Posterior Oblique position）体の左後側が記録系になる斜位．

第 4 斜位 RPO

6）撮影方向（図 6）

①矢状方向 sagittal direction：体の前後を貫く方向

前後方向 A → P antero posterior direction

後前方向 P → A postero anterior direction

腹背方向 V → D ventro dorsal direction：特に体幹部について使用

背腹方向 D → V dorso ventral direction：特に体幹部について使用

②側方向（＝前額方向）frontal direction：矢状面に対し垂直に貫く方向

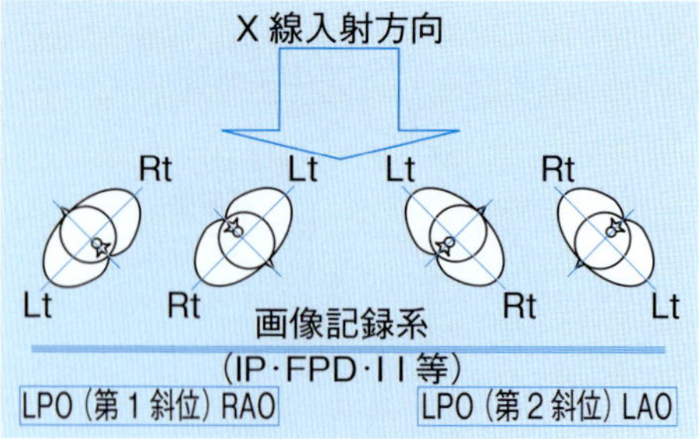

図 5　撮影体位

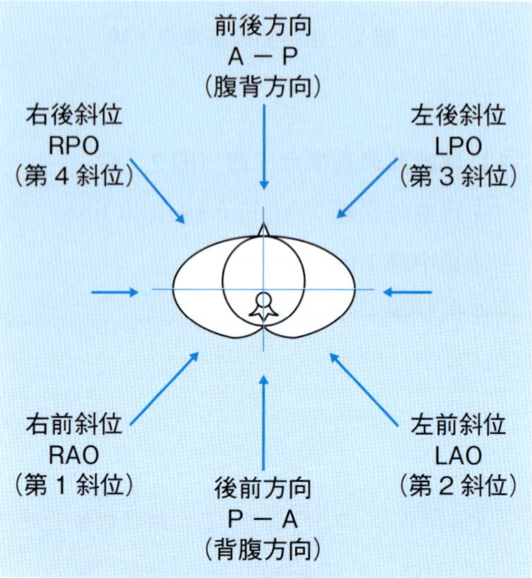

図 6　撮影方向

右左方向 R → L　左右方向 L → R

③斜方向 oblique direction：体に対し斜めに貫く方向

④軸方向 axial direction：体幹に対し頭尾・上下に貫く方向

⑤半軸方向 half axial direction

⑥接線（切線）方向 tangential direction：体の表面に接して撮影する方向

⑦上下方向

頭尾方向 cranio caudal direction

尾頭方向 caudo cranial direction

上下方向 supero inferior direction

下上方向 infero superior direction

⑧内外方向

内外方向 medio lateral direction

外内方向 latero medial direction

⑨頭部の前後・上下方向

前頭後頭方向 fronto occipital direction

後頭前頭方向 occipito frontal direction

頭頂頤（オトガイ）方向 vaertico submental direction

頤頭頂方向 submento vertical direction

⑩四肢の前後・上下方向

腓脛方向 tibio fibular direction：下腿で脛骨から腓骨方向に

脛腓方向 fiblo tibilal direction：下腿で腓骨から脛骨方向に

橈尺方向 radio ulnal direction：前腕で橈骨から尺骨方向に

尺橈方向 ulno radial direction：前腕で尺骨から橈骨方向に

背底方向 dorsi plantar direction：足背から足の裏に

底背方向 planto dorsal direction：足の裏から足背に

背掌方向 dorsi palmar direction：手の甲から掌に

掌背方向 palmo dorsal direction：掌から手の甲に

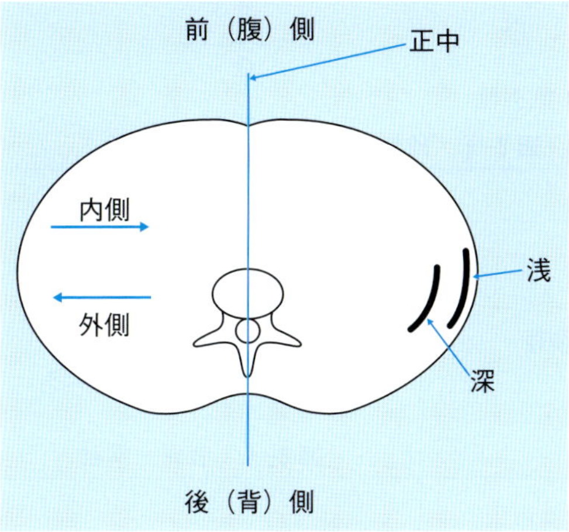

図 7　位置関係

7）位置関係（図 7）

内側 medial：正中面に近い位置

外側 lateral：正中面に遠い位置

前側 anterior：体・臓器の前面

後側 posterior：体・臓器の後面

腹側 ventral：体・臓器の腹側

背側 dosal：体・臓器の背側

近位 proximal：体・臓器の中心に近い位置

遠位 distal：体・臓器の中心から遠い位置

上方 superior：体・臓器の上方

下方 inferior：体・臓器の下方

浅（部）superficial：体・臓器の表面に近い位置

深（部）deep：体・臓器の表面から遠い（深い）位置

8）一般的撮影体位（図 8）

①外転 abduction：腕・脚を左右に開き体の正中面から遠ざける．

内転 adduction：腕・脚を組み合わせ体の正中面に近づける．

②外旋 external rotation：正中面から離れるように外側に回転する．

内旋 inernal rotation：正中面に近づけるように内側に回転する．

③回外 supination：前腕や足部を外側にねじる．

回内 pronation：前腕や足部を内側にねじる．

④伸展 extension：手足・関節を伸ばす．牽引

屈曲 flexion：手足・関節を曲げる．

後屈 extension：頸椎・腰椎の後屈

前屈 flexion：頸椎・腰椎の前屈

⑤回旋 rotation：頭部などを右や左に向ける．

側屈 lateral bending：頭部などを側屈

⑥背屈 dorsiflexion

底屈 plantalflexion

⑦橈屈 radialfrexion

尺屈 ulnarfexion

⑧挙上 elevation

引き下げ depression

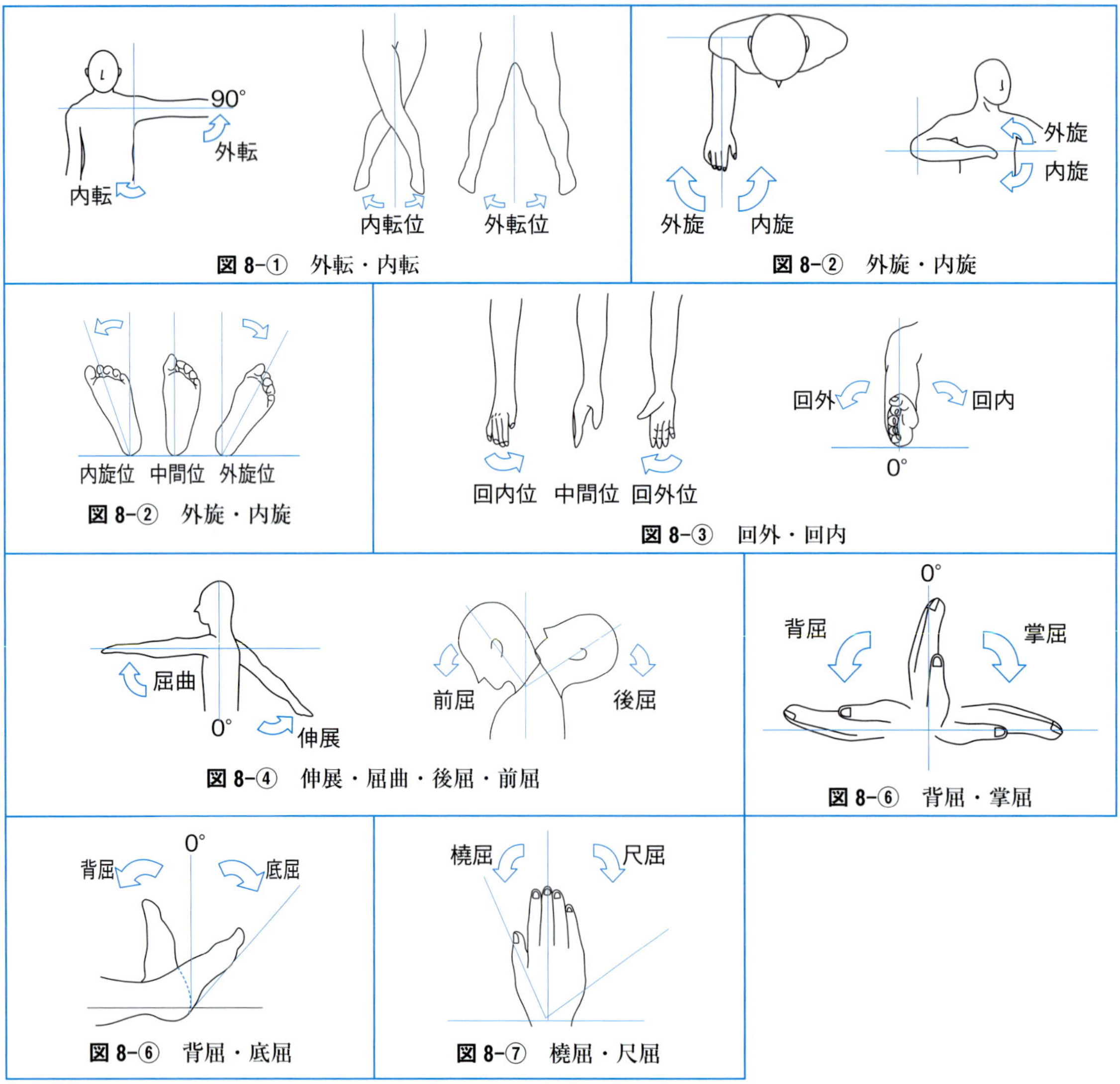

図 8-① 外転・内転

図 8-② 外旋・内旋

図 8-② 外旋・内旋

図 8-③ 回外・回内

図 8-④ 伸展・屈曲・後屈・前屈

図 8-⑥ 背屈・掌屈

図 8-⑥ 背屈・底屈

図 8-⑦ 橈屈・尺屈

図 8 一般的撮影体位

参考文献

1) 堀尾重治著．骨関節X線写真の撮りかたと見かた，第7版，医学書院，2007
2) 日本放射線技術学会　スポーツ外傷診断のための骨単純撮影法，学術委員会（編）．
3) 平松慶博著　X線撮影のポジショニングと読影のポイント，メディカルビュー社，1999
4) 町田徹（監訳）　レントゲン画像解剖ポケットアトラス，メディカル・サイエンス・インターナショナル，2000
5) 稲本一夫・佐藤伸雄（監訳）．救急放射線診断マニュアル，丸善，1988
6) 相楽健司，他　腹部単純X線撮影の基礎，日本放射線技術学会雑誌　63：1268-1277，2007
7) 内田淳正・加藤公（編）．カラー写真で見る！骨折・脱臼・捻挫，羊土社，2005
8) 堀尾重治著．社団法人　東京都放射線技師会編集　骨・関節病態画像のチェックポイント，東京放射線
9) 片山仁（監訳）　X旋撮影ポジショニングポケットアトラス，メディカル・サイエンス・インターナショナル，1997
10) 稲本一夫，他編/新井正一，他著．医用放射線科学講座8放射線画像技術学，医歯薬出版，1997
11) 医学大辞典，19版，南山堂，2006
12) 最新医学大事典，第3版，医歯薬出版，2005
13) ステッドマン医学大事典，第6版，メジカルビュー社，2008

Index

さ行

た行

な行

は行

や行

ら行

A

画像解剖に基づく
単純X線写真の撮影法と読影のポイント

2009年5月 1日　第1版第1刷
2020年6月20日　第1版第5刷 ©

著　　者　黒木一典・古川博明
発 行 人　小林俊二
発 行 所　株式会社シービーアール
東京都文京区本郷3-32-6　〒113-0033
☎(03)5840-7561(代)　Fax(03)3816-5630
E-mail／sales-info@cbr-pub.com
ISBN 978-4-902470-52-9　C3047
定価は裏表紙に表示
装　　幀　中野朋彦
印刷製本　三報社印刷株式会社